内科临床基础与诊治实践

刘文思　金英敏　李冬月　主编

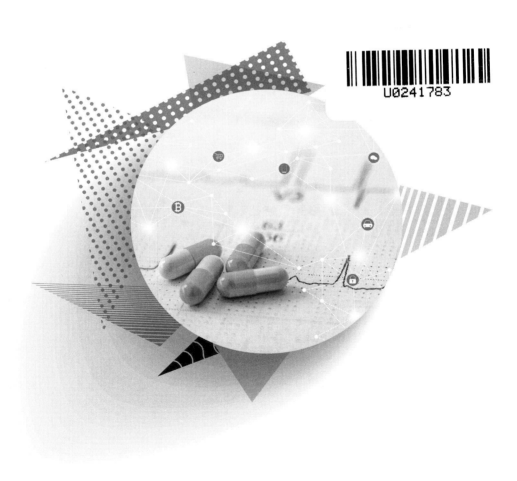

U0241783

中国纺织出版社有限公司

图书在版编目（CIP）数据

内科临床基础与诊治实践 / 刘文思, 金英敏, 李冬月主编. -- 北京 : 中国纺织出版社有限公司, 2023.7

ISBN 978-7-5229-0753-6

Ⅰ.①内… Ⅱ.①刘… ②金… ③李… Ⅲ.①内科—疾病—诊疗 Ⅳ.①R5

中国国家版本馆CIP数据核字（2023）第133975号

责任编辑：樊雅莉　　责任校对：高　涵　　责任印制：王艳丽

中国纺织出版社有限公司出版发行

地址：北京市朝阳区百子湾东里A407号楼　邮政编码：100124

销售电话：010—67004422　传真：010—87155801

http://www.c-textilep.com

中国纺织出版社天猫旗舰店

官方微博 http://weibo.com/2119887771

三河市宏盛印务有限公司印刷　各地新华书店经销

2023年7月第1版第1次印刷

开本：787×1092　1/16　印张：13.75

字数：328千字　定价：88.00元

编 委 会

前　言

　　内科学是临床医学的基础，内容范围涉及广泛，整体性强，主要研究人体各系统、器官疾病的病因、诊断与防治，是临床医学其他学科的基础，并与各临床学科之间有着密切的联系。为了更好地治疗内科疾病，减轻患者经济负担，提高患者生活质量，编者参考国内外文献资料，结合国内临床实际情况，编写了本书。

　　书中首先介绍内科学基础知识，然后分别重点阐述肺部疾病、心脏疾病、胃肠疾病、肝脏疾病、胆道疾病、肾脏疾病以及感染科疾病、中医内科常见疾病的诊疗知识。全书紧扣临床，简明实用，图表清晰，资料新颖，对于内科医务工作者处理相关问题有一定的参考价值，也可作为各基层医生和医药院校学生学习之用。

　　编者虽竭尽全力，但由于时间和篇幅有限，难免存在疏漏和差错，敬请同道和广大读者不吝批评指正，以便再版时修订。

编　者
2023 年 4 月

目　录

第一章

绪论

第一节　医学、临床医学与内科学

内科学是临床医学中一个大的学科，学习内科学先要对医学和临床医学有概括的了解。

医学是生命科学的重要组成部分，是一门探讨人类疾病的发生和发展规律，研究其预防和治疗对策的学科。自从人类在地球上诞生以来，与疾病作斗争以维护和增进自身健康、延长寿命就成为人类历史中重要的一章，所以医学是一门历史悠久，称得上古老的科学。古希腊时期，希波克拉底就创立了医学的理论和实践，撰写了众多的医学论著，奠定了医学的基础；此时正值我国春秋战国时期，有托名黄帝所写的医学专著《黄帝内经》问世，总结了我国古代劳动人民长期与疾病作斗争的经验和理论知识，奠定了传统医学的理论基础。科学的发展使建立在实验基础上的现代医学不断发展，观念不断更新，实践不断改进。因此，现代医学又是一门不断创新的学科，以不断的变化作为它永恒不变的规律，体现了现代医学的活力。

医学科学不断发展，它所探索的范围也不断扩大。现代医学由临床医学和预防医学组成。临床医学是研究人体各系统疾病发生的规律及其临床表现、诊断和治疗的学科，传统上分为内科学、外科学、妇产科学、儿科学、眼科学、耳鼻咽喉科学、皮肤科学和口腔医学等。20世纪30年代特别是50年代以后，随着临床医学的迅速发展，上述学科进一步分化为门类众多的专业学科。例如内科学分化成传染病学、神经病学、精神病学、呼吸病学、心血管病学、消化病学、肾病学、血液病学、内分泌病学、营养和代谢病学、风湿病学、老年病学等专业学科；外科学则分化成麻醉学、普通外科学、神经外科学、心胸外科学、创伤外科学、骨科学、泌尿外科学、显微外科学、整形外科学、血管外科学等专业学科。据报道，到20世纪80年代，美国已形成了由24个领域51个专业所组成的临床医学体系。临床医学的专科化有利于对疾病的深入研究，提高其诊断和治疗水平。但是，分科过细也有不利于患者就诊和进行综合防治的负面影响。因此，在发达国家，发展专科医学的同时，也注意发展集健康促进、常见病防治和康复服务于一体的，面向初级保健的全科医学。预防医学是研究人群中疾病的发生、发展和流行规律及其预防措施的学科，现已发展成独立的公共卫生学。临床医学和预防医学的区别在于前者是医治患者于既病之后，后者是预防疾病于未病之前。从费用—效益的角度来考虑，预防医学对维护健康、延长寿命所付出的代价低，所获得的效益高，因此预防医学逐渐得到各国政府和医学界的重视，人民群众也逐渐认识到预防疾病、保持身体健康的重要性。

内科学是临床医学领域中一门重要的学科，它涉及面广、整体性强，在研究人体各器官及系统疾病的诊断和防治中，以诊治措施不具创伤性（如体格检查、实验室检查、影像学检查、药物治疗等）或仅有轻微的创伤性（如介入性诊断和治疗）为其特色。它又是临床医学中各学科的基础，并与它们之间存在着密切的联系。近年来，以生物学（尤其是分子和细胞生物学）、化学、物理学、数学和基础医学的理论和技术蓬勃发展为基础，临床医学正处在内容不断更新和深入的阶段，内科学也相应进入一个飞跃发展的时期。

内科学的发展历史和人类与疾病作斗争的历史密切相关。人类经历了两次卫生革命，第一次卫生革命主要是针对传染病的斗争。有史以来传染病是威胁人类生命的主要疾病，其中烈性传染病如鼠疫、霍乱，其传染性强、流行面广、迅速致命，历史上多次出现过居民大批死亡。即使慢性传染病如麻风、结核，也曾使人群大批病残或丧命。随着医学科技的进步，人类对传染病的斗争到 20 世纪后叶取得了丰硕的成果。以各种疫苗接种为主要预防手段，以各种抗生素和化学药物的应用为主要治疗手段，天花于 1979 年在全球灭绝，曾使人们乐观地认为传染病已得到控制，第一次卫生革命取得了决定性的胜利。目前主要威胁人类生命的疾病已经是与生活水平提高、平均期望寿命延长、不良生活方式泛滥以及心理行为和社会环境影响相关的心脑血管病、恶性肿瘤和其他一些老年期疾病。这些疾病已经成为流行病，针对这些疾病进行斗争就是从 20 世纪后叶开始的第二次卫生革命的主要内容，也就是当前的重点。

然而，从 2003 年新型冠状病毒感染所致的高传染性"严重急性呼吸综合征（severe acute respiratory syndrome，SARS）"的袭击到 2009 年甲型 H1N1 流感的全球蔓延给人们敲响了警钟：人类的第一次卫生革命其实尚未成功。老的传染病如结核病、疟疾等还未被控制或正在卷土重来，而新发传染病 30 余种又纷纷出现，特别是艾滋病、埃博拉病毒感染、出血热、西尼罗病毒脑炎、新型流感病毒感染等，都在伺机对人进行攻击，甚至致人死命。

因此，第一次卫生革命仍须继续并要大力加强，第二次卫生革命也要进行并不能松懈。2011 年 9 月 19 日第 66 届联合国大会召开预防和控制非传染性疾病的高级会议，各个国家的元首和政府首脑聚首讨论非传染性慢性病（包括心脑血管病、恶性肿瘤、糖尿病、慢性呼吸系统疾病等）的防控问题，突出显示这些疾病的防控受到高度重视，也反映出内科学的任务艰巨，任重而道远。

（刘文思）

第二节　内科学的发展

一、生命科学的发展促进了现代内科学的进步

自 20 世纪 70 年代以来，现代生物学技术迅猛发展，从而极大地推动了现代内科学的发展，特别是以分子生物学为代表的现代生命科学理论和实验技术，使人们对疾病的认识深入到分子水平。20 世纪 80 年代发明并逐渐应用的重组 DNA 技术和 PCR 技术，应用异常基因作为对象，借助 PCR 技术可将基因拷贝数扩增至天文数字，也可用实时定量 PCR（qPCR）检测基因的转录产物。开始于 1990 年由美、英、法、德、日和我国合作进行的人类基因组

计划，预期将人体细胞的 23 对染色体中的 30 亿个碱基对进行识别和测序。此项工作原预期在 2003 年全部完成，但在 2000 年 6 月 26 日已提前公布了人类基因组框架结构草图，2001年 2 月又公布了人类基因组图谱及初步分析结果，2003 年 4 月 30 日宣布人类基因组的精细测序工作全部完成。这将为阐明基因如何在决定人类生长、发育、衰老和患病中起作用提供结构基础，也为深入到基因和分子水平来认识遗传性疾病和与遗传有关的疾病提供条件。进入 21 世纪后，随着人类基因组测序的完成，医学研究已从基因组时代进入后基因组时代。基因芯片和蛋白质芯片等高通量技术的日臻成熟和应用，将为疾病的研究提供动态深入的综合信息，开展功能基因的研究，有助于发现疾病基因和抗病基因。生物信息学技术、生物芯片技术、转基因和基因敲除技术、酵母双杂交技术、基因表达谱系分析、蛋白组学、结构基因组学和高通量细胞筛选技术等的应用将现代内科学对疾病的认识提高到一个新的水平。表观遗传学是指人类基因组含两类遗传信息，一类是传统意义上的遗传信息，即 DNA 序列所提供的遗传信息，另一类是表观遗传学信息，即没有 DNA 序列变化的、可遗传的基因表达改变，指导 DNA 提供的遗传信息得以精确表达。和 DNA 序列改变不同，许多表观遗传学改变是可逆的，这种可逆在疾病发病机制、诊断、治疗和预后判断方面起重要作用，为疾病治疗提供了理论依据。例如近年来 DNA 甲基化和组蛋白去乙酰化两种表观遗传学修饰在白血病发病机制研究中获得可喜的成绩，DNA 甲基转移酶抑制剂和组蛋白去乙酰化酶抑制剂都是表观遗传学药物，已在临床上应用，表观遗传靶向治疗是肿瘤治疗的新方向。

由于分子生物学和细胞遗传学的进展使不少内科疾病的病因与发病机制获得进一步阐明。截至 1999 年 5 月全世界文献已报道异常血红蛋白 751 种，对血红蛋白的分子及其编码的基因进行了深入研究，血红蛋白基因突变引起的异常血红蛋白病已从过去认识的遗传病，成为现代认识的血红蛋白分子病，对血红蛋白病的深入研究又大大推动了分子生物学与分子遗传学的发展。分子生物学技术的发展，使血红蛋白病的产前诊断和基因诊断在临床实施。急性白血病的分型诊断，已从过去单纯依赖形态学进入到近代以形态学、免疫学、细胞遗传学和分子生物学（M-I-C-M）综合分型诊断；t（15；17）、t（8；21）、inv（16）/t（16；16）融合基因的发现，使急性髓细胞性白血病的早期诊断及微量残留白血病的诊断已成为可能。现代内科学更重视疾病实体的诊断，例如慢性淋巴细胞白血病（CLL）和小淋巴细胞淋巴瘤（SLL），世界卫生组织（world health organization，WHO）分型认为两者无论从肿瘤细胞形态、免疫表型、细胞遗传学都十分相似，因此将其纳入 CLL/SLL 诊断。

分子生物学技术的发展，使内科疾病的实验诊断学有了长足进步。高效液相层析、放射免疫和免疫放射测量、酶联免疫吸附测定、聚合酶链反应和酶学检查技术的建立和完善，使测定体液中微量物质、免疫抗体、药物或微生物的 DNA 和 RNA 成为可能，其灵敏度可以达到皮克（pg）乃至飞克（fg）水平。单克隆抗体制备成功又把高度专一性的分析技术推进一步，实验医学提供了新的有效手段。临床生化分析向超微量、高效能、高速度和自动化方面发展，已有每小时能完成 300 份标本、20 项指标的多道生化分析仪。实验诊断技术的革命，为现代内科疾病的诊断奠定了扎实基础。

分子靶向治疗直接作用于靶基因或其表达产物而达到治疗目的，基于单克隆抗体产物的靶向治疗也已在临床上广泛应用，采用表观遗传学原理设计的药物也已开始出现，从而使恶性肿瘤的内科治疗具有高度选择性，分子靶向治疗的出现在内科药物治疗史上具有划时代的意义。

二、临床流行病学的创立促使现代内科学向循证医学方向发展

临床流行病学是 20 世纪 70 年代后期在临床医学领域内发展起来的新兴学科，是一门临床医学的方法学，采用近代流行病学、生物统计学、临床经济学及医学社会学的原理和方法来改善临床科研和临床工作，提高临床决策的科学性。因此，从某种意义上来讲，除生物医学是内科学的基础课外，临床内科学还需要另一门基础课，即临床流行病学，对内科学来讲，这两门基础课缺一不可。

临床流行病学的发展反映了医学模式的转变。20 世纪 70 年代以来，随着人群年龄结构、疾病谱和死因谱的改变，医学的理论模式也发生了深刻变化。20 世纪以前，医学是在生物学发展基础上形成的"生物医学模式"。它从生物学因素出发，着重于个体疾病的诊断和防治，对疾病的认识、预防和治疗取得了显著的成就。但随着人类文明的进步和科技的发展，这一医学模式日渐显露出它的局限性。例如在美国的研究表明，人群的疾病大约 50% 与生活方式和行为有关；20% 与环境有关（包括生活和社会环境）；20% 与遗传、衰老等生物学因素有关；还有 10% 与卫生服务的缺陷有关。可见在防治疾病、维护健康的实践中，不仅要注意影响健康的生物学因素，同时要注意疾病防治中的心理、环境和社会问题。据此，1974 年，加拿大学者 Lalonde 和美国学者 Blum 相继提出了新的医学模式，称为"生物—心理—社会医学模式"。从"生物医学模式"转变为"生物—心理—社会医学模式"体现医疗卫生工作从以疾病为主导转变为以健康为主导；从以医院等医疗卫生机构为基础转变为以社会为基础；从主要依靠医学科技和医疗卫生部门转变为依靠众多的学科和全社会的参与。满足人民对医学的需求不仅是面向个体的医疗保健，更需要面向群体的卫生保健。疾病防治的重点不仅是危害人群健康的传染病，更要重视与心理、社会和环境因素密切相关的非传染病。其目标是使人民的身心处于更加良好的健康状态。WHO 提出的健康标准是"健康是身体上、精神上和社会适应上的完好状态，而不仅指无病或不虚弱"（1948 年世界卫生组织宪章）。

人民的身体健康是社会进步和经济发展的基础。根据新的医学模式，卫生工作将由医治疾病扩展到对人群进行健康监护，提高生命质量。卫生服务目标应是整体的，即从局部到全身、从医病到医人、从个体到群体、从原有的生物医学范畴扩展到社会医学和心理医学的广阔领域。因此，这一新的医学模式对包括内科学在内的整个医学领域的发展都具有重要的指导意义。临床流行病学的创立，使内科学的研究范围得到扩展。从生物医学研究方法建立的诊断实验，需要通过临床流行病学的研究方法加以评价，面临日新月异、种类繁多的临床检验项目，应选择灵敏度高、特异度高的诊断实验应用于临床，淘汰那些真实性不高的检验项目。建立各种新的治疗方法，也需要经过临床流行病学方法的评价，评价内容除近期疗效、远期疗效外，尚需要临床经济学评价和生命质量的评价，从而在临床上推广那些"价廉物美"的治疗方法。

临床流行病学的发展促进了临床决策的科学化。一位内科医师在平日工作中，每时每刻都处于制订临床决策的过程中。在诊断过程中，针对比较复杂的疾病，内科医师常需要考虑下一步应选用何种辅助检查或特殊检查，是否需要请其他科会诊，这就是诊断决策。一种疾病有多种治疗方法，如何结合所经治患者，提出价廉、高效、安全，适合该患者的治疗措施，这就是治疗决策。临床决策是指根据国内外医学科学的最新进展，提出的临床决策方案

与传统方案进行全面比较和系统评价，充分评价不同方案的风险及利益之后选取一种最好的方案用于临床的过程。临床决策分析是采用定量分析方法，充分评价不同方案的风险和利益之后选取最佳方案以减少临床不确定性和利用有限资源取得最大效益的一种分析方法。临床决策分析常用的方法主要有决策树模型分析法和灵敏度分析法。另外，针对慢性病的特点，选用 Markov 模型来模拟疾病过程进行决策分析要比一般的决策树模型更合适。

临床流行病学的创立促进现代内科学向循证医学方向发展。循证医学是遵循证据的临床医学。20 世纪 80 年代，临床流行病学创始人之一 Sackett 教授对循证医学的发展起了重要作用，1994 年他在英国牛津大学创建了世界上第一个循证医学中心。循证医学是一种理念，其核心思想是任何医疗干预都应建立在新近最新科学研究结果的基础上，其目的是临床决策的科学化，它将医师个人的临床实践经验与科学的证据结合起来，使患者获得最佳的诊治。临床流行病学是学习和实践循证医学的基础，从临床流行病学建立起来的严格评价原则和方法已成为实践循证医学的基本技能。21 世纪的临床医学将是循证医学的时代。临床实践指南是官方政府机构（如卫健委）或学术组织（如医学会）形成的医疗文件，其目的是提高医疗质量，控制医疗费用的不断上涨，规范临床医师诊断和治疗行为，面对国内外众多的临床实践指南，首先应选择那些以循证医学为基础的指南，即是从循证医学的原则和方法制订的临床实践指南。

三、转化医学和整合医学促进内科学的发展

转化医学是近年来国际医学健康领域出现的新概念，其主要目的是打破基础医学与药物研发、临床医学之间固有的鸿沟和屏障，建立起彼此的直接关联，缩短从实验室到病床的过程，把基础研究获得的研究成果快速转化为临床上的治疗新方法，从而更快地推进临床医学的发展，最终使患者直接受益于科技。转化医学要求从临床工作中发现和提出问题，从患者出发开发和应用新的技术，由基础研究人员进行深入研究，然后将基础科研成果快速转向临床应用，用于患者的早期检查和疾病的早期评估，研究进程向一个更加开放的、以患者为中心的方向发展。科学技术的发展、诊断检测方法的临床应用进一步促进了内科学的发展。

20 世纪 50 年代之后，随着临床医学的发展，各种先进的诊疗方法先后应用于临床。除了前述的分子生物学技术应用于内科疾病的实验诊断外，影像学诊断技术也迅猛发展，包括各种超声检查（包括经食管、经肛管、多普勒、二维、三维、声学造影等）。超声诊断近年发展很快，已从 A 型（一维）、B 型（二维）发展到三维成像，可得到脏器的立体图；多普勒彩色血流显像更可对血流及其变化取得直观的效果；食管内多平面超声心动图能在更接近心脏的部位进行探测；心肌超声显像技术有助于判断心肌的血液灌注情况。血管内超声显像能显示血管壁结构的变化，有力地补充了血管造影的不足。根据光的干涉原理，将光学技术与超灵敏探测器合为一体，应用计算机进行图像处理的光学相干断层显像（optical coherence tomography，OCT），是目前分辨率最高的血管腔内显像技术。超声内镜可以诊断纵隔肿瘤和腹腔内其他肿瘤如淋巴瘤、肾上腺肿瘤，并有助于直肠癌和肺癌的分期。影像学检查在提高灵敏度和特异性的同时融进定量检测的新功能，如 CT、MRI 的灵敏度和特异性在不断提高，新的影像学检查如正电子射线断层检查（PET）、高精度数字造影血管机的应用和不断改进。数字减影法动脉造影（DSA）对于肝脏、胰腺和肠道肿瘤的诊断，对于肠道出血，尤其是小肠出血有定位和定性的诊断价值。数字减影法心血管造影的意义也很大。全数字化心血管 X

线造影专用系统用于心导管检查能提高影像的分辨率，增强组织对比度，用光盘录像，激光打印，可录得能显示更多细节的高质量图像，为诊断和治疗提供更有参考价值的资料。多排螺旋 CT 显像技术的迅速发展，使无创性的冠状动脉造影成为可能。放射性核素检查的新技术已广泛应用于胃、肠、肝胆、心血管、内分泌、肾、血液、肺部疾病的诊断，单光子计算机化体层显像（SPECT）使诊断水平进一步提高，而正电子体层显像（PET）可无创伤地观察活体内的物质代谢改变，使诊断更加深入。内镜的不断改进扩大了内镜的用途，减轻了患者在检查时的痛苦，并通过直接观察、电视照相、电影照相、采取脱落细胞和活组织检查等手段，提高对消化道、呼吸道、泌尿道、腹腔内等部位疾病的早期诊断，而且可用于治疗，如止血、取出结石、切除息肉等，逐渐发展成为微创性治疗的手段，代替了部分外科手术治疗。例如内镜下黏膜切除术（endoscopic mucosal resection，EMR）可以切除位于黏膜的癌前病变，如 Barrett 食管或胃肠道息肉以及内镜黏膜下切除术（endoscopic submucosal dissection，ESD）可以切除比较大范围的早期胃肠道肿瘤。近年又有用于心血管系统的内镜问世。仿真内镜检查术是将 CT 或 MRI 所取得的图像经计算机处理获得的体内管腔三维动态影像，作为非侵入性诊断技术对胃肠道息肉、肿瘤等病变有诊断价值。机械通气的应用，呼吸机的不断更新换代，使抢救呼吸衰竭成功率不断提高。细针穿刺活检的推广，对肝、肾、肺、心内膜和心肌、甲状腺等进行经皮活组织检测的技术，提高了这些脏器疾病诊断的准确率。造血干细胞移植技术的应用，使恶性血液病获得可治愈的机会。血液净化技术的应用，不仅是肾脏的替代治疗，而且可以应用于非肾脏疾病的治疗。心（包括血压）、肺、脑的电子监护系统能连续监测病情，当出现超过容许范围的变化时能及时报警，提高了抢救危重患者的成功率。

整合医学从分子—细胞—组织—器官—个体—群体，从微观到宏观，强调预防性治疗、个体化治疗和替代性治疗的统一。例如肿瘤已被认为是全身代谢障碍的局部表现，因此，临床上对肿瘤的治疗，应针对机体的状况和肿瘤的生物学特性，肿瘤的预防应考虑机体遗传与环境因素的交互作用。环境致病因素只是致病的先决条件而不是必备条件，而致病必备条件的基础是机体的遗传变异。因此，认识疾病的规律需要从基因组入手，全面揭示基因转录、翻译、调控和代谢与生物学行为的关系。肿瘤全基因组变异分析不仅是转录和蛋白质组学研究的基础，也是未来整合医学发展的基础。疾病系统生物学的研究使人们能以全局的视角了解疾病发生发展的规律和机制，特别是基因、环境和生活方式的相互作用与疾病的相关性。疾病系统生物学研究发现的生物标志物及其网络不仅是疾病的传感器和驱动力，而且是将疾病系统生物学的技术和知识转化为预测医学、预防医学和个性化治疗的桥梁，并使所谓的3P 医学走到前台。这些新兴学科和新兴技术的发展将为疾病的病因与发病机制的研究带来巨大进步。

（金英敏）

第二章

肺部疾病

第一节 慢性呼吸衰竭

一、概述

慢性呼吸衰竭是指由慢性肺、胸疾病引起呼吸功能障碍逐渐加重而发生的呼吸衰竭，分为代偿性和失代偿性。机体代偿适应，尚能从事日常生活、工作，称为代偿性呼吸衰竭；因呼吸道感染或其他原因，使呼吸功能急剧恶化，代偿丧失，出现严重的缺氧和二氧化碳潴留的症状，则称为失代偿性呼吸衰竭。

二、病因

慢性呼吸衰竭常见病因：①以慢性阻塞性肺疾病（COPD）最为常见；②其次是重症哮喘、弥散性肺纤维化、重症肺结核、尘肺等；③呼吸道感染是导致呼吸衰竭失代偿的直接原因。

三、临床表现

慢性呼吸衰竭会导致缺氧和二氧化碳潴留，其导致的表现如下。

1. 呼吸困难

是临床上最早出现的症状，主要表现为呼吸频率、节律和幅度的改变。中枢性呼吸衰竭以呼吸节律和频率改变为著，呈潮式、间歇或抽泣样呼吸。呼吸器官病变所致的周围性呼吸衰竭，可呈端坐张口、耸肩呼吸。药物中毒抑制呼吸中枢表现为呼吸匀缓、昏睡；严重肺心病并发呼吸衰竭，二氧化碳麻醉时则出现浅慢呼吸。

2. 发绀

发绀是一项可靠的低氧血症的体征，但不够敏感。实际上当血氧分压（PO_2）<50 mmHg、血氧饱和度（SaO_2）<80% 时即可出现发绀（以往认为还原 Hb >50 g/L 出现发绀的观点已被否认）。舌发绀较口唇、甲床呈现发绀更早。发绀主要取决于缺氧的程度，也受血红蛋白量、皮肤色素及心功能状态的影响。

3. 精神神经症状

缺氧和二氧化碳潴留均可引起精神症状。缺氧：慢性缺氧多表现记忆力下降，智力或定向力障碍；急性缺氧出现精神错乱、躁狂、昏迷、抽搐等。二氧化碳潴留：轻度出现兴奋症状（失眠、烦躁、夜间失眠白天嗜睡）；严重则导致麻醉状态，发生肺性脑病，患者表现神志淡漠、肌肉震颤、抽搐、昏睡甚至昏迷等。

4. 循环系统症状

轻度缺氧和二氧化碳潴留可出现脉搏加快、血压上升；严重缺氧和二氧化碳潴留引起肺动脉高压，搏动性头痛；晚期由于严重缺氧、酸中毒引起心肌损害，出现血压下降、心律失常，心脏停搏。

5. 消化道症状

低氧和高碳酸血症可引起胃酸分泌增多，胃黏膜广泛充血、水肿、糜烂，加之氢离子逆向弥散和长期大量使用皮质激素可致上消化道出血。大量出血常提示预后不良。

6. 血液系统表现

（1）代偿性红细胞增多。

（2）严重表现：诱发弥散性血管内凝血（DIC）。

7. 酸碱平衡失调和电解质紊乱

（1）呼吸性酸中毒：占首位，由二氧化碳潴留引起，结果引起 HCO_3^- 代偿性增加。

（2）呼吸性酸中毒合并代偿性碱中毒：占第二位，呕吐、利尿导致低钾血症或过度补碱引起。血二氧化碳分压（PCO_2）升高，HCO_3^- 显著增加。

（3）呼吸性酸中毒并代偿性酸中毒：占第三位，呼吸性酸中毒原因为酸性代谢产物增加，pH 显著下降，PCO_2 升高，HCO_3^- 正常或下降。

（4）呼吸性碱中毒：较少见，CO_2 排出过度，pH 升高，PCO_2 下降。

（5）呼吸性碱中毒合并代偿性碱中毒：少见，CO_2 排出过快或不适当补碱引起，pH、HCO_3^- 均升高。

四、诊断

本病一般根据病史及呼吸衰竭的表现即可诊断。

（1）有慢性呼吸系统疾病病史或其他导致呼吸功能障碍的基础病因。

（2）有缺氧和（或）二氧化碳潴留的症状和体征。

（3）动脉血气分析。Ⅰ型呼吸衰竭：$PO_2 < 60$ mmHg（8 kPa），无 PCO_2 增高。Ⅱ型呼吸衰竭：$PO_2 < 60$ mmHg（8 kPa），伴有 PCO_2 高于 50 mmHg（6.7 kPa）。

（4）呼吸衰竭伴有神经精神症状，排除其他原因可诊断为肺性脑病。

五、治疗

（一）治疗原则

（1）保持呼吸道通畅。

（2）纠正缺氧和二氧化碳潴留。

（3）纠正代谢紊乱

（4）防治各种并发症。

（二）具体措施

1. 保证气道通畅是纠正呼吸衰竭的重要措施

（1）反复清理咽、喉部分泌物。

（2）使用支气管扩张剂（如喘息定、氨茶碱等）。

（3）祛痰：①药物，如溴己新、鲜竹沥、α糜蛋白酶；②超声雾化（痰干结者）。

（4）翻身拍背，鼓励患者咳嗽排痰。

（5）必要时建立人工气道（气管插管或切开）。

2. 氧疗

吸氧是治疗呼吸衰竭必需的措施。

（1）Ⅰ型呼吸衰竭：以缺氧为主，不伴有二氧化碳潴留，应吸入较高浓度的氧（大于33%，一般不超过41%），氧流量 3~5 L/min，使 PO_2 提高到 60 mmHg（8 kPa）以上，用面罩给氧效果较好。面罩供氧是通过 Venturi 原理，利用氧射流产生负压，吸入空气以稀释氧，调节空气进量可控制氧浓度为 25%~50%，可按需调节。面罩给氧浓度稳定，不受呼吸频率和潮气量的影响，对鼻黏膜刺激小，缺点是进食、咳痰不方便。

（2）Ⅱ型呼吸衰竭：应持续低浓度吸氧（25%~33%），氧流量 1~3 L/min。不能高浓度吸氧，因Ⅱ型呼吸衰竭缺氧伴二氧化碳潴留是由于通气不足所造成，由于二氧化碳潴留，其呼吸中枢化学感受器对二氧化碳反应性差，呼吸维持主要靠低氧血症对外周化学感受器的兴奋作用。如吸入高浓度氧，解除了低氧血症对外周化学感受器的刺激，患者的呼吸会变浅变慢，PCO_2 随之上升，严重者可陷入二氧化碳麻醉状态或呼吸停止。吸氧的简便方法是经双腔鼻管、鼻导管或鼻塞吸氧。鼻导管或鼻塞给氧简单、方便，不影响患者进食、咳嗽及排痰。缺点为氧浓度不恒定，高流量对鼻黏膜刺激大，患者不舒适。吸入氧浓度（FiO_2）与吸入氧流量的关系：$FiO_2 = 21 + 4 \times$ 吸入氧流量（L/min）。

3. 呼吸中枢兴奋剂的应用

（1）适应证：缺氧伴二氧化碳潴留患者若出现神经症状时，可使用呼吸中枢兴奋剂。

（2）使用方法及注意事项：对于慢性呼吸衰竭患者需要用呼吸兴奋剂治疗时，剂量不宜偏大，常用 5% 葡萄糖注射液或生理盐水 500 mL + 洛贝林 15 mg（3 支）或尼可刹米 1.125 g（3 支）。使用时应注意保持呼吸道通畅，必要时可增加吸氧浓度。因为呼吸中枢兴奋剂的使用使机体耗氧量增大。

4. 机械通气

（1）轻中度呼吸衰竭，用鼻或鼻罩机械通气。

（2）严重呼吸衰竭：给予机械通气。①定容型，达到预定容量时自动切换，适用于自主呼吸微弱或无自主呼吸者。②定压型，以预定压力为切换信号，适用于有一定自主呼吸者。

（3）注意事项。①过度通气可出现呼吸性碱中毒或造成气道损伤、张力性气胸等并发症。②通气量小起不到改善作用。③加强护理（监测）。④无菌操作防止交叉感染。

5. 水、电、酸碱平衡失衡的处理

（1）呼吸性酸中毒：以改善通气为主，合理进行氧疗，一般不宜补碱。

（2）呼吸性酸中毒伴代偿性碱中毒：在纠正二氧化碳潴留的同时，针对代谢性碱中毒的原因进行治疗，给予适量补充氯化钾和生理盐水。

（3）呼吸性酸中毒伴代偿性酸中毒：在纠正缺氧和二氧化碳潴留的基础上，应积极治疗引起代谢性酸中毒的原因，适量补充 $NaHCO_3$。

（4）单纯呼吸性碱中毒：鼻、口加纸罩以重复吸入排出的二氧化碳或适当降低机械呼吸（机）的通气量。

（5）低血钾：相应及时补充。

6. 治疗原发病，去除病因

（1）呼吸道感染：为呼吸衰竭加重的诱因，故积极控制感染是缓解呼吸衰竭的重要措施。

（2）消化道出血：可静脉注射西咪替丁或胃内灌注凝血酶。

（3）其他：如自发性气胸、心力衰竭、心律失常、肺血栓栓塞等并发症应相应处理。

六、预后、预防

预后决定于慢性呼吸衰竭原发病的严重程度及肺功能状态。加强胸、肺疾病的防治，防止肺功能恶化和呼吸衰竭的发生是关键，已有慢性呼吸衰竭的患者则应注重呼吸道感染的发生。

（李冬月）

第二节　肺炎链球菌肺炎

肺炎链球菌肺炎（pneumococcal pneumonia）是由肺炎链球菌引起的肺实质的急性炎症。本病居院外感染性肺炎首位，好发于青壮年和冬春季节。临床以高热、胸痛、咳嗽、咳铁锈色痰及肺实变为特征。近年由于抗生素的广泛应用，临床上轻症或不典型病例多见。

一、病因及发病机制

1. 致病菌

肺炎链球菌为革兰阳性球菌，涂片常呈成对或短链状排列，有荚膜，其毒力与荚膜中的多糖结构和含量有关，在确定的 86 个血清亚型中，引起成人致病的多为 1~9 型及 12 型，其中第 3 型毒力最强，儿童中以 6、14、19 及 23 型多见。肺炎链球菌经阳光直射 30 分钟或加热 52℃ 10 分钟可杀灭。

2. 诱因

（1）受凉、淋雨，过劳。

（2）长期卧床，心力衰竭。

（3）麻醉药、镇静药过量等。

3. 发病机制

肺炎链球菌是健康人鼻咽部的一种正常菌群，一般情况下并不致病。当上呼吸道病毒感染、受凉、过劳、醉酒、全身麻醉和长期卧床等，使呼吸道防御功能受损或全身免疫力低下时，有毒力的链球菌侵入下呼吸道而致病。细菌在肺泡内繁殖，其致病力主要在于荚膜对组织的侵袭作用，首先引起肺泡壁水肿，出现白细胞和红细胞渗出，含菌的渗出液经肺泡间孔（Cohn 孔）向肺的中央部分扩展，甚至累及几个肺段或整个肺叶。因病变开始于肺的外周，故叶间分界清楚，易累及胸膜，引起渗出性胸膜炎。少数可发生菌血症或感染性休克，老年人及婴幼儿的病情尤为严重。

二、病理

1. 入侵

肺炎链球菌侵入肺，在肺内繁殖，首先引起肺泡壁水肿，随后红细胞、白细胞、纤维蛋白渗出，含菌渗出液经 Cohn 孔向邻近肺泡扩散，肺叶、肺段实变。

2. 经过

典型病理改变：①肺叶充血、肿胀为充血期（1~2 天）；②肺叶高度充血、大量红细胞渗出为红色肝变期（2~3 天）；③大量渗出物压迫肺泡壁为灰色肝变期（3~5 天）；④渗出物吸收、排出为消散期（6~7 天）。整个自然病程为 1~2 周。

3. 预后

（1）消散后肺组织不遗留纤维瘢痕。

（2）少数可引起机化性肺炎。

三、临床表现

（一）诱因

发病前常有诱因，如受凉、淋雨、疲劳等。

（二）症状

1. 全身症状

（1）急起病，寒战高热，体温可达 39~40℃。

（2）伴全身酸痛、头痛、乏力等。

2. 呼吸道症状

（1）咳嗽、咳痰。①初为干咳，少量白色黏液痰。②典型表现为特征性铁锈色痰，为肺泡内的红细胞被巨噬细胞吞噬，崩解后形成含铁血黄素混入痰中所致。

（2）胸痛。①常有胸痛，多为刺痛，咳嗽、呼吸时加重。②波及膈胸膜及其周围可有下胸部、上腹部疼痛，若伴腹膜刺激征易误诊为急腹症。

（3）呼吸困难。大面积实变引起通气/血流比例失调时出现。

（4）其他症状。①消化道症状，少数有肝损害。②神经系统症状，如假性脑膜炎。

（三）体征

（1）轻或不典型，也可无明显体征。

（2）典型：肺实变体征（患侧呼吸运动减少，触诊语颤增强，叩诊浊音，听诊有病理性支气管呼吸音等）。

（3）部分可并发胸膜炎而有相应体征。

（4）病变进入消散期，可出现湿啰音。

（5）合并休克时，可有相应体征。

四、并发症

1. 感染性休克

是由于严重的毒血症或菌血症所致微循环障碍而引起的休克，多见于老年体弱或有慢性心肺疾病患者。其临床特点表现为：①起病急骤，高热或体温不升；②血压骤降至 80/60 mmHg 以下，四肢厥冷，面色苍白，多汗，发绀，心动过速和心音减弱等；③呼吸道症状轻微，而消化道和神经系统症状明显；④肺部体征不明显；⑤白细胞总数和中性粒细胞占比显著升高；⑥常伴有代谢性酸中毒及多种并发症。

2. 渗出性胸膜炎

部分患者可伴发纤维素性胸膜炎，少量胸腔积液随病情好转自行吸收，胸腔积液量多时需抽液；个别患者继发其他化脓性感染而并发脓胸。

3. 中毒性心肌炎

出现心动过速、心律失常，房室传导阻滞甚至心力衰竭。

4. 中毒性脑病

可出现头痛、谵妄、幻觉、昏迷、惊厥等，伴脑膜刺激征。

五、辅助检查

1. 血常规

（1）血白细胞（WBC）增高：一般为（$10 \sim 20$）$\times 10^9$/L，中性粒细胞多在 80% 以上。

（2）伴核左移表示病情严重。

（3）年老体弱或免疫功能低下者白细胞可不增高或正常，但中性粒细胞百分比仍高。

2. 痰液检查

痰直接涂片做革兰染色镜检，如发现典型的革兰染色阳性、带荚膜的双球菌，即可初步做出病原诊断。痰培养 $24 \sim 48$ 小时可以确定病原体。

3. 血培养

有 20% 的重症肺炎血培养阳性，为菌血症所致。

4. X 线检查

（1）早期（充血期）：仅有肺纹理增多或病变肺叶、段稍模糊。

（2）实变期：可见按肺叶、段分布的大片均匀密度的阴影。

（3）消散期：呈散在、不规则的片状阴影，多数患者在 $3 \sim 4$ 周后完全消散。

六、诊断与鉴别诊断

1. 诊断

（1）突然畏寒、发热、咳嗽、胸痛、咳铁锈色痰。

（2）典型肺实变体征。

（3）X 线检查见呈肺叶、段分布的大片致密阴影。

（4）白细胞总数增高，中性粒细胞占比升高，核左移。

（5）痰培养：有助于病因诊断。

2. 鉴别诊断

（1）干酪性肺炎：①为重症肺结核，病程迁延，全身情况差；②有结核史，结核中毒症状明显；③痰中可找到抗酸杆菌；④X线检查示，病变常侵犯肺尖或锁骨上、下，可形成空洞，易有支气管播散。

（2）其他肺炎。

（3）肺癌：①中心型肺癌，肺炎在同一部位反复发生，易发生肺不张和肺门团块影，支气管镜可发现支气管内肿物；活检及刷检可确诊；②周围性肺癌和肺泡癌，可呈现"肺炎型"，无明显感染症状，抗生素治疗无效；反复查痰可发现癌细胞。

七、治疗

（一）治疗原则

（1）及时有效的抗生素治疗。

（2）适当的支持疗法。

（3）积极治疗合并症。

（二）治疗措施

1. 抗生素治疗

（1）首选青霉素（penicillin），轻症成人患者可每日用240万U，分3次肌内注射；病情稍重者宜每日用青霉素240万U～480万U，静脉滴注，每6～8小时1次；重症及并发脑膜炎者，每日剂量可增至1 000万～3 000万U，分4次静脉滴注。

（2）约25%的肺炎双球菌肺炎对青霉素耐药，对青霉素耐药者可用喹诺酮类，如左旋氧氟沙星（levofloxacin）、司帕沙星（spaxfloxacin）、莫西沙星（moxifloxacin）、加替沙星（gatifloxacin）、环丙沙星（ciprofloxacin）等，也可用β-内酰胺类头孢噻肟（cefotaxime）、头孢三嗪（ceftriaxone）静脉滴注。对青霉素过敏者，可用红霉素（erythromycin）、林可霉素（lincomycin），头孢类应慎用，因为两者可能出现交叉过敏。万古霉素（vancomycin）作为唯一一种具有持久活性的药物，对所有肺炎球菌均有抗菌活性，可作为在大多数情况下伴有高耐青霉素发生率的重症患者的首选药物。对高度耐药菌株的治疗，应根据体外药敏试验选药。

（3）对疑有脑膜炎，应给予头孢噻肟2.0 g，静脉注射，每4～6小时1次或头孢三嗪1～2 g，静脉注射，每12小时1次；同时给予万古霉素1.0 g，静脉注射，每12小时1次。

（4）抗菌药物疗程视病情而定，一般为10～14天或在热退后3天停药或由静脉用药改为口服，维持数日。

2. 支持疗法

（1）卧床休息（如休克时平卧位）。

（2）饮食：给予足够维生素、热量和水分。

（3）高热应首先物理降温，慎用退热剂。

（4）干咳、剧烈胸痛者，可给予可待因（codeine）0.03 g，每日3次。

（5）有气促、发绀者给氧。

3. 感染性休克的治疗

关键在于早期诊断、及时抢救。

（1）加强监护。①严密观察呼吸、血压、心律等。②记出入量。③注意保温和高流量给氧。

（2）补足血容量。①量，休克早期，应不失时机地补充血容量。观察指标为中心静脉压：正常 $5 \sim 12\ cmH_2O$，$< 5\ cmH_2O$ 为不足，$> 12\ cmH_2O$ 需要在观察下缓慢补液，$> 15\ cmH_2O$ 应停止补液。②种类，一般用低分子右旋糖酐（dextran-40）、生理盐水、葡萄糖注射液、苏打水等，具体用量 $< 2\ 000\ mL/d$，其中生理盐水 $< 500\ mL/d$，注意：输液速度不能过快，以免发生肺水肿，不盲目使用血管收缩剂（易导致肾衰竭）。

（3）纠正酸中毒。①有休克就有酸中毒。②休克持续较久，$50\% NaHCO_3\ 200 \sim 250\ mL$ 静脉滴注，先用半量，然后再根据二氧化碳结合率（CO_2CP）或剩余碱（BE）按公式计算出碳酸氢钠用量，再补给。BE 补碱公式是：所需 $5\% NaHCO_3$（mL）＝［正常 BE－所测 BE（mmol/L）×0.4×体重（kg）］。

（4）应用血管活性药物。①血管收缩药：休克早期，血容量一时难以补足可临时使用。②血管扩张剂：多主张在补充血容量基础上应用，可用多巴胺（dopamine）、酚妥拉明（phentolamine）等。

（5）糖皮质激素的应用。经上述处理休克未纠正，应尽早应用，可用氢化可的松（hydrocortisone）$100 \sim 300\ mg$ 或地塞米松（dexamethasone）$5 \sim 10\ mg$ 静脉滴注，病情好转后 12～24 小时停用，用药一般不超过 3 天。

（6）加强抗感染治疗。用第二、第三代头孢菌素。对病因不明的严重感染，可合并头孢拉定（cefradine，复达欣）或头孢哌酮（cefoperazone，先锋必），以及氨基糖苷类，兼顾革兰阳性及阴性细菌。

（7）其他。①防止心、肾功能不全。②防止急性呼吸窘迫综合征（ARDS）等。

八、预防

（1）预防上呼吸道感染，加强体育锻炼，增强体质。

（2）避免淋雨、受寒、醉酒、过度疲劳等诱因。

（3）对于年老体弱和有糖尿病、慢性肝病、慢性心肺疾病、脾切除等免疫功能减弱者，必要时可注射肺炎免疫疫苗。

（董一山）

第三节　肺炎克雷伯杆菌肺炎

肺炎克雷伯杆菌肺炎也称为肺炎杆菌肺炎或 Friedlander 杆菌肺炎，是由肺炎克雷伯杆菌引起的急性肺部炎症。该菌属革兰阴性杆菌，有 $1\% \sim 6\%$ 健康者口咽部可分离到肺炎克雷伯杆菌，长期接受抗生素治疗的患者其寄殖率明显增加。口咽部细菌的入侵引起肺部感染多见于年老体弱、营养不良、慢性酒精中毒、全身衰竭和原患慢性支气管—肺疾病等患者，呼吸道侵入性检查、污染的呼吸器及雾化器等的使用，以及免疫抑制性药物的应用，均可成为引起感染的重要因素。病变以肺上叶多见，多呈大叶性分布或小叶融合性实变。病变中渗出液黏稠而重，致使叶间裂呈弧形下坠。

大部分患者起病急剧，寒战、高热、咳嗽、咳痰、胸痛，痰呈脓性黏稠或带血，无臭，部分患者有典型的砖红色黏稠胶冻状痰，是由血液和黏液混合形成，是肺炎克雷伯杆菌肺炎的一项特征。严重者早期出现呼吸、末梢循环衰竭，肺水肿。查体呈急性病容，常有呼吸困难甚至发绀。肺部实变体征，但有时仅有叩诊浊音、呼吸音减弱和湿性啰音。X 线检查表现肺叶或小叶实变，有多发性蜂窝状肺脓肿、叶间隙下坠。也有呈支气管肺炎或双侧肺外周浸润，有时也可呈双肺门浸润肺炎，肺炎克雷伯杆菌肺炎也可表现为慢性病程或由急性迁延成慢性，呈支气管扩张、肺脓肿或肺纤维化之临床表现。

一、抗菌治疗

初始选择抗生素正确与否直接影响疾病的预后。如社区获得性感染，在抗生素使用频度低、耐药率低的地区或者药敏试验敏感，轻症者可选广谱青霉素、第二代头孢菌素、第三代头孢菌素等，也可选用氨基糖苷类或氟喹诺酮类。重症者需联合用药。但对于在第三代头孢菌素广泛使用的地区或院内获得性克雷伯杆菌肺炎，由于该菌可产生超广谱 β- 内酰胺酶（ESBL），因此可能对所有头孢菌素类耐药，常呈多耐药，是目前临床治疗最棘手的问题。应首选碳青霉烯类药物如亚胺培南、美罗培南等，头孢哌酮/舒巴坦、哌拉西林/他唑巴坦也有较好的抗菌活性。克雷伯杆菌肺炎抗生素治疗疗程应个体化，其长短取决于感染严重程度、基础疾病及临床治疗反应等，一般为 10 ~ 14 天。

二、支持治疗

支持治疗包括保持气道通畅，给氧，纠正水、电解质紊乱和酸碱失衡，补充营养等。

（赵文江）

第四节　病毒性肺炎

病毒性肺炎是由多种病毒如流感病毒、腺病毒、呼吸道合胞病毒、巨细胞病毒及某些肠道病毒等引起的肺部炎症，往往由上呼吸道病毒感染向下蔓延所致。病原体大体可以分为两类：呼吸道病毒（包括流感病毒、副流感病毒、人感染禽流感病毒、麻疹病毒、腺病毒、呼吸道合胞病毒、SARS-CoV 等）和疱疹病毒（包括水痘—带状疱疹病毒、单纯疱疹病毒和巨细胞病毒）。在非细菌性肺炎中，病毒感染占 25% ~ 50%。需住院的社区获得性肺炎约 8% 为病毒性肺炎。本病多发生于冬春季节，可散发流行或暴发。患者多为儿童，成人相对少见且症状轻微，婴幼儿、老人、妊娠妇女或原有慢性心肺疾病者，病情往往较重，甚至导致死亡。近年来由于免疫抑制药物广泛应用于器官移植和肿瘤的放化疗，导致患者免疫功能低下而诱发单纯疱疹病毒、巨细胞病毒、带状疱疹、水痘病毒、腺病毒等所致的严重肺炎也不少见。病毒性肺炎的临床表现一般较轻，与肺炎支原体肺炎相似，起病缓慢，以全身乏力、头痛、全身酸痛、发热为主，可有咳嗽，咳少量黏痰；小儿或老年人易发生重症病毒性肺炎，表现为呼吸困难、发绀、嗜睡、精神萎靡，甚至发生休克、心力衰竭和呼吸衰竭等并发症，也可发生急性呼吸窘迫综合征。本病常无显著的胸部体征，病情严重者有呼吸浅速、心率增快、发绀、肺部干湿性啰音。血白细胞计数正常或稍增高或稍减少。X 线检查肺部呈斑点状或片状均匀的阴影，病情严重者显示双肺弥漫性结节性浸润，但大叶实变及胸腔积液者均不多见；病毒性肺炎的致病原不同，其 X 线征象也有不同的特征。本病确诊有赖于病原学检测，包括病毒分离、血清学检查，以及病毒抗原的检测。

一、传染性非典型肺炎

2003 年在我国暴发的传染性非典型肺炎，该病是 SARS 冠状病毒（SARS-CoV）引起的一种具有明显传染性，可累及多个脏器及系统的特殊肺炎。世界卫生组织将其命名为严重急性呼吸综合征（severe acute respiratory syndrome，SARS）。本病依据报告病例计算的平均病死率达 9.3%。人群普遍易感，呈家庭和医院聚集性发病，多见于青壮年，儿童感染率较低。其主要临床特征为急性起病，发热、干咳、呼吸困难，白细胞不高或降低，肺部有阴影，抗菌药物治疗无效。病原诊断早期可用鼻咽部冲洗/吸引物、血、尿、便等标本进行病毒分离、聚合酶链反应（PCR）。平行检测进展期和恢复期双份血清 SARS 病毒特异性 IgM、IgG 抗体，抗体阳转或出现 4 倍及 4 倍以上升高，有助于诊断和鉴别诊断，常用免疫荧光抗体法（IFA）和酶联免疫吸附法（ELISA）检测。

人高致病性禽流感是由禽甲型流感病毒某些亚型中的一些毒株引起的急性呼吸道传染病。早在 1981 年，美国即有禽流感病毒 H7N7 感染人类引起结膜炎的报道。1997 年，我国香港发生 H5N1 型人禽流感，导致 6 人死亡，在世界范围内引起了广泛关注。近年来，人们又先后获得 H9N2、H7N2、H7N3、H7N9 亚型禽流感病毒感染人类的证据，荷兰、越南、泰国、柬埔寨、印尼及我国相继出现了人禽流感患者。自 2013 年 2 月以来，我国上海市、安徽省、江苏省先后发生不明原因重症肺炎患者，其中确诊人感染 H7N9 禽流感 3 例，42 例死亡，3 例为散发病例。尽管目前人禽流感只是在局部地区出现，但是，考虑到人类对禽流感病毒普遍缺乏免疫力，人类感染 H5N1 型、H7N9 型禽流感病毒后的高病死率，以及可能出现的病毒变异等，世界卫生组织认为该疾病可能是对人类存在潜在威胁最大的疾病之一。禽流感病毒属正黏病毒科甲型流感病毒属。禽甲型流感病毒颗粒呈多形性，其中球形直径80 ～120 nm，有囊膜。基因组为分节段单股负链 RNA。依据其外膜血凝素（H）和神经氨酸酶（N）蛋白抗原性不同，目前可分为 16 个 H 亚型（H1 ～ H16）和 9 个 N 亚型（N1 ～ N9）。禽甲型流感病毒除感染禽外，还可感染人、猪、马、水貂和海洋哺乳动物。可感染人的禽流感病毒亚型为 H5N1、H9N2、H7N7、H7N2、H7N3。近年来报道的 H7N9 禽流感病毒，该病毒为新型重配病毒，其内部基因来自于 H9N2 禽流感病毒。高致病性禽流感病毒 H5N1 及其亚型、H9N2、H7N2、H7N3，通过禽—人或环境—人传播，可引起人禽流感病毒肺炎，表现为流感样症状，如发热、咳嗽、少痰，可伴有头痛、肌肉酸痛和全身不适。重症患者病情发展迅速，表现为重症肺炎，体温大多持续在 39℃ 以上，出现呼吸困难，可伴有咯血痰；可快速进展出现急性呼吸窘迫综合征、纵隔气肿、脓毒症、休克、意识障碍及急性肾损伤等。患者白细胞总数一般不高或降低，重症患者多有白细胞总数及淋巴细胞减少，并有血小板降低。其他实验室检查多有肌酸激酶、乳酸脱氢酶、天门冬氨酸氨基转移酶、丙氨酸氨基转移酶升高。C 反应蛋白升高，肌红蛋白可升高。胸部影像学检查提示发生肺炎的患者肺内出现片状影像，重症患者病变进展迅速，呈双肺多发磨玻璃影及肺实变影像，可合并少量胸腔积液。发生 ARDS 时，病变分布广泛。根据流行病学接触史、临床表现及实验室检查结果，可作出人感染禽流感的诊断。在流行病学史不详的情况下，根据临床表现、辅助检查和实验室检测结果，特别是从患者呼吸道分泌物标本中分离出禽流感病毒或禽流感病毒核酸检测阳性，可以诊断。确定诊断有赖于病毒抗原及基因检测、病毒分离。

病毒性肺炎以对症治疗为主，卧床休息，居室保持空气流通，注意隔离消毒，预防交叉感染。给予足量维生素及蛋白质，多饮水及少量多次进软食。酌情静脉输液及吸氧。保持呼吸道通畅，及时清除上呼吸道分泌物等。原则上不宜应用抗生素预防继发性细菌感染，一旦明确已合并细菌感染，应及时选用敏感的抗生素。

目前已证实较有效的病毒抑制药物如下。①利巴韦林（三氮唑核苷、病毒唑）：具广谱抗病毒功能，包括呼吸道合胞病毒、腺病毒、副流感病毒和流感病毒。0.8～1.0 g/kg 分3～4 次服用或 10～15 mg/kg 分 2 次静脉滴注。②阿昔洛韦（无环鸟苷）：为一种化学合成的抗病毒药，具有广谱、强效和起效快的特点。临床用于疱疹病毒、水痘病毒感染。尤其对免疫缺陷或应用免疫抑制剂者应尽早应用，每次 5 mg/kg，静脉滴注，每日 3 次。③更昔洛韦：为无环鸟苷类似物，抑制 DNA 合成。主要用于巨细胞病毒感染，7.5～15 mg/（kg·d）。④奥司他韦：为神经氨酸酶抑制剂，对甲、乙型流感病毒均有很好作用，耐药发生率低，每次 75 mg，每日 2 次。⑤阿糖腺苷：为嘌呤核苷类化合物，具有广泛的抗病毒作用。多用于治疗免疫缺陷患者的疱疹病毒与水痘病毒感染，5～15 mg/（kg·d）静滴。⑥金刚烷胺（金刚胺）：为人工合成的胺类药物，有阻止某些病毒进入人体细胞及退热作用。临床用于流感病毒等感染，每次 0.1 g，每日 2 次。

SARS 及人禽流感病毒肺炎，对临床诊断和确诊患者应进行隔离治疗。一般性治疗同上述治疗，应尽早应用抗流感病毒药物。抗病毒药物如下。①神经氨酸酶抑制剂：可选用奥司他韦或扎那米韦，临床应用表明对禽流感病毒 H5N1 和 H1N1 感染等有效，推测对人感染 H7N9 禽流感病毒应有效。奥司他韦成人剂量 75 mg，每日 2 次，重症者剂量可加倍，疗程 5～7 天。扎那米韦成人剂量 10 mg，每日 2 次吸入。②离子通道 M2 阻滞剂：目前实验室资料提示金刚烷胺和金刚乙胺耐药，不建议单独使用。病情重者应酌情使用糖皮质激素，具体剂量及疗程应根据病情而定，并应密切注意糖皮质激素的不良反应和 SARS 的并发症。对出现低氧血症的患者，可使用无创机械通气，应持续使用至病情缓解。如效果不佳或出现 ARDS，应及时进行有创机械通气治疗。注意器官功能的支持治疗，一旦出现休克或多器官功能障碍综合征，应予相应治疗。

二、新型冠状病毒感染

咳嗽是新型冠状病毒 SARS-CoV-2（简称新冠病毒）感染，特别是奥密克戎变异株感染急性期与恢复期最常见、最突出的症状，部分患者可发展为亚急性咳嗽（感染后咳嗽）甚至慢性咳嗽，严重影响患者的生活质量。新冠病毒感染咳嗽的流行病学与发病机制、临床表现与分类、诊断与治疗与普通病毒感染咳嗽既有相似性，又有不同的特点。

（一）流行病学与发病机制

新冠病毒引起的感染，对全球健康产生了前所未有的影响。无论是轻症还是重症，咳嗽均是新冠病毒感染最常见的症状，国外报道急性咳嗽发生率为44%～72.5%。咳嗽持续时间平均约 2 周，部分患者咳嗽可持续数周或数月。新冠病毒感染 2～3 个月后仍有咳嗽的患者占20%～30%，甚至感染 1 年后仍有2.5%的患者存在咳嗽症状。我国 2019 年、2020 年早期新冠病毒感染住院患者的数据表明，79%的患者有咳嗽症状，咳嗽中位持续时间是 19 天，约 5% 的患者咳嗽持续 4 周或更长时间。

随着病毒的广泛传播，新冠病毒经历了数代变异，目前奥密克戎变异株已成为当前全球优势流行株，我国以奥密克戎 BA. 5.2、BF. 7 为主要传播毒株。相比之前的变异株，奥密克戎毒株传播力和免疫逃逸能力显著增强，但肺部致病力明显减弱，大多数患者主要表现为上呼吸道感染的症状，少数患者可进展至肺炎，甚至进展为重型与危重型感染。奥密克戎感染后急性咳嗽的发生率在轻症患者中为 57.5% ~85%，在住院患者中为 44.5% ~61%。

最近中国咳嗽联盟组织的一项全国性调查结果显示奥密克戎变异株感染导致的咳嗽在人群总体发生率高达 92% 以上（未发表的资料）。奥密克戎感染后 1~2 个月 2.3% ~7.2% 的患者仍有咳嗽。

新冠病毒感染咳嗽的机制与普通病毒感染咳嗽的机制有类似之处，但也有其不同的特点。病毒感染引起气道及肺组织炎症细胞浸润并释放炎性介质，气道黏膜充血水肿，黏膜上皮损伤脱落，从而刺激咳嗽感受器诱发咳嗽。新冠病毒感染可导致气道黏液分泌增加，形成较多痰液，这也是新冠病毒感染急性咳嗽的一个重要机制。新冠病毒主要依靠其表面 S 蛋白上的受体结合域识别宿主细胞受体血管紧张素转化酶 2（ACE_2），并与之结合感染宿主细胞。感觉神经元也存在 ACE_2 受体，因此新冠病毒可能侵袭迷走神经的感觉神经元与神经胶质细胞等，诱发神经肽与炎性介质释放，从而引起咳嗽及味觉和嗅觉障碍等。同时，参与新冠病毒感染与识别的上皮细胞及炎症细胞（如巨噬细胞、中性粒细胞、淋巴细胞等）可以释放多种细胞因子与炎性介质，包括干扰素、前列腺素类和三磷酸腺苷（ATP）等。另外，神经肽与神经炎性介质可进一步招募和激活免疫细胞，导致肺部与气道炎症，增强咳嗽敏感性。

部分新冠病毒感染患者在急性期症状消失后，咳嗽迁延不愈，发展为亚急性甚至慢性咳嗽，其机制可能与感染造成的气管、支气管黏膜损伤，非特异性气道炎症相关。临床上很多慢性咳嗽患者的最初诱因均与感冒有关。与其他病毒感染类似，新冠病毒感染可能导致咳嗽反射通路上的外周神经和中枢神经的咳嗽敏感性增加。既往研究显示病毒感染诱发的干扰素 γ（IFN-γ）水平增高可以导致咳嗽敏感性增高，这可能是病毒感染导致感染后咳嗽与慢性咳嗽的重要机制。上呼吸道病毒感染也可能诱发嗜酸性粒细胞性气道炎症与气道高反应性。有研究显示吸烟及消化系统症状（包括恶心、呕吐及腹泻）是急性期咳嗽发展为感染后咳嗽或慢性咳嗽的危险因素。

少数奥密克戎感染患者可能发展为病毒性肺炎、肺血栓栓塞症或心功能不全、急性心肌炎，除了胸闷、呼吸困难外，这些患者可能出现咳嗽、咯血症状。一些新冠病毒感染患者合并慢性咳嗽相关的基础疾病，如慢性支气管炎/慢性阻塞性肺疾病（简称慢阻肺）、支气管哮喘（简称哮喘）/过敏性鼻炎或鼻—鼻窦炎和支气管扩张症等，新冠病毒感染可能导致这些患者的咳嗽症状进一步加重。

（二）临床表现与分类

新冠病毒感染急性期，发热、咳嗽、咽痛、肌痛、疲劳等症状最常出现，部分患者可伴有鼻塞、流涕、嗅觉和味觉减退或丧失等症状。通常以咽干、咽痛或畏寒为初始症状，继而出现乏力、发热和咳嗽。在不同类型的新冠病毒感染，咳嗽均是常见的症状。急性咳嗽以刺激性干咳或咳少量黏液痰最为常见，常被冷空气、灰尘环境、刺激性气体等诱发或加重。根据国内近期的全国性新冠病毒感染咳嗽调查结果，约 1/3 的患者可以出现咳大量白色黏液痰、黏稠痰或者有痰不易咳出的情况，其机制可能与病毒感染触发气道黏液高分泌有关（未发表的资料）。出现咳黄色脓痰时提示可能合并细菌感染。急性咳嗽一般较轻，部分患者咳嗽剧烈，大多呈现自限性。但是咳嗽也可能是发展为肺炎或者发生严重并发症（如心力衰竭等）的早期征象，必须引起重视。有慢性呼吸系统疾病（如慢阻肺、支气管扩张症、间质性肺疾病等）者常易继发下呼吸道细菌感染，引起的咳嗽症状常较严重。部分患者迁延不愈，可发展为感染后咳嗽甚至慢性咳嗽。研究表明约 18% 的新冠病毒感染后症状持续的患者会进展至亚急性或慢性咳嗽阶段。

新冠病毒感染咳嗽分类，成人咳嗽通常按咳嗽病程分为 3 类：急性咳嗽（＜3 周）、亚急性咳嗽（3～8 周）和慢性咳嗽（＞8 周）；而按照咳嗽性质又可分为干咳与湿咳（以每天痰量 >10 mL 作为湿咳的标准）。

体检可见鼻腔黏膜充血、水肿、有分泌物，咽部轻度充血，严重者有脓苔附着，胸部体检多无异常。若上气道炎症向气管、支气管蔓延，患者可出现双肺呼吸音粗，有时可闻及湿啰音或干啰音。发展至亚急性与慢性阶段后，胸部体检通常无异常，若闻及肺部湿啰音或Velcro 音，应注意合并肺部感染、继发间质性肺炎或肺纤维化的可能。

（三）诊断与鉴别诊断

1. 临床分类与诊断

（1）新冠病毒感染急性咳嗽：根据病变的主要部位，急性咳嗽主要由急性上呼吸道感染与急性气管—支气管炎引起。通常先表现为急性上呼吸道感染，如果患者出现剧烈咳嗽咳痰，通常表明已进展为急性气管—支气管炎。个别年老体弱或合并基础疾病的患者有可能发展为重症或危重症病毒性肺炎，临床上需警惕。

1）新冠病毒急性感染阶段出现咳嗽，多为干咳或有少许白黏痰，部分患者咳大量白黏痰，合并细菌感染可表现为咳大量脓痰，可伴咽喉疼痛、鼻塞、头痛、味觉或嗅觉障碍等症状，病程一般为 2～3 周。

2）有新冠病毒感染流行病学史。

3）胸部影像学检查一般正常，但部分患者可出现肺炎影像学改变。

4）发病早期血白细胞总数正常或降低，淋巴细胞计数正常或减少。

5）确诊需要新冠病毒核酸检测阳性或者抗原检测阳性。如有新冠病毒感染流行病学史及典型症状，无条件进行新冠病毒核酸检测或者抗原检测时，临床诊断也可考虑。

（2）新冠病毒感染亚急性咳嗽（新冠病毒感染后咳嗽）。

1）起病时有核酸或者抗原检测阳性的明确新冠病毒感染史。

2）在新冠病毒感染的急性期症状消失后，咳嗽仍然迁延不愈，干咳或咳少许白黏痰，持续 3～8 周。

3）X 线胸片或胸部 CT 检查正常，或原有新冠病毒肺炎影像学改变明显改善。

4）血白细胞总数正常，淋巴细胞计数正常。

（3）新冠病毒感染慢性咳嗽（新冠病毒感染后慢性咳嗽）：少数新冠病毒感染咳嗽可发展为慢性咳嗽。

1）起病时有核酸或者抗原检测阳性的明确新冠病毒感染史。

2）在新冠病毒感染的急性期症状消失 8 周后，咳嗽仍然迁延不愈。

3）X 线胸片或胸部 CT 检查可正常。

4）血白细胞总数和分类正常。

5）排除引起慢性咳嗽的其他病因。新冠病毒感染后发展为慢性咳嗽，应注意肺纤维化的可能，但奥密克戎变异株感染诱发的慢性咳嗽临床特征及长期预后尚需更多的临床研究证据。

2. 诊断原则与方法

新冠病毒感染咳嗽的诊断主要依赖于流行病学史与临床病史的询问以及体格检查，抗原或核酸检查为确诊条件。如无抗原或核酸检查条件，根据流行病学史与典型临床表现，可进行临床诊断。急性咳嗽通常不需要进行抗原或核酸检查外的实验室检查。但如果患者出现胸闷、气促、呼吸困难或剧烈胸痛，建议进行胸部影像学、凝血功能、心肌酶谱等检查。亚急性咳嗽可按感染后咳嗽进行处理，有条件者进行胸部影像学等检查，以排除肺部病变。慢性咳嗽参考慢性咳嗽病因诊断流程进行诊断与鉴别诊断，包括诱导痰检查、呼出气一氧化氮检测、肺通气功能与支气管激发试验等。由于我国新冠病毒疫苗的高接种率，不建议将新冠病毒血清特异性抗体检测阳性作为新冠病毒感染亚急性或者慢性咳嗽的诊断条件。

新冠病毒感染相关的咳嗽，除了因呼吸道感染引发咳嗽，也需要关注下列问题。

（1）病毒性心肌炎或心功能不全：对于老年人或者有心血管疾病者，一旦咳嗽夜间明显，平卧位加重，需要考虑心功能不全的可能。患者除咳嗽症状外，常伴有呼吸困难的表现，双肺底可以闻及细湿啰音，结合基础疾病病史，胸部影像学、心电图、心肌酶谱、心脏超声和脑钠肽（BNP）等检查，诊断一般不困难。必要时可试验性抗心力衰竭治疗，观察咳嗽缓解情况进行鉴别。

（2）原有基础疾病加重：新冠病毒感染后，支气管扩张症、哮喘和慢阻肺等可以急性加重，导致咳嗽迁延。患者常有明确的慢性气道疾病病史，除咳嗽外往往还有基础疾病的其他临床特点，结合胸部影像学和肺功能等检查不难鉴别。

（3）其他：如新冠病毒感染后高凝状态导致肺栓塞，可表现为咳嗽、胸痛、呼吸困难与低氧血症等，需要密切关注。

咳嗽的严重度评估包括视觉模拟评分（VAS）、简易咳嗽程度评分表（CET）、咳嗽生活质量评估如莱切斯特咳嗽问卷（LCQ，亚急性与慢性咳嗽评估使用）和咳嗽敏感性检查等，以评价病情严重程度和治疗效果。

3. 鉴别诊断

（1）急性咳嗽。

1）其他上呼吸道病毒感染或病毒性肺炎：新冠病毒感染流行季节往往也是各种其他上呼吸道病毒感染或病毒性肺炎的高发时节。如流感病毒、呼吸道合胞病毒感染等，也常有急性咳嗽症状。除流行病史外，鼻咽拭子、下呼吸道分泌物甲型流感病毒、乙型流感病毒等抗原检测是鉴别诊断的主要方法。

2）细菌性或其他病原体肺炎：在有或没有新冠病毒肺炎基础上合并细菌或者其他病原体感染，社区获得性肺炎的常见病原体包括肺炎链球菌、肺炎支原体或衣原体；有基础疾病或使用免疫抑制剂者，肺炎克雷伯杆菌和肠杆菌等也可为致病菌。可进行痰病原学检查，必要时可行支气管镜取肺泡灌洗液进行病原学检查以明确诊断和鉴别。

（2）亚急性咳嗽。

1）百日咳：百日咳杆菌感染也可能造成剧烈咳嗽，不排除与新冠病毒混合感染。百日咳杆菌发作期以阵发性、痉挛性咳嗽为特征性表现，每次痉挛性咳嗽发作持续数分钟，每日达数十次，日轻夜重。继而深长吸气，也称犬吠样咳嗽。儿童患者常出现咳嗽后呕吐。但目前有典型症状者较少见。除流行病学史外，百日咳起病时比较少出现新冠病毒感染的高热。抗百日咳毒素抗体 IgG、PCR、细菌培养在诊断中有一定价值。

2）迁延性感染性咳嗽：①起病时有明确的新冠病毒感染史；②在新冠病毒感染的急性期症状一度消失后，咳嗽仍然迁延不愈，为干咳或咳少量黄痰，可伴反复发热，持续 3～8 周；③X 线胸片或胸部 CT 正常，或在原有新冠病毒肺炎影像学改变明显吸收的基础上，出现新发的斑片阴影；④血常规白细胞总数增高，中性粒细胞计数增高；⑤病原学检查可见相应致病菌或非典型病原体；⑥抗感染治疗有效。

3）慢性咳嗽的亚急性阶段：病毒感染可以诱发嗜酸性粒细胞性支气管炎、咳嗽变异性哮喘、变应性咳嗽、上气道咳嗽综合征等，有条件者可通过诱导痰检查、呼出气一氧化氮检测、肺通气功能与支气管激发试验等进行诊断。

（3）慢性咳嗽：少数新冠病毒感染可诱发慢性咳嗽。除咳嗽外，如果伴有呼吸困难、气促或胸闷等症状，需要注意继发性肺纤维化的可能。新冠病毒肺部感染后，部分患者肺部吸收不完全，可能产生纤维化改变甚至诱发机化性肺炎，造成咳嗽持续。可以复查追踪肺部 CT 和肺通气功能与弥散功能改变，必要时可行支气管镜或经皮肺活检以明确诊断。但对于新冠病毒感染后诱发或者继发的其他慢性咳嗽病因，如咳嗽变异性哮喘、嗜酸性粒细胞性支气管炎、上气道咳嗽综合征以及胃食管反流性咳嗽，可以遵循标准的慢性咳嗽病因诊治流程进行病因探查以及鉴别诊断，大多能得到有效诊治。

（四）治疗

目前奥密克戎变异株感染主要局限在上呼吸道，一般不会导致肺感染，但也有极少数患者可能侵犯到肺部和心血管等部位，特别是老年患者及合并基础疾病者。因此，对部分高危患者，治疗新冠病毒感染急性、亚急性咳嗽时首先要判断或排除是否有新冠病毒肺部感染和心血管并发症；慢性咳嗽要询问既往新冠病毒感染病史、咳嗽与新冠病毒感染的时间关系等。

奥密克戎变异株感染咳嗽急性期与亚急性期以对症治疗为主，根据咳嗽性质选用镇咳药物或祛痰药物治疗。需要注意的是，有脑出血、脑血栓、血管瘤病史及高血压病史、肺气肿或肺大疱、咳嗽晕厥病史等患者应及早加用镇咳药物，避免用力咳嗽造成并发症。抗菌药物对新冠病毒感染咳嗽治疗无效，仅少数合并细菌感染或非典型病原体感染者，需要抗菌药物治疗。合并过敏、哮喘与慢阻肺等基础疾病者，使用糖皮质激素或联合支气管舒张剂吸入治疗。

1. 镇咳治疗

轻度咳嗽一般不需要药物干预，如果咳嗽剧烈影响生活和睡眠，可以适当使用镇咳药物。咳嗽剧烈者，可以使用中枢性或外周性镇咳药，包括单独使用中枢性止咳药物（如右美沙芬、可待因），或联合第一代抗组胺药/减充血剂（A/D 制剂）治疗病毒诱发的急性咳嗽与感染后咳嗽。我国的咳嗽诊治指南以及美国胸科医师学会（ACCP）咳嗽诊治指南均建议将 A/D 制剂用于治疗普通感冒引起的急性/亚急性咳嗽。第一代抗组胺药联合减充血剂或第一代抗组胺药、减充血剂联合镇咳药物的复方制剂可改善由病毒感染引起的咳嗽、喷嚏、鼻塞等症状，具有缓解感染后咳嗽严重程度和降低咳嗽评分的作用。当前新冠病毒主要流行株奥密克戎变异株引发上呼吸道症状为主，其症状特点类似于流感症状，建议使用 A/D 制剂治疗新冠病毒感染诱发的急性/亚急性咳嗽，但直接的循证医学证据有待于进一步的临床研究。

亚急性咳嗽最常见的原因是感染后咳嗽。感染后咳嗽常为自限性，多能自行缓解，但也有部分患者咳嗽顽固，甚至发展为慢性咳嗽。对部分咳嗽症状明显的患者建议短期应用镇咳药、抗组胺药加减充血剂等，如美敏伪麻、复方甲氧那明等。

2. 祛痰治疗

新冠病毒感染早期主要表现为干咳，不需要祛痰治疗。随着病情发展，气道黏液生成增加，痰量逐渐增多，相对黏稠，难以咳出，或出现黄色化脓性痰时可加用祛痰药物，降低分泌物黏稠度，增强纤毛的清除功能，从而帮助分泌物排出。常用药物包括愈创木酚甘油醚、氨溴索、溴己新、乙酰半胱氨酸、厄多司坦和羧甲司坦等。

愈创木酚甘油醚可刺激胃黏膜，反射性引起气道分泌物增多，降低痰液黏稠度，并有一定的支气管舒张作用，达到增强黏液排出的效果，在新冠病毒感染轻症患者中可以减轻咳痰症状。盐酸氨溴索和溴己新能破坏类黏蛋白的酸性黏多糖结构，使分泌物黏滞度下降。黏液溶解剂乙酰半胱氨酸可使黏液糖蛋白多肽链的硫键断裂，降低痰的黏滞度，同时还有抗氧化作用，用于黏液高分泌痰多的咳嗽患者。除了乙酰半胱氨酸，其他黏液调节剂厄多司坦、羧甲司坦和福多司坦也有类似的作用。

3. 抗病毒治疗

现有临床研究表明，奈玛特韦/利托那韦和莫诺拉韦均有降低新冠病毒载量及减低轻症感染向重症进展发生率的效果。目前，我国已将奈玛特韦/利托那韦、莫诺拉韦、阿兹夫定纳入《新型冠状病毒感染诊疗方案（试行第十版）》。对于奈玛特韦/利托那韦，方案中明确其适应证为发病 5 天以内的轻、中型且伴有进展为重症高风险因素的成人，用法为 300 mg 奈玛特韦片与 100 mg 利托那韦片同时口服，每 12 小时 1 次，连续服用 5 天。方案中也明确警示对本品中的活性成分或任何辅料过敏的患者禁用，并不得与高度依赖 CYP3A 进行清除且其血浆浓度升高会导致严重和（或）危及生命的不良反应的药物联用，如哌替啶、雷诺嗪、氯吡格雷、替格瑞洛等，禁止联用的药物种类较多，用药前建议查阅文献。莫诺拉韦胶囊适用人群为发病 5 天以内的轻、中型且伴有进展为重症高风险因素的成年患者，用法为 800 mg，每 12 小时 1 次口服，连续服用 5 天，不建议在妊娠期和哺乳期使用。

需要注意的是，目前针对新冠病毒感染的抗病毒临床药物研究均未将咳嗽症状作为研究终点，对新冠病毒感染咳嗽的治疗作用有待进一步的临床研究。因此，是否使用抗病毒药物治疗，应以临床评估患者是否存在新冠病毒感染转为重症的风险为指征，而非咳嗽症状驱动。

4. 抗菌治疗

对轻型或中型新冠病毒感染患者不推荐常规使用抗菌药物（尤其是联合使用广谱抗菌药物）治疗或预防，除非存在明确的细菌感染征象。

咳黄脓痰或外周血白细胞增高提示可能存在细菌感染，可考虑给予抗菌药物治疗。有研究显示新冠病毒感染合并细菌感染的患者，最常检出的病原体是肺炎支原体、铜绿假单胞菌和流感嗜血杆菌。在未得到阳性病原菌结果之前，可选用 β-内酰胺类、氟喹诺酮类等抗菌药物。选用抗菌药物的原则是对大多数社区获得性肺炎病原体都有效，建议尽量使用口服制剂。

患有慢阻肺的新冠病毒感染患者更容易合并细菌和真菌感染。若慢阻肺患者感染新冠病毒后出现急性加重的表现，具备慢阻肺急性加重抗菌治疗的临床指征：同时具备呼吸困难加重、痰量增加和脓性痰 3 个主要症状，具备脓性痰和另 1 个主要症状，需要有创或无创机械通气治疗，应在采集病原学标本后立即给予合适的抗菌药物治疗。

具有支气管扩张症的患者感染新冠病毒后若出现急性加重的表现，在抗病毒治疗的同时也可加用经验性抗菌药物治疗，既往无痰培养结果的患者可以选择具有抗铜绿假单胞菌活性的抗菌药物，既往有痰培养结果的患者则根据培养结果选择敏感的抗菌药。

5. 抗炎治疗

轻症感染患者不建议使用口服糖皮质激素。既往 Meta 分析结果显示，吸入糖皮质激素（ICS）治疗对普通病毒感染后咳嗽无肯定的疗效。近年来研究显示，ICS 用于新冠病毒感染患者可以减少重症发生率，改善总体临床症状严重程度，缩短恢复时间，但未对咳嗽症状进行单独的观察。病毒感染可以诱发嗜酸性粒细胞性支气管炎或气道高反应性，为嗜酸性粒细胞性支气管炎症或咳嗽变异性哮喘的亚急性阶段，此类患者 ICS 或 ICS/LABA（长效 β_2 受体激动剂）或白三烯受体拮抗剂治疗有效。因此，对于新冠病毒感染的亚急性咳嗽患者，有条件者可进行诱导痰细胞学检查、呼出气一氧化氮检查与支气管激发试验，如发现嗜酸性粒细胞炎症或气道高反应性，建议使用 ICS 或 ICS/LABA 治疗。

对于按普通感染后咳嗽治疗无效者，有哮喘或过敏病史或患者咳嗽伴有喘息，或体检闻及喘鸣音，有气道痉挛征象时，提示可能是嗜酸性粒细胞性支气管炎或咳嗽变异性哮喘的亚急性阶段，可以经验性使用 ICS/LABA 吸入或雾化治疗或白三烯受体拮抗剂或小剂量口服糖皮质激素等。

6. 非药物治疗

新冠病毒感染咳嗽的非药物干预措施包括服用蜂蜜、多饮温水和含服润喉制剂等。应避免吸烟，远离刺激性气味，保持空气湿度，卧位时头部垫高，从而缓解咳嗽。对于感染后咳嗽，研究发现服用蜂蜜显著减少了咳嗽频率与严重程度。奥密克戎感染表现为上呼吸道感染症状为主，使用蜂蜜可能改善其病毒感染引发的咳嗽症状，但仍需更多的循证医学证据。

物理治疗对咳嗽也有一定的缓解作用。当出现顽固性干咳，可尝试控制呼吸法：将一只手放置在胸前，另一只手放在腹部，缓慢地从鼻腔吸气然后从口呼出，尽可能让呼吸变得缓慢、放松而流畅。还可通过停止咳嗽练习来缓解咳嗽：一旦有咳嗽的冲动，就尝试闭合口腔，同时做吞咽的动作。屏住呼吸片刻后，再用鼻腔轻柔地呼气和吸气。

7. 基础疾病的治疗

新冠病毒感染后咳嗽，一部分与病毒感染、气道损伤及气道高反应性等有关，也有一部分与患者原有的基础疾病有关，如慢阻肺、哮喘、慢性鼻炎/鼻窦炎、间质性肺疾病等，还有一部分患者在本次感染前已经有慢性咳嗽史。因此，对于这样的患者，需要进一步明确本次病毒感染后咳嗽发生的原因，并进行相应处理，一般可以遵循以下原则。

（1）维持原有呼吸系统基础疾病的规范治疗。例如慢阻肺或哮喘合并新冠病毒感染患者维持使用原有疾病药物治疗的预后明显好于未使用药物维持治疗的患者，因此慢阻肺和哮喘等原有呼吸系统疾病仍建议按原治疗方案进行相应的治疗，包括 ICS/LABA、ICS/LABA/LAMA（长效抗胆碱能拮抗剂）的使用，在感染期间原则上不建议减少药物剂量，如果病情加重，则需要适当增加剂量或按急性加重（发作）期进行处理。

（2）原有慢性咳嗽者，在新冠病毒感染急性期建议按病毒感染引起的咳嗽进行处理，部分咳嗽者可能因感染后咳嗽等因素持续 3 周甚至 8 周以上，按感染后咳嗽进行治疗，有条件者可行慢性咳嗽病因相关检查，按慢性咳嗽的病因进行相应的处理。

（3）其他基础疾病的处理。部分新冠病毒感染者，可以导致原有的非呼吸系统的基础疾病加重，如心功能衰竭、血压升高、肝肾功能不全或脑血管疾病等，可以表现为咳嗽加重，一方面要及时进行镇咳或祛痰等治疗，另一方面要针对基础疾病进行处理，如心力衰竭患者在明确诊断后可能采取扩血管和利尿治疗，高血压患者应注意询问是否使用 ACEI 类药物，胃食管反流患者进行抑酸治疗，脑血管疾病患者注意误吸等。

8. 中医中药治疗

新冠病毒感染咳嗽临床常见，虽然目前尚未见到有关针对新冠病毒感染咳嗽的中医专项研究报道，但据其发病特点、病因病机及证候表现来看，仍属中医咳嗽范畴。认为其基本病机为疫毒外袭，导致肺失宣降，肺气上逆而作咳。新冠病毒感染后，以上呼吸道感染为主要表现者常见风寒袭肺证及风热犯肺证等；以下呼吸道感染，特别是合并细菌感染为主要表现者常见痰热郁肺证等；感染后迁延期（亚急性与慢性咳嗽期）干咳少痰，咳嗽敏感性增高可按风邪伏肺证、肺燥阴伤证等证候来治疗。以下内容参照《新型冠状病毒感染诊疗方案（试行第十版）》等文献，结合中医专家临床诊治经验，总结了新冠病毒感染咳嗽可能出现的常见证候类型及其临床表现，并将其治法方药介绍如下。

（1）风寒袭肺证：症见咳嗽声重，畏寒发热，咳痰稀薄色白，鼻塞，流清涕，头痛，舌苔薄白，脉浮或浮紧。治法：疏风散寒，宣肺止咳。方药举例：三拗汤（《太平惠民和剂局方》）合止嗽散（《医学心悟》）加减：麻黄，杏仁，紫菀，百部，桔梗，白前，荆芥，陈皮，生甘草。中成药举例：通宣理肺丸（颗粒、口服液）、杏苏止咳颗粒、三拗片、小青龙合剂（颗粒）等。

（2）风热犯肺证：症见咳嗽频剧，喉燥咽痛，咳痰不爽，痰黏或稠黄，鼻流黄涕，口渴，头痛，舌质红，舌苔薄黄，脉浮数或浮滑。治法：疏风清热，宣肺止咳。方药举例：桑菊饮（《温病条辨》）加减：桑叶，菊花，杏仁，连翘，薄荷，桔梗，芦根，生甘草。中成药举例：感冒止咳颗粒、桑菊感冒片、（蜜炼）川贝枇杷膏、蛇胆川贝枇杷膏、蛇胆川贝液等。

（3）痰热郁肺证：症见咳嗽，痰色黄稠而难咳出，甚或痰中带血，胸闷，口干，口苦，咽痛。舌苔黄腻或黄白相兼，脉滑数。治法：清热肃肺，豁痰止咳。方药举例：清金化痰汤（《医学统旨》）加减：桑白皮，黄芩，栀子，知母，橘红，桔梗，瓜蒌仁，麦门冬，浙贝母，生甘草，茯苓。中成药举例：清肺消炎丸、（复方）鲜竹沥口服液、羚羊清肺丸、橘红丸、清肺抑火丸等。

（4）风邪伏肺证：症见咳嗽阵作，咳伴咽痒，干咳或少痰，咳痰不畅，常因冷热空气、异味、说笑诱发，身无明显寒热，舌淡红，苔薄白，脉弦或滑。治法：疏风宣肺，止咳化痰。方药举例：止嗽散（《医学心悟》）加减：紫菀，百部，桔梗，白前，荆芥，陈皮，生甘草。中成药举例：橘红痰咳颗粒、枇杷止咳颗粒（胶囊）、强力枇杷露等。

（5）肺燥阴伤证：症见干咳，痰少黏白，或声音逐渐嘶哑，口干咽燥，起病缓慢，舌红，少苔，脉细数。治法：养阴清热，润肺止咳。方药举例：沙参麦冬汤（《温病条辨》）加减：沙参，麦门冬，玉竹，天花粉，生扁豆，桑叶，生甘草。中成药举例：养阴清肺丸（颗粒、口服液）、百合固金丸（颗粒、片）、川贝雪梨膏等。

（吴莹莹）

第三章

心脏疾病

第一节　心律失常

正常心律起源于窦房结，成人频率为 60～100 次/分。心律失常是指心脏激动的起源、频率、节律、传导速度和传导顺序等的异常。多数情况下，心律失常不是一种独立的疾病，而是众多心脏或非心脏疾病或生理情况下导致的心肌细胞电生理异常。少数情况下，以综合征的形式出现，如预激综合征、病态窦房结综合征、长 QT 综合征、短 QT 综合征等。

一、心律失常的病因

心律失常可见于各种器质性心脏病，其中以冠状动脉粥样硬化性心脏病、心肌病、心肌炎和风湿性心脏病多见，尤其在发生心力衰竭或急性心肌梗死时。发生在健康人或自主神经功能失调患者中的心律失常也不少见，也可见于非心源性疾病如慢性阻塞性肺病、急性胰腺炎、急性脑血管病、甲状腺功能亢进、甲状腺功能减退等，其他常见的病因有电解质紊乱、麻醉、低温、缺氧、胸腔或心脏手术、药物致心律失常、电击伤、中暑等。部分患者病因不明。

二、心律失常的诊断步骤

（一）病史和体格检查

病史通常能提供足够的信息帮助建立初步的诊断。询问病史应详细了解发作时患者的感受以及心率、心律，每次发作的起止与持续时间，发作的诱因、频率、治疗经过（用过何种药物，药物治疗效果）等。发作时的伴随症状，如有无低血压、昏厥或近乎昏厥、抽搐、心绞痛或心力衰竭等表现。同时需了解患者的既往史，是否有冠心病、高血压、心肌病等。体格检查有助于发现相关病因的体征、心律失常的某些特征及心律失常对血流动力状态的影响。

（二）辅助检查

心电图是诊断心律失常最重要的一项非侵入性检查技术，应记录 12 导联心电图、24 小时动态心电图或使用其他心电监测装置。其他的诊断和评估方法有心电向量图、心脏电生理检查、运动试验、心室晚电位、直立倾斜试验、心率变异性、QT 间期和 QT 离散度等。对于某些特殊患者，基因检测也是诊断的重要组成部分。

三、抗心律失常药物的分类

抗快速性心律失常药物目前广泛使用的是改良的 Vaughan Williams 分类。

1. 第一类抗心律失常药物

又称为膜抑制剂。有膜稳定作用，能阻滞钠通道。抑制 0 相去极化速率，并延缓复极过程。根据其作用特点分为三组：Ⅰa 组对 0 相去极化与复极过程抑制均强，有奎尼丁、普鲁卡因胺等；Ⅰb 组对 0 相去极化及复极的抑制作用均弱，包括利多卡因、苯妥英等；Ⅰc 组明显抑制 0 相去极化，对复极的抑制作用较弱，包括普罗帕酮、氟卡尼等。

2. 第二类抗心律失常药物

即 β 肾上腺素受体阻滞剂，其间接作用为 β 受体阻滞作用，而直接作用是细胞膜效应。具有与第一类药物相似的作用机制。这类药物有心得安、氨酰心安、美多心安、心得平、心得舒、心得静。

3. 第三类抗心律失常药物

是指延长动作电位间期的药物，可能是通过肾上腺素能效应而起作用，具有延长动作电位间期和有效不应期的作用。其药物有胺碘酮、溴苄铵、乙胺碘呋酮。

4. 第四类抗心律失常药物

是钙通道阻滞剂，主要通过阻滞钙离子内流而对慢反应心肌电活动超抑制作用。其药物有异搏定、硫氮卓酮、心可定等。

5. 第五类抗心律失常药物

即洋地黄类药物，其抗心律失常作用主要是通过兴奋迷走神经而起作用。其代表药物有西地兰、毒毛旋花子苷 K^+、地高辛等。

腺苷的作用比较复杂，在心脏主要通过心肌细胞腺苷 A_1 受体发挥作用，腺苷的直接效应是激活位于心房、窦房结和房室结细胞的外向钾离子流，引起细胞膜超极化，导致窦房结冲动发放速率降低以及一过性房室传导阻滞。腺苷还可通过抑制细胞内环腺苷酸的生成而间接发挥作用。这些离子通道在心室肌细胞无分布，因此腺苷对心室肌无作用。一种抗心律失常药物的作用可能不是单一的，如胺碘酮同时表现 Ⅰ、Ⅱ、Ⅲ、Ⅳ类的作用，还能阻滞 α、β 受体；普鲁卡因胺属 Ⅰa 类，但它的活性代谢产物 N_2 乙酰普鲁卡因胺（NAPA）具有 Ⅲ 类作用；奎尼丁同时兼具 Ⅰ、Ⅲ类的作用。

抗缓慢性心律失常药物主要可分为以下 3 类：β 肾上腺素能受体兴奋剂，包括异丙肾上腺素、沙丁胺醇（舒喘灵）、麻黄碱、肾上腺素等；M 胆碱受体阻滞剂，包括阿托品、普鲁苯辛、山莨菪碱（654-2）等；非特异性兴奋、传导促进剂，包括糖皮质激素、乳酸钠、氨茶碱、硝苯地平、甲状腺素等。

抗心律失常药物除其治疗作用外，也有产生不良反应的危险，这些不良反应可以分为促心律失常、其他心血管作用如心动过缓或心力衰竭及其他非心血管作用。抗心律失常治疗尤其是长期治疗会有一定的风险，有些可能很高，故在治疗过程中应考虑下列情况：确定治疗是否受益，确定治疗的终点，最大限度地减少风险或治疗的风险不能大于获益，确定治疗的需求，考虑其他的替代治疗。

抗心律失常药物目前仍然是心律失常的基本治疗，药物治疗的地位如下：①控制急性发作，如房颤复律，控制室率，终止室上性心动过速、室性心动过速等；②辅助电复律治疗，减少电复律后心律失常的复发；③未接受 ICD、消融治疗的替代治疗或已置入 ICD 或已接受消融治疗的补充治疗（消融后复发、ICD 后频发放电）；④不危及生命但构成症状的心律失常的治疗。

四、心律失常的治疗

对心律失常患者的治疗，首先要有正确的心电图诊断，进一步确定引起心律失常的可能病因。心律失常是否需要治疗取决于患者的症状、基础心脏疾病的严重程度、心律失常的严重程度、对血流动力学的影响及诱因等。治疗的目的是缓解或消除心律失常引起的症状，纠正心律失常引起的血流动力学障碍，阻止心律失常对心脏及人体的进一步损害，延长患者生命。治疗措施选择取决于对心律失常病因和机制的理解，对心律失常带来的风险和治疗风险得益比的评估。

心律失常治疗原则包括：①原发疾病和诱因的治疗；②发作时终止心律失常，维持正常或接近正常的血液循环状态，减轻或消除症状，预防复发和猝死；③治疗措施有药物治疗、非药物治疗，后者包括电学治疗（电复律、起搏器、消融）和外科手术治疗。

以下简要介绍常见和部分特殊类型心律失常的治疗。

（一）室上性心动过速

室上性心动过速（简称室上速）大多属阵发性，可见于无器质性心脏病及有器质性心脏病患者。室上速发生的主要电生理基础是折返，少数为自律性异常增高或触发活动异常引起，折返可以发生在心脏的任何部位，如窦房结、房室结、心房和旁路等。

1. 终止急性发作

对发作时无明显血流动力学障碍的患者，有些可通过刺激迷走神经如颈动脉窦按摩、咽喉刺激、冷水浸脸、屏气等终止心动过速。抗心律失常药物的选择取决于临床医生对该药的熟悉程度，可选用静脉抗心律失常药物，如普罗帕酮、维拉帕米、地尔硫草、艾司洛尔、美托洛尔、腺苷和胺碘酮等。若血流动力学不稳定，最有效的处理方法是直流电转复。

2. 预防复发

长期预防用药远不如终止发作简单，对正常心脏结构患者，若发作不频繁，发作时血流动力学影响较小者，可以不长期使用预防复发的药物；对发作频繁影响正常生活和工作、发作时产生明显血流动力学障碍、使原有心脏病症状加重或恶化者，首先考虑射频消融根治，不接受手术者才考虑药物治疗。

（二）心房颤动（房颤）

房颤是最常见的持续性心律失常，发生率随年龄增长而增加，人群流行病学资料表明大于 65 岁的发病率可达 6%，男性较女性稍高。房颤对临床的危害主要是增加血栓栓塞的危险，近 10 年来房颤的治疗取得了重大的发展。ACC/AHA/ESC 房颤治疗指南将房颤分为阵发性房颤（可自行转复窦性心律）、持续性房颤（持续时间常大于 7 天，干预后可转复窦性心律）、永久性房颤（不能转复窦性心律）。ESC 首次公布的房颤治疗指南在原 3P 框架上将房颤分为 5 类：首次诊断的房颤（第一次确诊房颤，与房颤持续时间及相关症状无关）、阵发性房颤（持续 <7 天）、持续性房颤（7 天~1 年）、长程持续性房颤（long standing persistent AF）（持续时间超过 1 年，拟采用节律控制治疗策略，即导管消融治疗）、永久性房颤。还有相关指南提出无症状房颤的概念，指房颤发生时不伴任何症状，仅偶尔在心电图检查或发生房颤相关并发症时才诊断的房颤。房颤患者治疗的目标是缓解症状、减少住院、减少心血管事件、提高生存率和生活质量，不再单纯追求严格控制心室率和恢复窦性心律。评价房颤患者临床症状的严重性推荐使用欧洲心律学会 EHRA 分级。根据患者个体风险/效益比来决定维持窦性心律或控制心室率。

1. 节律控制

节律控制包括两个内容：一是恢复窦性心律，二是减少房颤复发，维持窦性心律。维持窦性心律的优点是：缓解症状，提高生活质量，减少脑卒中的危险，减轻或消除心房结构和心电的重构。缺点是：可选择的药物有限，抗心律失常药物（AAD）不良反应大，维持窦性心律的比例较低，总体疗效不佳。

转复新发房颤（<48 小时）主要依据血流动力学是否稳定，不稳定者采用电复律立即纠正，稳定者可选胺碘酮、普罗帕酮、伊布利特等。持续时间大于 48 小时或发作时间不明确的房颤患者，都应在抗凝前提下进行复律和维持窦律或在复律前先接受超声心动图检查明确是否有血栓存在，一般药物可选胺碘酮、决奈达隆（dronedarone）、普罗帕酮、氟卡尼、伊布利特、索他洛尔、维纳卡兰（vernakalant）等。

由于胺碘酮在长期使用中常引起较严重的心外不良反应，这限制了它在房颤治疗中的长期应用。Meta 分析表明，胺碘酮治疗的 1～2 年，因药物不良反应导致的停药率高达 23%。决奈达隆是在胺碘酮分子结构上移去含碘部分，加入硫酰基构成的，其抗心律失常作用与胺碘酮相似；脂溶性低，口服后更快达到稳定的血药浓度，用药 5～7 天达到稳态血浆浓度，主要经大便排出，对甲状腺功能几乎没有影响，主要的不良反应是恶心、呕吐、腹泻等胃肠道反应和血肌酐水平的增高。决奈达隆通过 CYP3A4 代谢，影响 CYP3A4 代谢的药物均能影响决奈达隆的代谢，酮康唑、伊曲康唑、伏立康唑、克拉霉素、泰立霉素通常被禁忌与其合用。地尔硫䓬、维拉帕米具有中效 CYP3A4 抑制作用，如需合用，应从低剂量给药，与他汀类药如辛伐他汀、洛伐他汀、阿托伐他汀合用时应注意他汀类的肌肉毒性，与地高辛合用时能使地高辛浓度增加 2.5 倍，应对地高辛浓度进行监测。与胺碘酮相比，决奈达隆的促心律失常作用尤其是引起尖端扭转性室速的危险更小。目前的临床研究结果显示其长期治疗维持窦性心律的有效率为 35% 左右，而胺碘酮的有效率为 60% 以上。决奈达隆治疗房颤的临床研究主要包括 DAFNE（决奈达隆房颤电复律后治疗研究）、ADONIS 研究（美国—澳大利亚—非洲决奈达隆治疗房颤或房扑维持窦律研究）、EURIDIS（欧洲决奈达隆治疗房颤或房扑维持窦律研究）、ERATO（决奈达隆控制心室率的有效性和安全性研究）、ANDROMEDA（决奈达隆治疗中重度心力衰竭心律失常研究）、ATHENA（决奈达隆预防房颤患者住院或死亡研究）。DAFNE 研究开始于 2003 年，是第一个有关决奈达隆前瞻性、随机、双盲、安慰剂对照的临床试验，旨在评价房颤复律后使用不同剂量决奈达隆对房颤复发的影响，入选的持续性房颤患者 270 例，多数并发高血压、缺血性心肌病和心力衰竭等器质性心脏病，给予决奈达隆（400 mg，每天 2 次）或安慰剂 5～7 天的治疗，对不能转复为窦律的患者予电复律治疗，然后继续分别服用决奈达隆或安慰剂 6 个月，结果表明决奈达隆（400 mg，每天 2 次）和安慰剂组的第一次房颤复发的中位数时间分别是 60 天和 5.3 天，6 个月时窦性心律维持率分别是 35% 和 10%。与决奈达隆（400 mg，每天 2 次）相比，决奈达隆（600 mg，每天 2 次和 800 mg，每天 2 次）房颤复发率未能进一步降低，但不良反应和停药的发生率明显增加，800 mg 组 QTc 明显延长，但未有尖端扭转性室速的发生。ADONIS 和 EURIDIS 研究为随机、双盲、安慰剂对照的Ⅲ期临床研究，目的是评价房颤患者经电复律、药物或自行复律后用决奈达隆维持窦律的疗效，随访时间 10~12 个月，主要研究终点是首次房颤复发时间，次要终点为房颤复发时的心室率。ADONIS 研究表明决奈达隆组和安慰剂组首次房颤复发的平均时间分别是 158 天和 59 天，房颤复发率两组分别是 61.1% 和 72.8%，首次房颤复发时心室率两组分别是（104.6 ± 27.1）次/分和（116.6 ± 31.9）次/分，两组不良反应发生率相似。EURIDIS 研究表明决奈达隆组和安慰剂组首次房颤复发的平均时间分别是 96 天和 41 天，房颤复发率两组分别是 65% 和 75%，首次房颤复发时心室率两组分别是（102.3 ± 24.7）次/分和（117.5 ± 29.1）次/分，两组不良反应发生率相似，但这两项研究均排除了左心功能障碍的患者。ERATO 研究是对 ADONIS 和 EURIDIS 研究的补充，研究对象为使用 β 受体阻滞剂、钙离子拮抗剂、地高辛等传统药物心室率控制不佳的永久性房颤患者，在原药物治疗基础上加用决奈达隆 400 mg，每天 2 次，结果表明治疗 14 天时，决奈达隆组比安慰剂组 24 小时平均心室率减少 11.7 次/分，达到最大运动量时心室率减少 24.5 次/分，但运动耐量未出现减少。治疗 6 个月时，决奈达隆组仍显著减少 24 小时平均心室率和最大运动心室率，并且耐受性良好，未出现明显的器官毒性和促心律失常作用。AN-DROMEDA 研究评估了充血性心力衰竭和左心功能不全患者对决奈达隆的耐受性，因发现决奈达隆可显著增加患者的病死率而提前中止，原因可能是决奈达隆增加患者血清肌酐水平，另外可能与不恰当停止服用 ACEI 或 ARB 药物有关。ATHENA 研究是目前最大的评估抗心律失常药物安全性的临床试验，共入选 4 628 例阵发性或持续性房颤/房扑患者，主要终点是心血管疾病住院或任何原因导致的死亡，平均随访 21 个月。与安慰剂组相比，决奈达隆组显著降低心血管疾病住院率（39.4% ∶ 31.9%），减少心血管病病死率（3.9% ∶ 2.7%）。决奈达隆已于 2009 年 7 月通过美国 FDA 认证，用于阵发性或持续性房颤/房扑的治疗，批准用于心功能Ⅰ、Ⅱ级的心力衰竭患者，对 NYHA 心功能Ⅲ、Ⅳ级的心力衰竭和 4 周内有失代偿心力衰竭发作的患者禁用决奈达隆。但 DIONYSOS 研究及一些 Meta 分析表明：决奈达隆尽管不良反应较小，但临床疗效不如胺碘酮，而且对心功能不全的患者要慎用，故决奈达隆可能尚无法完全取代胺碘酮。

维纳卡兰（vernakalant）是心房选择性多通道阻滞剂，属Ⅲ类抗心律失常药，有静脉和口服两种剂型，经肝细胞 P450 2D6 同工酶代谢，随尿液排出体外，半衰期约 2 小时。对心率、血压影响不大，临床研究显示对于新近发作的房颤经静脉急性中止、转复成功率较高，安全性较好。静脉用药方法：3 mg/kg，10 分钟静脉推注，如果未转复窦性心律，15 分钟后再给予 2 mg/kg，10 分钟静脉推注。根据 AVRO STUDY 试验，90 分钟内胺碘酮转复率 5.2%（6/116 例），vernakalant 转复率 51.7%（60/116 例），且无尖端扭转性室性心动过速、心室颤动或多形性室性心动过速、持续性室性心动过速发生。口服疗效和安全性的评价还在进行。美国 FDA 和欧洲人用药品委员会（CHMP）已批准其静脉注射剂用于房颤的治疗，目前推荐用于房颤发作时间 ≤7 天的非手术患者和心脏手术后发生房颤时间 ≤3 天的患者。主要不良反应为恶心、打喷嚏和味觉障碍。

2. 心室率控制

心房颤动节律控制随访研究（AFFIRM）共入选 4 060 例年龄大于 65 岁的房颤患者，平均随访 3.5 年，结果显示与应用抗心律失常药物进行节律控制相比，一级终点事件死亡率两组间无统计学差异（$P=0.06$），但心室率控制组可以轻微降低死亡率，而节律控制组死亡率有增加趋势，卒中的发生率两者没有区别，节律控制组 7.3%，心室率控制组 5.7%。Meta 分析（包括 AFFIRM、HOT、CAFe、STAF、PIAF 和 RACE 对比心室率控制和节律控制策略的研究）结果显示，心室率控制组和节律控制组两组全因性病死率分别是 13.0% 和 14.6%（$P=0.09$），两组间差异无统计学意义，但心室率控制组可能更好。另一项国际多中心观察性研究 Record-AF 注册研究再次验证了房颤节律和心室率控制疗效相当。5 604 例房颤患者入选，入选标准为年龄≥18 岁、房颤病史 <1 年、适合药物治疗，除外手术后房颤和由可逆性病因所诱发的房颤患者，随访 1 年。主要复合终点为治疗成功率和主要不良心脏事件［心血管死亡、心肌梗死、卒中、因短暂性脑缺血（TIA）发作住院治疗等］发生率。治疗成功指满意维持窦性心律或控制心率，未发生主要不良心脏事件且无须更改治疗方案。结果显示节律控制组治疗成功的比值（OR）为 1.67，临床因素（冠心病、心力衰竭、年龄 > 75 岁，卒中或 TIA 病史）是治疗失败的预测因素；主要不良心脏事件发生率与临床因素相关，而与治疗策略无关；房颤患者节律控制或心室率控制主要不良事件发生率相似（17% vs18%）。故最新的观点认为窦性心律强化控制并不能改善病死率；而心室率的良好控制或许有益。控制心室率的优点是：①控制心室率能显著减轻症状，部分患者可消除症状；②与心律转复相比，控制心室率较易达到；③很少或不会有室性心律失常作用。缺点是：①心室率不规则，部分患者仍有症状；②快速心室率被控制后血流动力学状态虽会得到改善，但不规则心室率与规则（窦性）心室率相比，后者的血流动力学状态更好些；③少数患者为维持适当心室率所需用的药物可能引起很慢的心室率，需要置入永久性起搏器；④房颤持续存在有脑卒中高危因素的患者需华法林抗凝治疗。心室率控制的目标是静息时 60 ~ 80 次/分，中等程度活动时 90 ~ 115 次/分。另一项宽松控制心室率与严格控制心室率的前瞻性、多中心、随机开放试验 RACEⅡ研究表明：宽松控制心室率与严格控制心室率疗效相当，且未增加死亡及严重并发症的风险。宽松控制心室率，即静息时心室率控制在 110 次/分以下，严格控制心室率，即静息时心室率控制在 80 次/分以下，中等运动时心室率控制在 110 次/分以下。对永久性房颤患者如无症状或症状能耐受，把心室率控制在 110 次/分以下即可；但如有症状或心脏扩大，则严格控制心室率。严格控制心室率者应采用动态心电图评估它的安全性，以避免产生严重窦性心动过缓。β 受体阻滞剂、非二氢吡啶类药物（地尔硫䓬、维拉帕米）和地高辛仍然是控制心室率的首选药物，地高辛是心力衰竭伴房颤的首选药物。对慢性阻塞性肺部疾病者多选用地尔硫䓬或维拉帕米。

3. 药物预防血栓栓塞

房颤是卒中和血栓形成的主要原因，但房颤患者卒中的风险并不一致，因此对房颤患者应进行卒中风险的评估，以进一步采用相应的抗血栓治疗。AHA/ACC/ESC 房颤治疗指南血栓栓塞危险采用 CHADS2 评分，评分项目是：心力衰竭 1 分，高血压 1 分，年龄≥75 岁 1 分，糖尿病 1 分，卒中或 TIA 2 分，积分≥2 分为中高危患者。低危因素是女性、年龄 65 ~ 74 岁、冠心病；中等危因素是年龄≥75 岁、心力衰竭 LVEF≤35%、高血压、糖尿病；高危因素是既往卒中、TIA、血栓栓塞史、二尖瓣狭窄、人工心脏瓣膜。

对非瓣膜性房颤患者，卒中和血栓栓塞形成的危险因素分为主要危险因素和临床相关的非主要危险因素。主要危险因素是既往卒中、TIA、血栓栓塞史，临床相关非主要危险因素是心力衰竭或中重度左心室收缩功能减退 LVEF≤40%、高血压、糖尿病、年龄 65~74 岁、女性、血管疾病。

由于房颤患者发生血栓栓塞的风险明显增高，故抗栓治疗是房颤治疗的重要环节，只要没有抗凝治疗禁忌证，都应接受抗凝治疗。现阶段抗凝治疗主要是抗凝剂华法林和抗血小板药阿司匹林、氯吡格雷等。对使用华法林者，将 INR 控制在 2~3。由于应用华法林较阿司匹林使严重脑出血事件增加 1.7 倍左右，为保证华法林用药的安全性和有效性，需定期监测 INR 来调整华法林的剂量。高龄是房颤的高危因素，老年患者又是房颤的主要人群，作为高出血风险的老年人尤其是大于 75 岁者，是否可以采用更低的 INR 治疗窗？日本一项比较实际临床情况下老年房颤患者采用低强度华法林的研究表明，INR 1.5~2.5 对老年房颤患者安全有效。目前发表的研究支持有中到高危卒中风险的房颤患者口服华法林抗凝治疗，但不适合有极高出血风险的患者。

电复律或药物复律均可导致栓塞，提前抗凝治疗有可能减少栓塞的风险，目前的建议是对房颤持续时间不明或持续时间大于 48 小时的患者，在复律前 3 周及复律后 4 周使用华法林，推荐 INR 达到 2.0~3.0 后复律，对高危患者复律后应长期进行抗凝治疗。另一种方法是复律前行食管超声心动图检查，若未发现左心房血栓，静脉应用肝素后可进行复律。对房颤持续时间小于 48 小时者，复律前给予肝素治疗，若无危险因素，复律后不需长期进行口服抗凝治疗。

由于华法林治疗窗口窄，需定期测定 INR，出血发生率高，患者依从性差，研究者一直致力于开发新的抗凝药以期能取代华法林，目前 2 种新药达比加群和利伐沙班有较大应用前景。

达比加群是凝血酶的直接抑制物，临床应用时无须常规检测。由 44 个国家超过 900 家单位参加，共入选 18 113 例房颤并发 1 个脑卒中危险因素患者进行了为期两年的非劣效性随机临床研究（RELY），患者平均年龄 71 岁，男性占 63.6%，将患者随机分为 3 组，分别接受控制良好的华法林治疗（INR 2.0~3.0）、达比加群 110 mg，每日 2 次、达比加群 150 mg，每日 2 次治疗，华法林是开放标签，两个剂量的达比加群按照双盲设计，完成随访的患者比率达 99.9%，仅 20 例失访。结果表明，达比加群每次 110 mg，每日 2 次，与对照组华法林的预防卒中和全身性栓塞效果相当，而大出血发生率减少 20%（$P = 0.003$）；达比加群每次 150 mg，每日 2 次，能显著降低房颤患者脑卒中和栓塞性疾病发生的风险达 34%（$P < 0.001$），预防效果优于华法林，而其大出血发生率与华法林相当。达比加群成为继阿司匹林、氯吡格雷、华法林等之后治疗房颤的最有前景的抗栓新药，2010 年 10 月美国 FDA 批准达比加群用于房颤卒中的预防。

利伐沙班是口服 Xa 因子抑制剂，对血小板聚集及 II 因子没有直接作用，无须作常规临床抗凝监测。2009 年 6 月在中国与全球同步上市，商品名为拜瑞妥。利伐沙班房颤卒中预防的 III 期临床研究（ROCKET AF）结果在 2010 年 11 月 AHA 年会上公布。该研究共纳入来自 45 个国家 110 个中心的 14 264 例非瓣膜性心脏病导致的房颤患者，随机分为利伐沙班组（20 mg，口服）和华法林组（INR 2.0~3.0），结果表明利伐沙班疗效显著优于华法林，使卒中和非中枢神经系统栓塞事件的发生率下降 21%，出血事件和不良反应发生率和华法林相当，利伐沙班较华法林显著降低颅内出血和致死性出血的发生率。这一研究结论提示利伐沙班可替代华法林用于具有中重度卒中风险的房颤患者。

房颤患者在开始抗凝治疗前应进行出血风险评估，对出血风险高者无论给予阿司匹林或华法林治疗均应谨慎。2010 年 ESC 新指南除对卒中危险性进行评估外，也对出血的风险进行了考虑，为评估出血风险，推荐使用 HAS-BLED 出血风险评分，HAS-BLED 评分≥3 者为出血高风险，抗凝治疗需谨慎，需低剂量和勤随访。

4. 射频消融治疗

目前房颤消融病例逐年增多，对已接受合理药物治疗后仍有明显症状的患者，可考虑导管消融治疗。但对具体患者而言，在消融之前需考虑：患者的状态，房颤类型，病史，心房大小，并发心血管疾病的严重程度，左心房是否存在血栓，能否接受抗心律失常药物及患者的个人意愿等，同时需考虑消融个体的实际获益和可能的并发症。ThermCool AF 研究表明在随访的 5 年中，63% 接受射频消融治疗的患者和 17% 接受抗心律失常药物治疗的患者未复发房性心律失常，射频消融显著降低房颤复发。Cappato 的第二次房颤导管消融全球调查（调查包括北美、欧洲、亚洲和澳大利亚 16 309 例房颤患者）结果是阵发性房颤成功率为83.2%，持续性房颤成功率为 75.0%，永久性房颤成功率为 72.3%，总的并发症为 4.54%。证实导管消融安全有效，能提高窦性心律的维持率。导管消融目前存在的问题是远期预后不一致。

目前房颤消融治疗主要适应证如下。

（1）房扑通常推荐消融治疗，若在消融前记录到房颤或在消融时发生房颤，则房颤也列入消融范围，为Ⅰ类适应证、B 级证据水平。

（2）阵发性房颤有症状，既往抗心律失常药物治疗无效，应考虑消融治疗，为Ⅱa 类适应证、A 级证据水平。

（3）有症状的持续性房颤，药物治疗无效，应选择消融治疗，为Ⅱa 类适应证、B 级证据水平。

（4）持续性房颤有症状，药物治疗无效，但持续时间已久，消融治疗为Ⅱb 类适应证、C 级证据水平。

（5）心力衰竭的房颤患者，已接受包括胺碘酮在内的药物治疗，但不能缓解症状，消融治疗为Ⅱb 类适应证、B 级证据水平。

（6）无器质性心脏病、有症状的阵发性房颤，在没有应用抗心律失常药物治疗之前就接受导管消融，仅作Ⅱb 类适应证、B 级证据水平。

当前射频消融治疗房颤的主流术式是环肺静脉大环电隔离术（circumferential radio frequency ablation of pulmonary veln isolation），又称为解剖指导下的左心房线性消融或左心房基质改良术，由仿迷宫术发展而来。在 CARTO 或者 ENSITE 3000 标测系统指导下重建肺静脉和心房的模拟三维图像，然后行环形线性消融；辅助心房关键部位（如三尖瓣峡部、左房顶部、冠状静脉窦口等）的线性消融、咖啡电位消融以及心房迷走神经节点消融。环肺静脉电隔离术是利用射频电流，消融肺静脉与心房之间存在的电连接突破点（break through），形成肺静脉与心房之间的完全电隔离，即肺静脉内的自发性电活动不能传导至心房。消融终点是肺静脉电位（PVP）完全消失，处于电静止状态或者肺静脉内虽有电活动，但其节律和频率与心房的电活动无关。现有的临床资料显示：该术式对阵发性房颤的效果较好，单次消融的成功率在 50% ~70%，对复发患者行 2~3 次消融后根治率为 70% ~80%。存在的问题是：①肺静脉在解剖上变异较大，消融导管始终位于肺静脉开口处有一定难度；②避免因手术造成连续、透壁的损伤仍有难度；③术后复发率较高，大于30%。因心房结构复杂，对术者的操作技术要求较高，许多部位导管仍难以到达，最终难以形成连续的消融径线。为此，近期发展了一些新技术以提高房颤的消融成功率，包括房颤的冷冻消融（利用冷冻球囊充盈液氮完成肺静脉口隔离）、超声球囊消融术（利用超声波在肺静脉口形成永久性损伤）、心脏电机械标测系统（NOGA）指导下的机械手消融（利用 NOGA 系统、依靠计算机从体外引导特殊导管、在左房内完成线性消融）等方法，尽管这些方法还不成熟，但展示了临床应用的广阔前景。

5. 其他

ACEI、ARB、他汀类药物、醛固酮拮抗剂、多不饱和脂肪酸等在维持窦性心律、控制房颤复发中可能具有作用，故对一些特定的人群，如高血压、冠心病、心力衰竭患者，这些药物可能可以作为房颤的一级预防以及维持窦性心律、防止复发的用药。

（三）室性期前收缩

室性期前收缩，简称室性早搏，可见于器质性心脏病患者和健康人，其预后意义因不同的心脏情况有很大差异，应对患者进行危险分层。近年的临床观察研究发现一小部分频发室性早搏的患者可诱发心肌病，但频发室性早搏引起心肌病的确切机制尚不清楚，推测的原因是长期频发室早可能导致心肌能量储备耗竭，心内膜下至心外膜下血流比异常，从而使冠状动脉血流引起心肌缺血，细胞外基质重构，β 肾上腺素反应性降低，自由基氧化应激损伤，最终引起心功能不全。24 小时室性早搏数占总心搏数比例达多少时可引起心肌病的临界值尚需进一步研究，单次 24 小时心电图检查不能真实反映心律失常负荷。有学者认为 24 小时室性早搏总数超过 5 000 次有引起心肌病的可能；另有研究者认为当 24 小时室性早搏总数/总心搏比例超过 20% 时才会诱发心肌病；但也有研究者发现 24 小时室性早搏总数/总心搏为 4% 时（其中 42% 为二联律，无连续 5 个以上室早）也可诱发心肌病。故应根据危险分层，制定个体化的治疗方案以改善室性早搏患者的生存状况和生活质量。

（1）经详细检查确诊不伴有器质性心脏病的室性早搏，即使 24 小时动态心电图监测属于频发或少数多形、成对、成串的，其预后一般也良好，不一定给予常规抗心律失常药物治疗。首先应去除患者的诱因，对精神紧张和焦虑者可给予镇静剂或小剂量 β 受体阻滞剂，以缓解患者的症状。对一些心理压力大、症状严重、影响正常生活者，可考虑使用抗心律失常药（如美西律、普罗帕酮、胺碘酮等）。

（2）经详细检查确诊伴有器质性心脏病的室性早搏，特别是复杂（多形、成对、成串）同时伴有心功能不全者，一般预后较差。根据病史、室性早搏的复杂程度、左心室射血分数，并参考信号平均心电图和心律变异性分析进行危险分层。越是高危的患者越要加强治疗。在治疗原发疾病、控制诱因的基础上，可选用 β 受体阻滞剂及合适的抗心律失常药。我国学者证实，对非心肌梗死的器质性心脏病患者，普罗帕酮、美西律和莫雷西嗪是有效且比较安全的。对心肌梗死后的患者，β 受体阻滞剂是目前唯一既可以抑制室性期前收缩，又可以降低死亡率的药物。胺碘酮对治疗伴有冠心病的室性期前收缩虽然比较安全，但欧洲心肌梗死胺碘酮研究（EMIAT）和加拿大胺碘酮心肌梗死心律失常研究（CAMIAT）都未能证实胺碘酮可以降低总死亡率。

（3）对怀疑频发室性早搏导致心功能减退、引起心肌病的患者，可考虑射频消融进行根治（成功率高达80%），2009 年欧洲和美国心律失常学会已把室性早搏诱发的心肌病列为射频消融的适应证。医生也可以在射频手术前给予 β 受体阻滞剂或抗心律失常药，如果患者室性早搏明显减少，心肌功能有明显改善，可选择继续使用药物。多数情况下，射频消融术前医无无法确定频发室性早搏是否是心力衰竭的直接原因，故消融术后应定期随访，进一步确定室性早搏和心力衰竭的关系。虽然射频消融可以改善和恢复这一人群的心功能，但能否降低其死亡率是一个有待研究的临床问题。

（四）室性心动过速（VT）

指异位激动起源于希氏束分叉以下的一组快速性心律失常，频率 100~250 次/分，自发的至少连续 3 个，心电程序刺激至少连续 6 个室性搏动，简称室速。持续性室速指发作持续时间大于 30 秒或未达 30 秒但已发生血流动力学障碍。非持续性室速指发作持续时间小于 30 秒。室性心动过速发作时症状可以轻微，也可以表现为严重的血流动力学障碍（晕厥、心脏停搏）。根据 QRS 波形特征将室性心动过速分为单形性和多形性；根据起源部位分右室流出道室速、左室流出道室速、分支性室速；根据对药物的敏感性分维拉帕米敏感性室速和腺苷敏感性室速；基础心脏病分为致心律失常性右室心肌病室速、缺血性室速等。在临床实践中，常把两类结合起来分为单形性持续性和非持续性室速，多形性持续性和非持续性室速。室速的分类很多，各有优缺点，这从一个侧面反映了室性心动过速的复杂性。在室速中，器质性心脏病占 85%~90%，其中常见的是心肌梗死及心肌病。特发性室速是指排除了存在明显器质性心脏病的患者所发生的室速。治疗应根据患者的心脏疾病背景、室速的类型及发作时血流动力学状态选择治疗方案。

1. 急性发作时的治疗

（1）对血流动力学不稳定的 VT 患者，应采用电复律迅速终止发作，开始选 150~200 J，有时情况紧急可直接选 300~360 J。对表现为反复或持续性 VT 的患者，静脉使用胺碘酮较其他抗心律失常药通常更有效。对伴发电风暴的患者 β 受体阻滞剂有效，必要时可静脉应用。当 VT 患者存在心肌缺血、电解质紊乱、低血压、缺氧、致心律失常药物等病因或诱因时，应尽早纠正。

（2）对血流动力学稳定的 VT 患者，可先静脉应用利多卡因、普鲁卡因胺、胺碘酮等终止发作，无效时可用电复律。

2. 长期治疗

长期治疗的目的是在原发疾病治疗基础上应用抗心律失常的药物或非药物治疗的方法，达到根治或减少室速发作。

（1）药物治疗：心肌梗死后抗心律失常药物预防室速发生应首选 β 受体阻滞剂，如 LVEF 明显降低 <35% 者应选用胺碘酮，如胺碘酮不耐受，可考虑选用索他洛尔等其他抗心律失常药物。无器质性心脏病基础的特发性室速通常预后良好，猝死在这些患者中罕见。β 受体阻滞剂或钙通道阻滞剂［和（或）Ic 类药物］用于右室起源的特发性室速常有效。

（2）置入式自动复律除颤器（ICD）治疗：1980 年第一台 ICD 试用于临床，1985 年获得美国 FDA 批准在临床正式应用。ICD 应用可能的适应证及禁忌证如下。

1）Ⅰ类：①室颤或血流动力学不稳定的持续室速引起的心搏骤停存活者，经过仔细评估明确原因且完全排除可逆因素后；②并发自发持续室速的器质性心脏病患者，无论血流动力学是否稳定；③不明原因的晕厥患者，伴随电生理检查诱发的临床相关血流动力学不稳定持续室速或室颤；④心肌梗死所致 LVEF <35%，且心肌梗死 40 天以上，NYHA Ⅱ 或 Ⅲ 级；

⑤NYHA Ⅱ 或 Ⅲ 级，LVEF≤35% 的非缺血性心肌病；⑥心肌梗死所致 LVEF < 30%，且心肌梗死 40 天以上，NYHA Ⅰ 级；⑦心肌梗死所致非持续室速，LVEF < 40% 且电生理检查诱发出室颤或持续室速。

2）Ⅱa 类：①原因不明的晕厥，伴显著的左心室功能障碍的非缺血性心肌病；②心室功能正常或接近正常的持续室速；③肥厚性心肌病，有一项以上心脏性猝死主要危险因素；④致心律失常性右心室发育不良心肌病，有一项以上心脏性猝死主要危险因素；⑤使用 β 受体阻滞剂期间有晕厥和（或）室速的长 QT 综合征；⑥在院外等待心脏移植；⑦有晕厥史的 Brugada 综合征；⑧没有引起心搏骤停，但有明确室速记录的 Brugada 综合征；⑨服用 β 受体阻滞剂期间有晕厥和（或）记录到持续室速的儿茶酚胺敏感的多形性室速；⑩心脏肉瘤病、巨细胞心肌炎或 Chagas 疾病。

3）Ⅱb 类：①LVEF≤35% 且 NYHA Ⅰ 级的非缺血性心肌病；②有心脏性猝死危险因素的长 QT 综合征患者；③并发严重器质性心脏病的晕厥患者，全面的有创和无创检查不能明确病因的情况下；④有猝死史的家族性心肌病患者；⑤左心室心肌致密化不全患者。

4）Ⅲ 类：①满足以上 Ⅰ、Ⅱa 和 Ⅱb 类指征，但患者不能以较好的功能状态生存 1 年以上；②连续不断或发作频繁的室速或室颤患者；③存在明显的精神疾病，且可能由于 ICD 植入而加重或不能进行系统随访；④NYHA Ⅳ 级，不适合心脏移植或心脏再同步化（CRT）治疗的顽固性心力衰竭；⑤不合并器质性心脏病的不明原因晕厥患者，且无诱发的室性心律失常；⑥手术或导管消融（如预激综合征并发快房颤所致的室颤、特发性室速或无器质性心脏病的分支相关性室速）可治愈的室颤或室速患者；⑦无器质性心脏病患者，由完全可逆因素（如电解质紊乱、药物或创伤）引起的室性快速性心律失常。

ICD 局限性主要有以下 5 个方面：①清醒时电击，患者极度痛苦，轻者产生恐惧，重者精神失常；②价格贵，蓄电量和电击次数有限，不适合儿童和心律失常频繁发作者；③由室上性心律失常、误感知 T 波和肌电干扰等触发不适当电击；④发生导线断裂、移位、穿孔和感染等并发症；⑤因机械故障、不适当电击诱发室颤，电风暴时电击程序结束等因素，约 5% 的患者 ICD 未能防治心脏性猝死。

在我国的临床实践中，虽可根据 ACC/AHA/HRS 指南选择 ICD 治疗，但也不是唯一的选择，可结合患者的临床和经济情况，权衡药物、消融、外科手术和 ICD 治疗的风险和受益，选择一种最适合患者的治疗方案。

（3）外科手术：室速的外科治疗主要是经手术切除室壁瘤或室速起源病灶组织或切断折返环以消除室速。应用最广泛的是室速起源部位的心内膜做 1~2 cm 深的切口以切断折返环，手术后通常需应用抗心律失常药物。限制手术治疗广泛应用的主要问题是手术死亡率可高达 14%，因此，只作为二线治疗手段。此外，有报道对肥厚型心肌病的肥厚室间隔切除可能有效。

（4）导管消融治疗：主要用于室速反复发作、药物难以控制、无明显器质性心脏病的特发性室速患者。最适合消融治疗的室速类型是：起源于右室流出道的室速；起源于左室近室间隔部位的室速。这两种室速的成功率可达 90% 以上。对冠心病特别是陈旧性心肌梗死所致的室速患者，一般认为适用于药物不能控制频繁发作和已置入 ICD，但室速反复发作致 ICD 频繁放电。对这类患者即使有经验的治疗中心报道的成功率也只有 60% ~70%。

总之，在确定治疗方案前，应首先明确室速的类型，其次应考虑有无基础心脏疾病、心功能状态、发作时临床症状的严重程度及是否存在可逆性病因。对临床预后意义不明确者，可进行电生理检查，如能诱发出持续性室速或室颤者，是 ICD 治疗的适应证。

（五）尖端扭转型室性心动过速

是一种特殊类型的多形性室速，于 1966 年由法国学者 Dessertenne 提出，典型的心电图特征是 QRS 波群的波幅和波形围绕等电线位扭转。可由多种原因导致，有较高的潜在致命性。多见于 QT 延长者，可以是先天性，也可以是后天获得性，少数尖端扭转性室速患者 QT 间期正常。多数学者认为不伴 QT 间期延长者应称为多形性室速。

QTc 异常延长目前尚无统一的国人标准，目前采用 ACC/AHA 推荐的 QTc 异常延长的标准，即不论男性或女性，QTc > 500 ms 都属于明显异常。

先天性长 QT 综合征（LQTS）是控制离子通道的基因异常所致，其缺陷的离子通道主要为钠通道、钾通道和钙通道，常染色体显性遗传是最常见的遗传形式，称为 Romano - Ward 综合征（RWS），后代患病的概率为 50%。

获得性长 QT 综合征可由低钾、低镁，各种原因引起的严重的心动过缓、心肌缺血、心力衰竭、脑血管意外、脑炎、蛛网膜下隙出血、创伤性脑损伤、低体温等引起，也可由药物引起，以 I a、I c 类抗心律失常药物，抗组胺药阿司咪唑，三环抗抑郁药，胃肠动力学药西沙比利，抗真菌药酮康唑和氟康唑等多见，部分患者找不到原因。

治疗方法如下。

1. 先天性长 QT 综合征

避免使用延长 QT 间期的药物，包括非心血管药物，避免基因特异性情景和环境刺激。不论是否有症状或猝死家族史，均应使用 β 受体阻滞剂，尽可能达到患者最大耐受剂量，LQT1 对 β 受体阻滞剂反应性最好，依从性是有效治疗的关键。对于口服 β 受体阻滞剂后心动过缓诱发尖端扭转型室速或者因为心动过缓不能耐受治疗的患者，建议植入心脏起搏器。对发生过心脏骤停的幸存者建议安装 ICD。对已使用足量 β 受体阻滞剂仍有晕厥发作者或已植入 ICD 但仍有反复发作晕厥或心搏骤停且 β 受体阻滞剂无效或不能耐受时，可考虑左侧第 4~5 交感神经节切除术。

2. 发作期紧急治疗措施

寻找并处理 QT 延长的原因：如纠正低血钾、低血镁，停用一切可能引起或加重 QT 延长的药物，并进行连续的 QTc 间期监测。对血流动力学稳定者可采用药物终止心动过速，如硫酸镁 1~2 g 加入 5% 葡萄糖注射液稀释至 10 mL，5~20 分钟注入，如发作仍持续，必要时可再重复一次，然后硫酸镁持续静脉滴注（2 g 硫酸镁加入 100~250 mL 液体中，以 2~20 mg/min 速度静滴），也可试用利多卡因或苯妥英钠稀释后静注；对血流动力学不稳定者，应电复律转复，对频率较快、QRS 形态严重畸形的尖端扭转性室速患者，同步电复律常难以奏效，可采用室颤的复律方法。对心动过缓和明显长间隙依赖者可通过心脏起搏、异丙肾上腺素、阿托品等提高心率以缩短 QT 间期，预防心律失常进一步加重。

（六）缓慢性心律失常

缓慢性心律失常是临床常见的心律失常，大致分为窦房结功能失调和房室传导阻滞两大类。窦房结功能失调包括窦性心动过缓、窦性停搏、窦房传导阻滞、心动过缓—心动过速综合征。房室传导阻滞包括一度、二度、三度房室传导阻滞。缓慢性心律失常可见于各种器质性心脏病，也可由传导系统的退行性变、迷走神经兴奋、药物作用、心脏外科手术损伤、射频手术并发症、甲状腺功能减退、电解质紊乱、尿毒症等原因引起。

1. 病因治疗

首先应尽可能明确病因，如急性心肌梗死引起者应尽早进行冠状动脉血运重建；外科手术或射频损伤所致，可试用激素以减轻充血和水肿。

2. 药物治疗

无症状者暂时无须治疗，注意随访。出现心动过缓症状者可以试用阿托品、麻黄碱或异丙肾上腺素暂时提高心率，避免使用任何可能加重传导阻滞和减慢心率的药物，如地高辛、β受体阻滞剂、维拉帕米等。临床上一度或二度Ⅰ型房室传导阻滞一般不需起搏器治疗。

3. 植入永久心脏起搏器

药物治疗可作为临时的应急治疗措施，起搏治疗是有症状患者的主要治疗措施。对永久起搏治疗的关键点是看患者是否有症状，对无症状的患者是否进行永久起搏治疗的原则是清醒状态下有超过3秒的长间隙或低于40次/分的室性逸搏心律。对伴有二度Ⅱ型房室传导阻滞的患者，推荐行电生理检查确定传导阻滞是否位于窦房结下，如位于窦房结下考虑起搏器治疗，但大多数二度Ⅱ型房室传导阻滞尤其是QRS波增宽者，多为窦房结下阻滞，起搏器治疗是必需的。

4. 生物起搏

人工心脏起搏器应用于临床已有半个多世纪，挽救了无数患者的生命，但也存在诸多缺陷，因此寻求更加符合人体需求的生物起搏器是当前研究的热点之一，但尚处于动物实验阶段。心脏生物起搏指用细胞分子生物学及相关技术对受损自律性节律点或特殊传导系统细胞进行修复或替代，从而恢复心脏起搏和传导功能。目前研究较多的是干细胞移植生物起搏，主要采用胚胎干细胞和成人间叶干细胞移植。干细胞移植应用于临床的过程中，有许多问题需要解决：干细胞移植的促心律失常不良反应；伦理问题；如何精确地控制干细胞分化为起搏细胞；移植细胞的寿命和存活数量如何；移植细胞发挥起搏作用长期稳定性如何；移植后是否发生免疫反应；是否会导致肿瘤如畸胎瘤；若为异体细胞移植则存在排异反应；成熟的心脏起搏细胞对移植部位的适应性差等。虽然干细胞移植起搏心脏存在很多问题未解决，但前景令人神往，一旦生物起搏器有突破性进展，能成功应用于临床，将造福于需要心脏起搏治疗的广大患者。

（李　晶）

第二节　心源性猝死

心源性猝死（SCD）是指由于心脏原因引起的以意识突然丧失为前驱表现的生物学死亡。其特点为死亡发生的时间和形式具有不可预测性，从出现意识丧失到死亡，往往在1小时以内。意识丧失的机制为心搏骤停导致突然失去有效的血流灌注。不管是看起来健康的人，还是已知有心脏疾病的人，都有可能突然发生心源性猝死，还可以是任何系统疾病终末期共同的最终致死原因。

一、心源性猝死的生物学模式和临床分期

目前认为，心源性猝死的主要发病基础为心脏结构的异常。心脏结构异常导致心脏功能学改变，使心肌的稳定性降低，引发各种致死性心律失常，构成了心源性猝死的生物学模式。在该模式中，短期或者长期的结构异常并发功能上的改变容易使室性期前收缩进展为室速或者室颤。心源性猝死临床过程可分为4个时期：前驱期、发病期、心搏骤停期和生物学死亡期。

（1）前驱期：多数人在数个月或数日内出现胸痛、气促、疲乏、心悸等非特异性症状。

（2）发病期：指心血管状态发生急剧变化到心搏骤停发生前约1小时不等，典型的表现包括严重胸痛，呼吸困难，突发心悸或眩晕等。

（3）心搏骤停：表现为意识突然丧失，伴有局部或全身性抽搐。心搏骤停刚发生时脑中尚存少量含氧的血液，可短暂刺激呼吸中枢，出现呼吸断续，呈叹息样或短促痉挛性呼吸，随后呼吸停止。此时可见皮肤苍白或发绀，瞳孔散大，由于尿道和肛门括约肌松弛，可出现二便失禁。

（4）生物学死亡期：大部分患者在心搏骤停后4~6分钟开始发生不可逆脑损害，最终过渡到生物学死亡。

心搏骤停的症状和体征依次可能为：①心音消失；②脉搏摸不到，血压测不出；③意识突然丧失或伴有短阵抽搐，抽搐常为全身性，多发生于心脏停搏后10秒内；④呼吸断续，呈叹息样，以后即停止，多发生在心脏停搏后20~30秒；⑤昏迷，多发生于心脏停搏30秒后；⑥瞳孔散大，多在心脏停搏后30~60秒出现。但此时尚未到生物学死亡，如予以适当抢救，有复苏的可能。

二、心源性猝死的心电学表现

心源性猝死的心电学表现有以下3种：①致死性快速性心律失常，主要指室颤和无脉性室性心动过速；②缓慢性心律失常和心室停搏；③无脉性电活动。

室性心律失常是心源性猝死时最常见的电活动机制，包括室颤和无脉性室性心动过速。如果出现宽QRS波群的持续性心动过速，首先要考虑是室性来源，往往属于高度危险。大多数宽QRS波群的心动过速都要作为急症紧急处理，而大多数窄QRS波群的心动过速，处理的紧迫性相对要低。

器质性心脏病患者极易发生持续性室性心动过速，对这一类患者，室性心动过速往往是致命性心律失常的前兆，可能发生心源性猝死。持续性室速表现为：QRS波群时限 > 0.12秒，平均向量与正向传导冲动的QRS向量相反；大多数的室速心率在140~200次/分，但也可以 < 140次或 > 200次/分；持续性室速在电活动上可以是稳定的（例如心率相对较慢的单一形态室速）；也可以是不稳定的（例如多形性室速或心率超过190~200次/分的单一形态室速）。心率较慢的单一形态室速往往耐受性较好；而心率快的室速常伴有低血压和低灌注，后者应作为致命性心律失常，因为可以导致猝死（如室速/室颤引起心搏骤停）。

在小部分患者中，心搏骤停最早出现的心律异常表现为严重的心动过缓，心跳停止或无脉电活动。这些异常心律，可能是心搏骤停的真正原因，也有可能是室速或室颤未得到合理治疗的结果。用电复律终止室速或室颤以后也可出现无脉电活动。如果存在缺氧等诱发因

素，无脉电活动为继发性的；如果在原有心脏异常的基础上发生，则为原发性无脉性电活动。经过积极的治疗以后，室性心动过速患者存活的可能性要比缓慢性心律失常或心脏无收缩状态高得多。无论何种原因，对于发生心源性猝死的患者来说，决定能否抢救成功的最主要因素是开始复苏到心律转复之间的时间间隔。

由于潜在的危险和治疗不同，区分室上性与室性心动过速十分重要。窄 QRS 波群的心动过速往往是室上性的，但是室速偶尔在一两个导联上也会出现窄 QRS 波群，图形类似室上速。一些室内差异传导（如左右束支传导阻滞）的患者在发生室上速时也会出现宽大 QRS 波群，此时 QRS 向量与正常窦性节律相似。临床上，可以根据 12 导联心电图，用 Brugada 四步法来对宽 QRS 波群的心电图图形进行鉴别诊断。室上速心率很快时，出现功能性束支传导阻滞可能导致 QRS 波群增宽和短暂的电轴漂移。

目前认为，在以下两种情况，室上速可引起致命性心律失常，需要即刻治疗。一种情况是冠状动脉高度狭窄的患者，由于此时冠脉血流依赖于心肌舒张时间的长短，心率加快可引起心肌缺血，这种患者的心律失常需紧急治疗，必要时使用直流电复律来迅速减慢心率。另一种情况是预激综合征伴房颤的患者，由于旁道不应期较短，心室率可达 300 次/分以上，此时可能发生低血压、室速或室颤，需要立即治疗。

三、心源性猝死的常见病因和危险因素

心源性猝死的发生与心脏的原发疾病关系密切，因此在不同的人群中，发生比例并不相同。在一般人群中是散发的，发生率极低。在全球范围内，心源性猝死的发病率缺乏确切的数字。实际上，在所有的自然死亡中，约 12% 属于猝死，其中 90% 和心脏原因相关。我国也缺乏心源性猝死的相关流行病学资料。根据美国对于急诊室抢救数据库和死亡证明的分析，心源性猝死总体发病率为 0.1% ~ 0.2%，美国每年因此而导致的死亡为 30 万人左右。根据心源性猝死的发病特点，推测我国的总体发病率和美国相似，结合人群基数，心源性猝死的人数相当可观。在高危人群中，心源性猝死的发生率 > 30%。但是在人群绝对数量上，一般人群的发生例数要远远高于高危人群。

在西方国家，冠心病是 80% 以上心源性猝死的病因，另外 10% ~ 15% 是由心肌疾病所致。在我国情况类似，其中 20% ~ 30% 的冠心病患者，其首次发病的临床表现就是心源性猝死，因此，现在已经将心源性猝死定义为心肌梗死的一种类型。

由于心源性猝死的发病率并不高，因此，希望用一种方法对总人群进行干预，减少心源性猝死发生的价值不大。但是，认识心源性猝死的高危因素，在人群中识别高危人群，进行相关的干预可明显获益。传统上，由于 80% 以上的心源性猝死的病因为冠心病，而冠心病的危险因素比较稳定且易于识别，在早期的猝死研究中，一般将冠心病的危险因素直接作为心源性猝死的危险因素。现在研究发现，心源性猝死的危险因素还有其自身的特点。

在年龄上，成人的冠心病随着年龄增加而增多。心源性猝死的高峰发病见于 2 个年龄段：出生到 6 个月以内和 45 ~ 75 岁。心源性猝死男性高于女性，在一项多人群的研究中发现，65 岁之前，男性心源性猝死是女性的 4 ~ 7 倍，大于 65 岁的人群中，男女的比例为 2：1。由于绝经后，女性的冠脉事件危险增加，心源性猝死的危险也成比例升高，经典的冠心病危险因素，如吸烟、糖尿病、高脂血症等，对女性的冠脉事件也具有预测性。

目前，研究者已经认识到，时间参数和心源性猝死相关。在流行病学分析中发现，人群

心源性猝死的危险在时间上存在每日性、每周性和季节性 3 种模式。高危的时间一般在早晨、每周一和冬季。在主要的心血管事件发生以后的 16 ~ 18 个月，生存曲线中心源性猝死的发生迅速下降。因此，发病后存在危险的时间依赖性，最有效的干预在事件的早期，与对照组比较，早期的有效干预可以使各种心脏事件后存活人群的生存曲线在远期发生分离。

生活方式和精神因素也对心源性猝死的发生产生影响。Framingham 研究证实，30 ~ 59 岁吸烟者的猝死危险，每 10 年增加 2 ~ 3 倍，同时，吸烟也可以导致冠心病患者猝死的比例增加。在一项 310 例院外心搏骤停抢救存活的患者研究中，如果此后仍然抽烟者，3 年内再发心搏骤停的比例为 27%，停止吸烟者为 19%（$P < 0.05$）。同样在 Framingham 的研究中，发现随着相对体重的增加，冠心病患者心源性猝死的百分比呈线性增高，从 39% 到 70%。急性的精神社会压力是心源性猝死的危险因素。研究证实，心源性猝死的发生，受到社会和经济压力的影响。

在没有心脏器质性疾病的患者，常规心电图或者 24 小时心电监护中发现的室性早搏，并不是心源性猝死的危险因素。在心肌梗死后的患者，对无症状性室性早搏使用抗心律失常药物进行干预，还会增加病死率。心力衰竭的患者往往并发频发室性早搏或短阵室速，在临床研究中发现，重度心力衰竭患者的室性早搏或者短阵室速的发生频度较中度心力衰竭患者要高，但是，后者中发生心源性猝死的比例更高，提示心力衰竭患者的室性早搏或短阵室速和心力衰竭的严重程度相关，并非属于心源性猝死的独立危险因素。

因此，心源性猝死的发生过程是在各种危险因素的作用下，导致心脏发生不同情况的病变和电活动改变，在一定的促发因素存在时突然发生。尽管认识到了这些危险因素，心源性猝死由于发生突然、进展迅速，有效的治疗是影响生存的重点。

四、心源性猝死的治疗

（一）药物使用

心肺复苏期间，应尽早建立静脉通道，给予适当的药物。但是，现已肯定，药物可在电除颤前（直到除颤仪充电为止）或随后给予，给药时机的重要性小于要求胸部按压的最小中断。药物主要为血管升压药和抗心律失常药。

1. 血管升压药

肾上腺素、去甲肾上腺素及异丙基肾上腺素三联用药在新版指南中已废止。无论何种原因，发生猝死以后建议使用的血管升压药物为肾上腺素、血管升压素和阿托品 3 种。肾上腺素为首选用药，适用于所有类型的心搏骤停患者。用法为每次静注 1 mg，每 3 ~ 5 分钟重复 1 次，剂量可以加倍。血管升压素为仅次于肾上腺素，证实有效性高的药物，在美国使用较多，也是心肺复苏指南的第二种推荐用药，可以用于所有类型的心搏骤停患者，用法为 40 U 一次性静注，单剂量可代替第一次或第二次剂量的肾上腺素，国内由于情况不同，可以根据情况使用。阿托品的适应证为已经证实的心室停搏和无脉性电活动，用法为每次静注 1 mg，可重复给予至总剂量 3 mg。

2. 抗心律失常药

在心肺复苏的指南中，推荐使用的是胺碘酮、利多卡因和镁剂。首次剂量使用血管升压药后，尤其在第二次或第三次电除颤后持续存在室颤/无脉性室速时，可考虑给予抗心律失常药。有证据表明，此时胺碘酮优于利多卡因。胺碘酮对于多次直流电击和使用肾上腺素后仍然持续室颤或无脉室速的患者或心脏复律后再发室颤或室速的患者，能保持或者增加心脏电活动稳定。胺碘酮使用方法为：静脉注射 150 mg，必要时重复 1~2 次，之后 6 小时以 1 mg/min 速度滴入，第一个 24 小时的最大累积剂量为 2 200 mg。胺碘酮不需要常规用于对除颤反应良好并能保持稳定节律的患者，但对于除颤和给氧后，室速或室颤复发者，推荐使用胺碘酮。也有研究表明，如果有充分临床证据证实心搏骤停是由急性冠脉综合征引起时，利多卡因（首次 1~1.5 mg/kg 静注；如 VF/无脉 VT 持续，每 5~10 分钟静注 0.5~0.75 mg/kg。最大剂量为 3 mg/kg）比胺碘酮更有效。如果并不考虑急性心肌缺血或者耐药性或复发性心律失常，则应该使用胺碘酮。急性高钾血症引起的耐药室颤、低钙血症，以及可能由于过量使用钙离子拮抗剂而引起的心搏骤停，用 10% 的葡萄糖酸钙（5~20 mL，以 2~4 mL/min 速度静脉推注）可能起效。除上述情况外，在心搏骤停复苏过程中即便钙离子浓度很低，也不应该常规使用钙剂。镁剂（硫酸镁）的适应证为尖端扭转性室速、低镁诱发的心搏骤停。一般用 1~2 g 加入 10 mL 葡萄糖注射液，静脉推注，推注时间大于 5 分钟。一些多形性室速（尖端扭转性室性心动过速），快速单一形态室速，室扑（心率 >260 次/分），和耐药性室颤对硫酸镁或 β 受体阻滞剂（美托洛尔静脉用 5 mg，最大剂量为 20 mg）反应良好。

（二）心搏停止、心动过缓或无脉电活动引起的心源性猝死的治疗

对心搏停止、心动过缓或无脉电活动引起的心搏骤停所采取的治疗措施与快速心律失常（室颤/室速）引起的心搏骤停不同。一旦确定心搏停止或者无脉性电活动，采取措施维持循环和呼吸状态（如持续的胸外按压、气管插管和建立静脉通道），再次确认心脏节律（如果可能，要两个导联），使用药物或者起搏器，保证稳定的心脏节律。

心搏停止、心动过缓或无脉电活动时，往往存在可逆因素，如低血容量、低氧血症、心脏压塞和张力性气胸、酸中毒、药物过量、低温和高钾血症，应当积极寻找这些因素，并尽快纠正。研究发现，此时肾上腺素和阿托品作用有限。有效的体外起搏系统的发展，可以在没有专科医生的情况下，对心动过缓或心搏停止进行心脏起搏，可以起到一定的效果，但是其效果还缺乏循证医学证据。在院内，体外起搏只能作为初步的抢救措施，如果心搏骤停持续存在，可以用经静脉放置的起搏电极，使用临时起搏器。从目前的资料看，心搏停止或无电活动的患者，即使放置了临时起搏装置，预后仍然很差。

（三）终止复苏的参考指征

心源性猝死发生以后，如果进行有效的胸外按压以及人工通气，患者可以一直维持重要脏器的有效灌注，但是如果患者心跳或者呼吸未恢复并有瞳孔散大、四肢无肌张力，无任何反射活动，脑电图无电活动征象，可以诊断为脑死亡。持续复苏没有必要，对于脑死亡患者，持续呼吸循环的维持也不会增加患者的生存率。但是，对心源性猝死的患者终止复苏，牵涉到多方面的问题，在国内，并没有统一的标准。建议对于心搏骤停、呼吸停止，心肺复苏已历时 30 分钟者，出现下列情形可终止心肺复苏：瞳孔散大或固定、对光反射消失，呼吸仍未恢复，深反射活动消失，心电图呈直线。

五、心源性猝死的预防

对于原发疾病的认识和高危因素的干预，是预防心源性猝死的重点。随着心肺复苏在我国的逐渐普及，心源性猝死抢救后的幸存者也会逐年增加。长期治疗的目标是减少心源性猝

死的复发率和总死亡率。植入型心脏复律—除颤仪（ICD）可以在院外自行识别致命性心律失常并除颤，现在已经积累了越来越多的临床证据。在20世纪90年代末期，发表了一项抗心律失常药物和ICD的心源性猝死高危人群的对比研究（AVID），发现ICD组两年的死亡率是18%，抗心律失常的药物组为25%，在发生事件的人群中应用ICD，相对危险降低27%。如果把相对危险降低外推到总的目标人群，则总人群致死性事件的绝对危险降低7%。目前，国外的循证医学证据表明：对于二级预防，胺碘酮的治疗要优于Ⅰ类抗心律失常药物，ICD的植入要优于胺碘酮。因此，国外ICD已经成为心源性猝死二级预防的首选治疗。考虑到心源性猝死的病因，在我国，可以先明确冠脉病变并进行相应的干预，必要时在电生理检查的指导下植入ICD。

目前的临床证据支持在特定心脏疾病的患者中使用ICD进行一级预防，例如在肥厚性心肌病的患者或者存在猝死家族史的患者中使用ICD。但是，对于在高危人群中普遍使用ICD还存在争议。研究发现，对于心脏事件以后的患者，ICD的获益均来源于射血分数≤35%的患者，而对于那些高射血分数的患者，ICD治疗并未优于胺碘酮。一级预防的用药方面，对于特定的患者可以使用胺碘酮和β受体阻滞剂。

时间就是生命，心源性猝死的就地救治要重于预防。应该在全民普及心肺复苏的操作，让目击者就地进行心肺复苏，才能最大限度提高心源性猝死的抢救成功率。

（李成坤）

第三节　限制型心肌病

一、概述

限制型心肌病（RCM）以单侧或双侧心室充盈受限和舒张期容量减少为特征，心脏收缩功能和室壁厚度正常或接近正常，可见间质纤维增生。我国发病年龄多在15~40岁，男女发病比例为3:1。

在心肌病的3个功能性分类（扩张型、肥厚型、限制型）中，RCM是西方国家里最少见的一种类型。但是，一些非特发性的RCM如心内膜疾病可多发于某些特定的地理区域。RCM的主要特点是心脏舒张功能异常，心室壁异常僵硬，心室充盈受阻。反之，心脏收缩功能一般无损伤。因此RCM与缩窄性心包炎在心脏功能上有部分类似，均表现为正常或接近正常的收缩功能，但心室充盈存在异常。临床上必须将此两者鉴别开，因为手术方法可以成功地治疗缩窄性心包炎。

（一）发病机制

RCM可以出现一系列特异性的病理过程，但病因常不明。心肌纤维化、浸润或者心内膜瘢痕形成均与舒张功能异常有关。在特发性的类型中常可以发现心肌肥厚的证据。淀粉样变性累及心肌（好发于多发性骨髓瘤患者）是RCM常见的病因，但也可由许多其他病因引起。某些浆细胞恶性增生的患者可出现RCM的表现，但是其病因不是淀粉样纤维而是免疫球蛋白的轻链对于心肌的浸润。某些患者不但有RCM的临床表现，而且同时存在左心室肥厚，以及纤维化的证据。当然，心室肥厚尤其是肥厚型心肌病（HCM）可以造成心室顺应性降低，但本质上不是RCM。某些RCM是遗传性的，目前已经发现与编码肌钙蛋白Ⅰ的基因突变相关。某些病例还有可能与骨骼肌疾病相关。

1. 病理及病理生理学改变

心脏外观轻度或中度增大，心内膜显著纤维化与增厚，以心室流入道与心尖为主要部位，房室瓣也可被波及，纤维化可深入心肌内。附壁血栓易形成，心室腔缩小，心肌心内膜也可有钙化。心内膜与心肌纤维化使心室舒张功能发生障碍，还可伴有不等程度的收缩功能障碍。心室腔减小，使心室的充盈受限制；心室的顺应性降低，血液回流障碍，随之心排血量减小，形成类似缩窄性心包炎的病理生理变化。房室瓣受累时可出现二尖瓣或三尖瓣关闭不全。

2. 血流动力学改变

（1）限制型心脏疾病：血流动力学表现与慢性缩窄性心包炎类似。心内膜活检、CT，以及放射性核素血管造影均有助于两者的鉴别诊断。前者表现为心肌的瘢痕形成或者浸润（活检中），后者表现为心包的增厚（CT 和 MRI 表现）。利用上述诊断技术一般无须开胸探查；但是如果在缩窄和 RCM 之间仍然无法明确鉴别诊断，可以进行手术探查。此两者血流动力学检查均表现为心室舒张开始时，心室压力出现陡峭而深的下降，然后在舒张早期又迅速回升到平台期（某些 RCM 无此表现）。这种骤降而迅速回升到平台的表现称为"平方根征"。在心房压力描记上表现为显著的 Y 下降以后出现快速的上升，以及平台，此后出现的下降也相当迅速。这些波形的组合可形成类似 M 或者 W 形的压力描记图形。α 波相当明显，其振幅与 V 波常相同。体循环和肺循环静脉压力均升高，但是限制型心肌病患者的左心室充盈压常超过右心室充盈压约 5 mmHg，运动、容量补充，以及 Valsalva 运动可以增加这种差别。

（2）缩窄性心包炎：左右心室充盈压相似，压差至多不超过 5 mmHg。RCM 患者肺动脉收缩压常常超过 50 mmHg，而缩窄性心包炎则较低。此外，右心室舒张期平台压力至少是右心室收缩期压力峰值的 1/3，但 RCM 常较低。

（二）临床表现

运动量下降是常见的表现。因为 RCM 患者在不能进行有效充盈的前提下，通过加快心律来增加心排血量。乏力和呼吸困难一般较为显著。某些患者可有明显的劳力性呼吸困难，但多数患者无此症状。患者中心静脉压可升高，并伴随肝脏增大、腹腔积液，以及全身水肿，晚期患者尤为多见。体格检查可发现颈静脉怒张，并闻及 S₃ 和（或）S₄。也可发现吸气相静脉压升高（Kussmaul 征）。但与缩窄性心包炎不同，RCI 患者的心尖冲动可以触及。

（三）辅助检查

心电图常提示心房颤动。除心内膜活检以外，各种辅助的实验室检查如 CT、MRI 等均有助于鉴别。

胸部 X 线片上可见的心包钙化对于诊断缩窄性心包炎既非绝对敏感也不特异，但如果该表现出现在需要鉴别缩窄性心包炎和限制型心肌病的患者身上，则强烈支持前者的诊断。由浸润性疾病导致的 RCM 患者，其超声心动图表现为左心室壁肥厚和左心室质块的增加。心房几乎总是扩大。经胸，以及经食管多普勒超声心动图外加组织多普勒测量技术可以发现上述两种疾病的左心室充盈方式有所区别。RCM 患者左心室性期前收缩期充盈速度加快，心房充盈速度减慢，等容舒张时间缩短。

二、Fabry 病

（一）主要特点

法布里病（Fabry 病），也称为弥漫性体血管胶质瘤，为鞘糖脂代谢异常引起的 X 连锁隐性遗传疾病，是溶酶体酶 α 半乳糖苷酶 A 缺乏所致，可由 160 多种突变中的一种引起。有些突变使 α 半乳糖苷酶 A 的活性完全丧失，致使病变累及全身。而另一些突变则可保留一定程度的酶活性，从而表现出一些非典型 Fabry 病的变体，此类非典型 Fabry 病仅以心肌为累及对象。Fabry 病以细胞内鞘糖脂累积为特征。在经典 Fabry 病中。皮肤、肾脏，以及心肌均明显受累。组织学检查常提示心肌、血管内皮、传导组织，以及瓣膜尤其是二尖瓣广泛受累，本病的主要临床表现由内皮细胞内有糖脂基质累积导致的细小动脉闭塞引起。心肌组织溶酶体内糖脂累积是 Fabry 病具有多种心血管临床表现的原因。

（二）心脏表现

典型的心脏表现包括心绞痛及心肌梗死，是由于脂质部分在冠状动脉内皮细胞内累积，但心血管造影往往提示冠状动脉正常。左心室壁增厚，导致舒张功能异常但一般较轻微，而左心室收缩功能常保持正常。可伴有二尖瓣反流但无重大临床意义。经多普勒超声对心脏收缩舒张功能的检查发现心肌组织异常，可以提示临床前期心脏受累的情况。大多数男性患者最终都会出现心血管受累的症状，而女性携带者常无症状或仅有轻微症状。体循环高血压、二尖瓣脱垂和充血性心力衰竭也为常见临床表现。心电图异常包括房室传导阻滞、P-R 间期缩短、ST 段及 T 波异常、左心室肥厚，以及 QRS 波群增宽等。超声心动图常表现为左心室壁厚度增加，类似 HCM，这是糖脂沉积所致。仅根据超声心动图，本病难以与其他肥厚型或限制型病变相鉴别。但 MRI 可能有助于鉴别诊断。心内膜心肌活检术对确诊本病有相当的价值，其意义与血浆 α 半乳糖苷酶 A 活性低下等同。将该病与 HCM 相鉴别是有重要意义的，因为进行酶替代治疗是安全有效的方法。该治疗方法可减少心肌，以及其他组织内 globotriaosylceramide 的累积，改善临床症状，以及超声心动图表现。

三、Gaucher 病

Gaucher 病，为糖酰基鞘氨醇代谢异常的罕见遗传病。此病为 β 葡萄糖苷酶缺乏引起葡糖苷脂类在脾、肝、骨髓、淋巴结、脑及心肌内堆积。富含脑苷脂的细胞在左心室内呈弥漫性间质浸润，导致左心室顺应性降低及心排血量减少。心脏受累的临床证据不多，一旦出现则以左心室功能不全、血性心包积液、左心室壁质块增加及左心瓣膜增厚钙化等为特征。酶替代疗法和肝移植可减少葡糖苷脂类对组织的浸润，改善临床症状。

四、血色病

血色病以铁在各种实质性组织（心脏、肝脏、性腺和胰腺）过度沉积为特征。本病可见于：①家族性（常染色体隐性遗传）或特发性病例；②与血红蛋白合成缺陷，导致无功能性红细胞生成相关；③慢性肝脏病变；④多年来经口或经非胃肠道途径过量摄取铁（或反复输血）。

心肌内有铁沉积的患者在其他器官（如肝、脾、胰腺、骨髓等）几乎都有铁沉积，心肌受累的严重程度差异极大，而且只是大致上与其他器官的受累程度相平行。心脏受累的结果可导致同时呈现收缩和舒张功能不全的扩张型/限制型心肌病混合型表现，往往还伴有心律失常。有报道认为心肌损伤系游离铁部分对组织产生直接的毒性作用所致，而非单纯由于铁对组织的浸润而引起。肝硬化和肝细胞癌虽然是最常见的死亡原因，但心源性死亡仍为另一重要原因（年轻男性病例尤其如此），可占总病死数的1/3。

（一）病理改变

可见心脏扩张伴心室壁增厚。在心肌肌浆网内有铁沉积物，后者最多见于心外膜下区，其次为心内膜下区，而心肌层内最为少见。心室心肌内的铁沉积比心房心肌内广泛。心脏传导系统受累常见，心肌退行性变和纤维变性也可发生。心功能不全的严重程度与心肌内铁的沉积量成比例。心肌内铁的大量沉积（尤其是在尸检时凭肉眼可见者）必定导致心脏功能不全。

（二）临床表现

差别很大，主要取决于心肌受累的程度。有些患者在超声心动图上有心肌受累的表现，初期表现为左心室壁增厚，后期出现心腔增大和心脏收缩功能不全，但始终保持无症状。各种非介入性技术（如CT尤其是MRI）能够发现早期亚临床的心肌改变，而此时进行治疗是最有效的。有症状的心脏受累者常伴心电图异常，包括ST段及T波异常和室上性心律失常。这些心电图改变与心脏内铁沉积的程度有关。临床和超声心动图表现可以作为心脏受累的证据。心内膜心肌活检术则有助于证实诊断，有助于做出诊断的指标还有血浆铁水平增高、总铁结合力正常或降低、血清铁蛋白显著增高，以及尿铁、肝铁特别是转铁蛋白饱和度明显增加等。

五、糖原贮积症

Ⅱ、Ⅲ、Ⅳ、Ⅴ型糖原贮积症均有可能出现心脏受累情况，除Ⅲ型糖原贮积症外，罕见有存活至成年者。心脏受累最常见的是心电图和超声心动图上呈现明显的左心室肥厚征象，而无临床表现。但某些患者可发展为显著的心功能不全、心律失常，以及类似扩张型心肌病（DCM）的表现。

六、类肉瘤

（一）主要特点

类肉瘤是一种病因不明的肉芽肿病，以多系统受累为特征。临床以肺、网状内皮系统和皮肤浸润多见，但实际上任何组织均可受累。肺部受累是最重要的表现，常导致弥漫性纤维化而引起致命性右心衰竭。原发性心脏受累在临床上难于识别，但尸检证实的则占病例总数的20%～30%，其中大多数有全身性类肉瘤。类肉瘤心脏病有临床表现的不足50%，心肌受累可引起房室传导阻滞、充血性心力衰竭、室性心律失常，以及猝死。类肉瘤肉芽肿浸润心脏，不仅引起心室壁僵硬度增加，还使心脏收缩功能减退，故可兼有限制型和充血型心肌病两种表现。

（二）临床表现

猝死是可怕又较常见的心脏类肉瘤临床表现之一。在有症状的非致死性病例中，传导障碍及充血性心力衰竭颇为常见。很多病例虽有广泛心脏受累，却无症状出现。晕厥常见，可能反映阵发性心律失常或传导障碍。房性和室性心律失常，特别是室性心动过速可频繁出现。虽然由肺类肉瘤引起的肺源性心脏病可有某些心力衰竭症状，但很多症状为肉芽肿和瘢痕组织直接累及心肌所致。患者可出现限制型和（或）扩张型心肌病的临床表现。心脏功能不全常很严重并呈进行性进展，病变广泛者可出现明显的左心室室壁瘤。心肌类肉瘤出现症状的时间长短不一，但病情可迅速进展直至死亡。有些患者从出现心脏症状到死亡相隔不到数月。可是某些患者存活时间也可相当长。体格检查可发现心外类肉瘤的征象或者完全正常。二尖瓣反流的收缩期杂音颇为常见，杂音多由左心室扩张所致，而非类肉瘤直接累及乳头肌所致。心电图往往异常，以 T 波异常最为多见。类肉瘤似乎特别容易累及房室交界区和希氏束，因此常见不同程度的心室内传导阻滞或房室传导阻滞。由于心肌广泛受累，可出现病理性 Q 波并类似心肌梗死。超声心动图可特征性地表现为左心室扩张和功能不全。常伴有节段性室壁活动异常，提示有缺血性心脏病的表现。有时也可发现室壁变薄，回声增强。部分患者有少量至中等量的心包积液存在。

（三）诊断依据

多数病例胸部 X 线片提示双侧肺门淋巴结病变。临床或心电图显示有心肌病变等证据提示该诊断的可能。心内膜心肌活检术有助于本病的确诊，但因类肉瘤并非均匀地累及心脏，故活检结果为阴性者并不排除本病的诊断。临床上有心脏受累证据者，超声心动图可显示有弥漫性或更多是区域性的左心室壁运动异常。用铊或锝 MIBI 心肌显像有助于证实类肉瘤浸润心肌所产生的节段性灌注缺损。对于因肺纤维化及肺动脉高压引起右心室负荷过重的患者，放射性核素显像可证实右心室肥厚的存在。

（四）治疗策略

心肌类肉瘤的治疗很困难，心律失常时抗心律失常药物往往难以见效。房室传导系统受累者安置起搏器可能有帮助。对于类肉瘤引起的传导障碍、心律失常及心肌功能不全，皮质类固醇治疗或许有所助益，可提高患者生存率，但尚无定论。鉴于心肌广泛受累者发生猝死的危险性最大，故在不可逆性纤维化发生之前，使用类固醇类药物争取控制病情进展看来是合理的。有猝死危险的患者可考虑置入埋藏式心脏复律、除颤器。经选择的难治性心力衰竭患者可行心脏或心肺联合移植术，但有可能发生移植心脏类肉瘤复发的情况。

七、心内膜心肌疾病

心内膜心肌疾病（EMD）是一种常见的限制型心肌病，患者多分布在靠近赤道地区。非洲多发，而南美洲、亚洲及非热带国家，包括美国较为少见。本病以心尖部和一侧或两侧心室的瓣下区域的心内膜发生密集的纤维性增厚为特征，从而出现限制型心肌病的生理学改变。多年来认为本病存在两种变异型，一种主要见于热带国家；另一种则见于温带国家（Loffler 成纤维性壁下心内膜炎或嗜酸性粒细胞增多综合征）。尽管两者在病理表现上类似，但在临床表现上仍有重要差别，故两者同属一种疾病过程的概念受到质疑。除了患者分布在地理上的差异外，本病的温带型（Loffler 心内膜炎）病情进展更迅速，主要侵犯男性，伴有嗜酸性粒细胞增多、血栓栓塞现象，以及全身性动脉炎。相反，心内膜心肌纤维化（EMF）好发于年轻患者，并不总伴有嗜酸性粒细胞增多。

八、Loffler 心内膜炎

Loffler 心内膜炎，是嗜酸性粒细胞增多综合征在心内膜的一种病变。任何原因引起的嗜酸性粒细胞增多均可引起心内膜心肌病。

典型的 Loffler 心内膜炎患者是居住在温带，40 岁左右的男性嗜酸性粒细胞增多综合征患者［即嗜酸性粒细胞持续升高（> 1.5×10^9/L）至少 6 个月或直至死亡为止，并伴有器官受累的征象］。嗜酸性粒细胞增多综合征时心脏受累几乎成为定律。多数 Loffler 心内膜炎患者嗜酸性粒细胞增多的原因不明，有些患者可能是白血病所致，某些则是反应性的（即继发于各种寄生虫性、变态性反应、肉芽肿性、过敏性或肿瘤疾病之后）。

（一）病理改变

发生嗜酸性粒细胞增多综合征时，除心脏外各种器官均可有累及，其中包括肺、骨髓及脑。心脏常为双侧心室累及，心室流入道部分和心尖部的心内膜壁层增厚。组织学上可见不同程度的病变：①累及心肌和心内膜的急性炎症性嗜酸性粒细胞性心肌炎；②累及壁内小冠状血管的血栓形成，纤维蛋白样变性和炎性反应；③附壁血栓形成，其内常含有嗜酸性粒细胞；④厚达数毫米的心内膜纤维性增厚。

（二）临床表现

本病的主要临床表现有体重减轻、发热、咳嗽、皮疹及充血性心力衰竭。心脏受累早期虽可无症状，但约半数以上患者可呈现明显的右侧和（或）左侧心脏功能不全。可见心脏扩大，常可闻及二尖瓣反流性杂音但往往无明显的充血性心力衰竭症状。体循环栓塞常见，可导致神经系统和肾功能障碍。患者常死于充血性心力衰竭，且往往伴有肾脏、肝脏或呼吸系统的功能不全。

（三）辅助检查

胸部 X 线片可显示心脏增大和肺瘀血，但肺部浸润相对少见。心电图则以非特异性的 ST 段和 T 波异常最为多见。心房颤动，以及传导障碍是最常见的心律失常。超声心动图通常可呈现左心室壁后基底部有局限性增厚。二尖瓣后叶活动缺如或显著受限。多普勒超声心动图可显示有房室瓣反流。收缩功能常保存良好，这与限制型心肌病的表现一致。在 Loffler 心内膜炎，心内膜瘢痕造成心室僵硬度增加、血栓机化而造成心室腔缩小，因此可表现为心室舒张期充盈受限的限制型心肌病的血流动力学改变。因二尖瓣或三尖瓣支持装置受累可发生房室瓣反流。心导管检查显示心室充盈压明显提高，且有三尖瓣或二尖瓣反流的表现。心室造影的特征性表现为心脏收缩功能大部分保留，而心室心尖部闭塞。本病确诊依据经皮穿刺心内膜心肌活检术结果，但活检结果并非总是阳性。

（四）治疗策略

Loffler 心膜炎病程早期的内科疗法和晚期纤维化时的外科疗法对改善症状和生存率均有效。皮质类固醇对急性心肌炎可能有效，如与细胞毒性药物（尤其是羟基脲）联合应用，则可有效改善生存率。少数对标准疗法无反应的患者用干扰素治疗有效。如有指征则应联合使用洋地黄类、利尿药、减轻后负荷药，以及抗凝药等心脏常规治疗。一旦已达纤维变性阶段，外科手术可明显减轻症状。

九、心内膜心肌纤维化

（一）主要特点

心内膜心肌纤维化（EMF），多发生于非洲热带和亚热带地区，尤以乌干达和尼日利亚为甚。本病以右心室和（或）左心室流入道部位的心内膜纤维化病损为特征，常累及房室瓣而导致反流。在近赤道非洲各国，本病是心力衰竭和死亡较为常见的病因，约占充血性心力衰竭总病例数的25%。该病在非洲最为多发，也见于全球其他热带和亚热带地区，尤其多见于赤道周围15°的地区，包括印度、巴西、哥伦比亚，以及斯里兰卡等国家。EMF常见于特定种族的群体（例如乌干达的罗旺达部落），以及社会经济水平低的人群。两性发病率等同，但儿童及年轻成人发病较多。据报道患者的年龄范围为4~70岁，黑种人相对较多，但地处温带的白种人偶尔也可发病，以往未曾在热带地区居留过的人罕有发病。

（二）病理改变

EMF可发生心包积液，积液量可能很大。心脏大小正常或略为增大。但不会出现4个腔室均增大的巨大心脏。右心房常扩大。右心室严重受累者右心室腔也可有相当程度的扩大。心尖部瘢痕形成可引起心尖上方的心右缘出现凹陷。约半数患者左右心室同时受累，单纯左心室受累者占40%，其余10%为单纯右心室受累。受累右心室的流入道和心尖部呈现广泛而细密的纤维性增厚。乳头肌和腱索可同时被累及。大块血栓和纤维组织充填于受累右心室的心腔导致心尖闭塞。右心房常有血栓形成。左心室受累时情况与之类似。纤维化病变可从心尖部上延至左心室人工流出道部分并延及二尖瓣后叶。在心内膜病灶上常有血栓覆盖，心内膜表面有广泛的钙化沉积物。心外膜冠状动脉无梗阻性病变。

（三）临床表现

EMF可同时累及两侧心室或选择性累及任何一侧心室，固其症状各异。左心室受累可引起肺瘀血症状，而右心室累及为主时则可出现限制型心肌病的表现，类似缩窄性心包炎。一则或双侧的房室瓣常见反流。本病起病常很隐蔽，但有时可在急性发热性疾病之后诱发，虽然曾有存活长达12年的病例，但病情稳定者罕见，多数表现为持续性进展。死亡原因多为进行性心力衰竭，常与肺瘀血、感染、梗死及可能源于心律失常的突发性不可预期的心血管衰竭等因素有关。有严重右侧心力衰竭表现的患者预后比其他患者差，患者的生存情况似与严重受累的部位（右侧或左侧心室）无关。

十、右心室心内膜的心肌纤维化

（一）主要特点

是以单纯右心室受累或者右心室受累为主的EMF，以右心尖部纤维性闭塞导致右心室的容积缩小为特征。纤维化累及三尖瓣支持装置，造成三尖瓣反流。右心室受累患者的临床表现包括颈静脉压升高，V波明显及快速的Y降支。沿胸骨缘下部可闻及反映右心室功能不全的舒张早期奔马律，提示右心室功能不全。肝脏常肿大且有搏动，经常出现腹腔积液、脾肿大及周围性水肿。左心室未累及者无肺瘀血存在，且肺动脉压及肺毛细血管楔压正常。可出现心包积液，右心房常增大，有时可达相当大的程度。

（二）辅助检查

心电图常表现异常，表现为 QRS 电压降低（可能系心包积液之故）；室上性心动过速多见。胸部 X 线片显示心脏增大，右心房常明显突出，可伴有心包积液。超声心动图显示三尖瓣反流患者的右心室壁增厚、心尖部闭塞、心房扩大、心内膜表面回声增强、室间隔运动异常。心室造影的特征性表现为右心室心尖部因心内膜纤维性闭塞而不能呈现，但可见到三尖瓣反流、右心房增大，有时可见因心房内血栓造成的右心房充盈缺损。在疾病发展到严重阶段之前，造影图像上的早期改变仍可存在，其中包括心内膜外貌的改变、心尖部小的充盈缺损，以及轻度的三尖瓣反流等。

十一、左心室心内膜心肌纤维化

（一）主要特点

左心室受累为主者，其心内膜心肌纤维化侵及左心室心尖部。常同时累及腱索或二尖瓣后叶，导致二尖瓣反流。杂音常限于收缩晚期，具有乳头肌功能不全杂音的特征，可表现为全收缩期杂音。肺动脉高压的表现很显著，常可闻及舒张早期奔马律。

（二）辅助检查

心电图常显示 ST 段和 T 波变化；有心包积液时 QRS 电压降低，但有时仍然可见左心室肥厚；可见左心房异常表现，与右心室受累者一样，常出现心房颤动是死亡风险增加的标志。超声心动图的发现包括：心内膜回声反射增强；在心尖部闭塞的情况下，左心室的收缩期室壁运动仍保持良好；心房扩大，以及不同程度的心包积液。多普勒超声则提示有二尖瓣反流征象。心导管检查常显示肺动脉高压，左心室充盈压增高，而心脏指数降低。左心室造影图常显示二尖瓣反流，偶尔可因心室腔内血栓存在而呈现心室内充盈缺损。冠状动脉造影未见阻塞性病变存在。

十二、双侧心室心内膜心肌纤维化

（一）主要特点

本型 EMF 比孤立的右侧或左侧 EMF 者多见。如果右心室受累较重，则不会出现严重肺动脉高压，因而临床表现以右心室功能不全为主。典型的双侧心室受累者以右心室 EMF 的表现为主，唯有出现二尖瓣反流性杂音才提示左心室已受累。大约有 15% 的患者可发生体循环栓塞，而感染性心内膜炎的发生率则更低，不足 2%。

（二）诊断依据

对某一来自相应地区的患者，如有典型的临床和实验室表现，尤其是特征性的心血管造影所见者，诊断即可成立。可能出现嗜酸性粒细胞增多，并不一定反映有伴发的寄生虫感染存在。心内膜心肌活检术对确诊偶尔会有帮助。然而，此操作可使附壁血栓脱落，从而导致栓塞，故不主张做左心室活检术。此外，由于病变常呈局灶性，故活检术可能遗漏病灶。

（三）治疗策略

对心内膜心肌纤维化进行药物治疗相当困难且无特别疗效。重症患者预后极差，2 年病死率达 35%～50%。症状较少的轻症病例生存略高。洋地黄类制剂有助于控制心房颤动患者的心室率，但对充血症状的治疗反应欠佳。心房颤动是预后不佳的表现。利尿药在疾病早期可能有效。心内膜心肌病一旦进展到纤维化阶段，外科治疗有助于改善症状，是一种治疗选择。手术切除纤维化的心内膜和置换二尖瓣和（或）三尖瓣可有实质性的症状改善，以左心室受累为主者效果尤佳。手术后心导管检查提供的客观依据表明患者的血流动力学有所改善。长期随访结果表明最好进行姑息性手术。因为复发的纤维化、持续功能限制，以及累积死亡率均限制了手术治疗的成功率。

十三、类癌心脏病

（一）主要特点

类癌综合征由转移性类癌肿瘤引起，以皮肤潮红、腹泻、支气管痉挛，以及由独特的纤维组织形成的心内膜斑块为特征。血管舒缩、支气管痉挛和心脏症状等均与肿瘤分泌的 5-羟色胺，以及其他循环激素物质有关。实际上所有的患者都有腹泻和皮肤潮红症状，超声心动图上有心脏异常者约占半数。约 1/4 病例临床症状明显且严重，多为右侧心脏病变。60%～90% 的肿瘤起源于小肠和阑尾，其余则位于其他胃肠道区域和支气管内。回肠的类癌瘤最易发生转移，累及局部淋巴结和肝脏。通常只有侵袭到肝脏的类癌瘤才会引起类癌心脏病。心脏损伤可能与循环中存在大量由肿瘤分泌的 5-羟色胺，以及其降解产物有关。肝脏转移显然可使大量肿瘤分泌物抵达心脏。据推测，右侧心脏之所以易受累及与具有侵害作用的体液性物质需由肺灭活有关。5%～10% 的患者发生明显左心瓣膜病，其中绝大多数与血液经开放的卵圆孔直接从右侧心脏流入左侧心脏有关，少数发病则是类癌或肿瘤累及肺部所致。

（二）病理改变

本病的病理特征是三尖瓣和肺动脉瓣"下游"部位心腔的心内膜，以及腔静脉、肺动脉和冠状窦的内膜上存在纤维斑块。斑块内的纤维组织引起瓣膜结构和功能异常，从而导致瓣膜狭窄和反流。在组织学上可见斑块是由位于心内膜表面的纤维组织沉积物构成，并常向深层延伸。部分使用厌食药物如芬氟拉明或右旋酚氟拉明的患者可出现类似的形态学改变。超微结构及免疫组织化学研究显示，平滑肌细胞埋在富含酸性黏多糖和胶原的基质内，共同构成斑块。转移性瘤罕有累及心肌本身者，一旦出现则可累及任何一侧心腔。

（三）临床表现

体格检查几乎均可闻及由三尖瓣反流产生的胸骨左缘收缩期杂音，有些病例可伴有肺动脉瓣狭窄和（或）反流产生的杂音。胸部 X 线片有半数患者可显示正常，但也有可呈现心脏增大、胸腔积液或结节性病变。典型情况下肺动脉干大小正常。不存在如先天性肺动脉狭窄时显现的那种狭窄后扩张征象。心电图上无诊断价值的特异性表现，偶见右心房增大图像，但右心室肥厚的心电图征象常缺如。非特异性 ST 段和 T 波异常，以及窦性心动过速是最常见异常。症状严重的患者常有 QRS 低电压表现。超声心动图可提示三尖瓣或肺动脉瓣增厚，伴以右心房和右心室扩张。少数患者可存在少量心包积液。

（四）治疗策略

对于存在轻度充血性心力衰竭的患者，可给予药物治疗如洋地黄类制剂和利尿药。使用生长抑素类似物，以及化疗可有效改善症状并可能提高生存率。但是任何一种方案均无法延缓或者阻止类癌患者心脏累及的进展。右心瓣膜的球囊瓣膜成形技术可有效改善三尖瓣和肺动脉瓣狭窄患者的症状。虽然"初次"瓣膜成形手术成功，部分患者仍可有症状复发。三尖瓣和（或）肺动脉瓣置换手术、肺动脉瓣切除或切开术可改善症状，并且可使部分症状严重的瓣膜功能不全患者的右心室缩小，但手术病死率较高。无论治疗方案如何，患者的远期死亡率仍然很高，近半数患者在 1~2 年死亡。

十四、心内膜弹力纤维增生病

本病主要发生于胎儿，也可见于婴儿，以胶原蛋白和弹性蛋白沉积、心室肥厚，以及弥漫性心内膜增厚为主要特征。目前病因不明，但心内膜弹力纤维增生病（EFE）可能与病毒感染（尤其是腮腺炎病毒）、代谢异常、自身免疫异常，以及先天性左心室梗阻性病变相关。许多症状与 DCM 类似，可进展为严重充血性心力衰竭而死亡。若患者超声心动图表现为心室心肌心内膜回声增强可提示 EFE，但部分仅有左心室病变存活患者的超声心动图也可有类似表现，因此单凭超声心动图的结果无法确诊 EFE。EFE 预后一般很差。

（戴云亮）

第四章

胃肠疾病

第一节　胃癌

一、概述

胃癌在全球恶性肿瘤的发病率中居第四位，其死亡率居恶性肿瘤第二位。总体上近年国内外胃癌发病率呈下降趋势，其中以男性、胃窦癌发病率下降较明显，但胃体癌、贲门癌发病率并无降低。我国胃癌高发，病例数约占全球的40%。国内胃癌以55~70岁多发，男女患病比例约2∶1，好发于胃窦部，尤以胃小弯侧多见。甘肃、宁夏、青海及东北等地胃癌高发，而湖南、广西、广东以及云南、贵州、四川、重庆等地胃癌发病率较低。

二、病因

胃癌的病因及确切机制尚不完全清楚，可能与下列因素有关。

（一）生物因素

1994年，世界卫生组织将幽门螺杆菌（Hp）列为引起胃癌的第1类致癌原。目前认为Hp感染是人类非贲门部胃癌发病的重要因素，但仅有Hp感染还不足以引起癌变，尚需其他因素参与。此外，也有研究显示至少10%的胃癌与感染EB病毒有关。

（二）饮食因素

饮食因素为胃癌发病的主要因素。某些致癌物质，如亚硝胺、亚硝酸盐、硝酸盐类等，摄入机体后转变为 N-亚硝基化合物而引发胃癌。其中硝酸盐和亚硝酸盐主要源于蔬菜和腌肉，饮水为其来源之一，但其中含量甚微。食物烟熏煎烤后产生的多环芳烃类化合物，进入机体后可活化为高毒性代谢产物而致癌。膳食中如含杂环胺2-氨基-1-甲基-6-苯基咪唑[4,5-b]，患胃癌危险增加近4倍；如同时还暴露于亚硝基二甲胺，胃癌风险将增至12倍以上。江苏无锡太湖饮用水的相关研究显示，饮用水中微囊藻毒素暴露与男性消化道肿瘤，尤其是胃癌的死亡率上升有关。此外，胃癌还与高盐饮食有关。某些营养素、微量元素、抗氧化剂缺乏或减少等也是胃癌发病的重要危险因素。

（三）遗传因素

胃癌有家庭聚集现象。先证者同胞和父母胃癌患病率明显高于配偶同胞和父母；如父母均患胃癌，其子女胃癌患病率最高达 20% 以上。青少年发生的胃癌中遗传因素的作用可能更大一些。胃癌患者中遗传性胃癌易感综合征占 1% ~ 3%，其中已证实 *E-cadherin* 基因突变可致遗传弥漫性胃癌。

（四）环境因素

肿瘤属于多基因遗传病，个体易患性受遗传因素和环境因素的共同影响，家族成员中有胃癌发生可能是一个危险因素，也有可能是家族成员共有环境因素作用的结果。迁居美国的日本移民流行病学调查显示，环境因素较遗传因素在胃癌发生中所起的作用更大。针对日本原子弹爆炸后幸存者的前瞻性研究显示，电离辐射为胃癌的危险因素。也有研究显示接触温石棉的工人胃癌死亡率危险增高。

（五）癌前变化

胃癌多发生于已有病理改变的癌前变化，胃癌的癌前变化包括癌前病变和癌前疾病。癌前病变是指容易发生癌变的胃黏膜病例组织学变化，但本身尚不具备恶性改变，现阶段得到公认的是不典型增生，一般重度不典型增生很可能已癌变。癌前疾病是指一些易发生癌变的胃疾病，主要包括萎缩性胃炎（伴或不伴肠化和恶性贫血）、慢性胃溃疡、残胃、胃息肉和胃黏膜巨大皱襞症（Menetrier 病）。

三、病理

（一）原发部位

1. 初发胃癌

将胃大弯、胃小弯各等分为 3 份，连接其对应点，可分为上 1/3（U）、中 1/3（M）和下 1/3（L）。每处原发的病变都应记录其最大径。如 1 个以上的分区受累，所有的受累分区都要按受累的程度记录，肿瘤主体所在的部位列在最前，如 LM、UML 等。如肿瘤侵犯食管或十二指肠，记为 E 或 D；胃癌一般以 L 区多见，约占半数，其次为 U 区，M 区较少，同时累及两个及两个以上区域者更少。

2. 复发胃癌

肿瘤在吻合口处（A）、胃缝线处（S）、其他位置（O）、整个残胃（T），扩散至食管（E）、十二指肠（D）、空肠（J）。

（二）大体类型

1. 早期胃癌

指病变仅限于胃黏膜或黏膜下层，不论病变范围、有无淋巴结转移。10% 早期胃癌为多发，病变范围大小不等，绝大多数直径小于 2 cm，最大者直径可达 10 cm，其中 5 mm 以下称为微小胃癌，6 ~ 10 mm 称为小胃癌，活检确认但术后标本连续切片未发现癌，称为一点癌或点状癌。早期胃癌分为 3 型（图 4-1）：Ⅰ 型，隆起型；Ⅱ 型，表浅型，包括 3 个亚型，Ⅱa 型为表浅隆起型，Ⅱb 型为表浅平坦型，Ⅱc 型为表浅凹陷型；Ⅲ 型，凹陷型。如果合并两种以上亚型时，面积最大的一种写在最前面，其他亚型依次排在后面。如 Ⅱc＋Ⅲ。Ⅰ型和 Ⅱ 型的鉴别：Ⅰ 型病变厚度超过正常黏膜的 2 倍，Ⅱa 型的病变厚度不到正常黏膜的 2 倍。

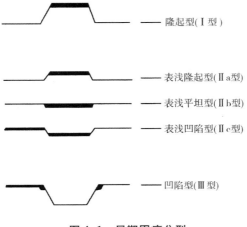

——— 隆起型（Ⅰ型）

——— 表浅隆起型（Ⅱa型）

——— 表浅平坦型（Ⅱb型）

——— 表浅凹陷型（Ⅱc型）

——— 凹陷型（Ⅲ型）

图 4-1 早期胃癌分型

2. 进展期胃癌

指病变深度超过黏膜下层的胃癌。按 Borrmann 分型法分为 4 型（图 4-2）：Ⅰ型，息肉（肿块）型；Ⅱ型，无浸润溃疡型，界限清楚；Ⅲ型，浸润溃疡型，界限不清楚；Ⅳ型，弥漫浸润型。

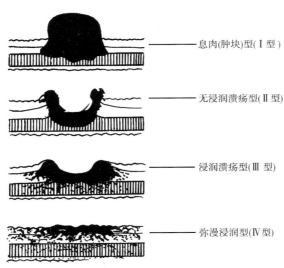

——— 息肉(肿块)型（Ⅰ型）

——— 无浸润溃疡型（Ⅱ型）

——— 浸润溃疡型（Ⅲ型）

——— 弥漫浸润型（Ⅳ型）

图 4-2 进展期胃癌 Borrmann 分型

（三）组织类型

WHO 将胃癌的组织学类型分为乳头状腺癌、腺癌（或管状腺癌，高、中、低分化）、黏液腺癌、印戒细胞癌和未分化癌。

（四）扩散、转移途径

1. 直接浸润

为胃癌主要扩散方式之一。当胃癌侵犯浆膜层时，可直接浸润腹膜、邻近器官或组织，主要有胰腺、肝脏、横结肠及其系膜等，也可借黏膜下层或浆膜下层向上浸润至食管下端，向下浸润至十二指肠。

2. 淋巴转移

为胃癌主要转移途径，一般按淋巴流向转移，少有跳跃式转移。早期胃癌淋巴转移率不超过 20%，进展期胃癌淋巴转移率高达 70%。胃周淋巴结分为 23 组，见图 4-3。此外，还有两处淋巴结临床上很有意义，一是左锁骨上淋巴结，如肿大则可能为癌细胞沿胸导管转移所致；二是脐周淋巴结，如肿大可能为癌细胞经肝圆韧带淋巴管转移所致。淋巴结转移率 = 转移淋巴结数目/受检淋巴结数目。

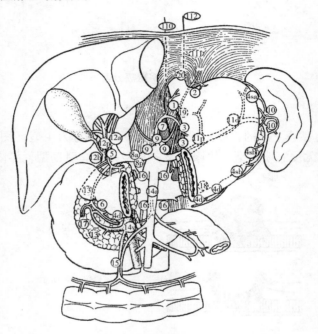

图 4-3　胃周淋巴结分组

①贲门右区；②贲门左区；③沿胃小弯；④sa胃短血管旁；④sb胃网膜左血管旁；④d胃网膜右血管旁；⑤幽门上区；⑥幽门下区；⑦胃左动脉旁；⑧a肝总动脉前；⑧p肝总动脉后；⑨腹腔动脉旁；⑩脾门；⑪p近端脾动脉旁；⑪d远端脾动脉旁；⑫a肝动脉旁；⑫p门静脉后；⑫b胆总管旁；⑬胰头后；⑭肠系膜上动脉旁；⑭v肠系膜上静脉旁；⑮结肠中血管旁；⑯腹主动脉旁；⑰胰头前；⑱胰下缘；⑲膈下；⑳食管裂孔；⑩胸下部食管旁；⑪膈上；⑫后纵隔

3. 血行转移

胃癌晚期癌细胞可经门静脉或体循环向身体其他部位播散，常见转移部位有肝、肺、骨、肾、脑等，其中以肝转移最为常见。

4. 种植转移

当胃癌穿透浆膜后，癌细胞可自浆膜脱落并种植于腹膜、大网膜或其他脏器表面，形成转移癌结节，其中尤以黏液腺癌种植转移最为多见。若种植转移至直肠前凹，直肠指诊可触及肿块。胃癌卵巢转移称为 Krukenberg 瘤，占全部卵巢转移癌的 50% 左右，其机制除种植转移外，也可能是经血行转移或淋巴逆流所致。

（五）胃癌微转移

胃癌微转移是近年提出的新概念，定义为常规病理学检查未能发现的胃癌微小转移灶，包括淋巴结微转移、腹腔游离癌细胞、循环癌细胞、骨髓微转移等。

四、临床表现

（一）症状

患者可有上腹不适、"心窝"隐痛等非特异性症状，约50%的早期胃癌患者可无任何症状和体征。进展期胃癌可有上腹痛，伴早饱、纳差或体重减轻；随病情进展，患者可有上腹痛加重、食欲不振、消瘦、乏力、呕血或黑便，并发幽门梗阻者可呕吐隔夜宿食；贲门癌和高位小弯侧胃癌可有进食哽噎感。

（二）体征

早期患者多无明显体征。若病情进展到晚期，可能出现上腹肿块、左侧锁骨上淋巴结肿大、腹腔积液等，直肠指检可能触及直肠前凹的转移肿块。

五、辅助检查

（一）实验室检查

并发消化道患者查血常规常提示贫血，进展期胃癌患者可有低蛋白血症。胃癌无特异的肿瘤标志物，但动态监测肿瘤标志物有助于评估病情、疗效及预后。CEA 在胃癌的阳性率为14%～29%，可作为肿瘤转移后系统性治疗疗效的监测指标；治疗后复查 CEA 升高，提示有病变残留或进展，预后不良。CA19-9 在胃癌中阳性率为21%～40%，其水平随分期递增而增高。CA72-4 在胃癌中阳性率为21%～59%，其水平高低可反映胃癌浸润、淋巴结转移情况及肿瘤负荷。CA242 在胃癌中阳性率为13%～26%，可随胃癌 TNM 分期递增而升高，尤以Ⅳ期胃癌和有肝转移者最明显。胃癌发生远处转移，尤其腹腔转移时，CA125 常升高。CA125 结合腹腔镜检查是判断胃癌腹腔转移的较好指标。AFP 升高的胃癌患者易发生肝转移，预后差，多见于进展期胃癌，动态监测有助于评估化疗疗效及预后。

（二）影像学检查

1. X 线钡餐

是目前胃癌的主要诊断手段之一，数字化胃肠造影技术使影像更加清晰，分辨率进一步提高。早期胃癌 X 线诊断需借助气钡双重对比造影。进展期胃癌 X 线钡餐表现与 Borrmann 分型一致，即为肿块（充盈缺损）、溃疡（龛影）或弥漫浸润（胃壁僵硬、胃腔狭窄）。

2. 腹部超声、超声内镜（EUS）、多层螺旋 CT（MSCT）等

主要用于评估胃周围淋巴结及重要器官有无转移或浸润，是目前胃癌术前分期、评估可切除性及治疗效果的主要手段。腹部超声分期的准确性为50%，EUS 与 MSCT 相近，约76%，但 MSCT 在判断肝转移、腹膜转移和腹膜后淋巴结转移等方面优于 EUS。MSCT 扫描三维立体重建模拟内镜技术近年也用于胃癌的诊断与分期。

3. 正电子发射计算机断层成像（PET-CT）

部分早期胃癌 PET-CT 图像上可见异常放射性浓聚（SUV）。中晚期胃癌细胞生长活跃，

常可见病灶内示踪剂异常浓聚。一般SUV≥2.5考虑恶性，高SUV提示肿瘤代谢活跃，预后不良。PET-CT诊断胃癌的敏感性为70%~94%，特异性为69%~100%。对T_2期或T_2期以上的原发胃癌，PET-CT是一种灵敏的检测手段，它在胃癌分期、疗效评估、复发、随访及预后判断上有独特优势。

（三）内镜检查

绝大多数胃癌可通过普通内镜活检得到确诊，但仍有少部分胃癌特别是小胃癌及微小胃癌可能被漏诊。色素内镜能显露隐匿的凹陷病灶；窄波图像系统（narrow band imaging，NBI）和放大内镜有助于区分小的早期胃癌和局部胃炎，评估早期胃癌内镜下切除外侧缘；超声内镜有助于术前T分期及辅助穿刺活检。腹腔镜探查可发现CT等影像学检查无法检出的腹膜转移。

六、诊断及鉴别诊断

（一）诊断

对上腹不适、早饱、纳差或体重减轻、食欲不振、消瘦、乏力、呕血或黑便、呕吐隔夜宿食及进食有哽噎感者，查体发现上腹肿块、左侧锁骨上淋巴结肿大、腹腔积液、直肠指检触及直肠前凹肿块者，应警惕胃癌。

X线钡餐检查和胃镜活检是诊断胃癌的主要方法。内镜检查和对高危人群进行筛查是提高早期胃癌检出率的有效方法。色素内镜、窄波图像系统和放大内镜有助于确诊早期胃癌。连续病理切片、免疫组化、流式细胞检测、RT-PCR等可用于诊断胃癌微转移。

腹部超声、EUS、MSCT、PET-CT等检查有助于评估病变浸润深度、局部淋巴结有无肿大以及有无远处转移，为临床分期及可切除性评估提供依据，指导后续治疗。

（二）鉴别诊断

胃癌需与以下疾病进行鉴别。

1. 胃良性溃疡

与胃癌相比较，胃良性溃疡一般病程较长，曾有典型溃疡疼痛反复发作史，抗酸治疗有效，多无食欲减退。除有出血、幽门梗阻等严重并发症外，多无明显体征，不会出现近期明显消瘦、贫血、腹部包块，甚至左侧锁骨上窝淋巴结肿大。X线钡餐检查可见良性溃疡直径常小于2.5cm，为圆形或椭圆形龛影，边缘整齐，蠕动波可通过病灶；胃镜下可见黏膜基底平坦，有白色或黄白苔覆盖，周围黏膜水肿、充血，黏膜皱襞向溃疡集中。癌性溃疡与此有很大不同。

2. 胃肉瘤

胃肉瘤X线钡餐检查多表现为凸向胃腔的透光影，肿瘤形态规则，为类圆形，瘤体表面光滑，基底胃壁较柔软，且有以下3个特征：①桥状皱襞，肿瘤附近的胃黏膜纹爬上肿瘤表现，但未到其顶端时即展平消失；而胃癌的黏膜纹均在肿瘤外围断裂；②脐样溃疡，在肿瘤的顶端可见边缘整齐的圆形充盈缺损，有时在充盈缺损的中心可见典型的脐样溃疡龛影，直径多在0.5~1.0cm；③吻触现象，较大的肿瘤有时与对侧胃壁发生部分接触，在造影片上显示不规则地图样环形钡餐影。胃镜活检多能明确诊断。

3. 胃良性肿瘤

多无明显临床表现，X 线钡餐检查多见圆形或椭圆形的充盈缺损，而非龛影。胃镜下表现为黏膜下包块。

（三）胃癌分期

1. 肿瘤浸润深度用 T 表示

T_x：原发肿瘤无法评价；T_0：切除标本中未发现肿瘤；T_{is}：原位癌，肿瘤位于上皮内，未侵犯黏膜固有层；T_{1a}：肿瘤侵犯黏膜固有层或黏膜肌层（M）；T_{1b}：肿瘤侵犯黏膜下层（SM）；T_2：肿瘤侵犯固有肌层（MP）；T_3：肿瘤穿透浆膜下层（SS）结缔组织，未侵犯脏腹膜（SE）或邻近结构；T_{4a}：肿瘤侵犯浆膜（脏腹膜）；T_{4b}：肿瘤侵犯邻近组织结构。

2. 淋巴结转移用 N 表示

UICC 病理分期主要强调淋巴结转移的数目。N_x：区域淋巴结无法评价；N_1：区域淋巴结无转移；N_1：1～2 个区域淋巴结有转移；N_2：3～6 个区域淋巴结有转移；N_{3a}：7～15 个区域淋巴结有转移；N_{3b}：16 个（含）以上区域淋巴结有转移。区域淋巴结分为三站，超出上述范围的淋巴结归为远处转移（M_1）。相应淋巴结清扫术分为 D_0、D_1、D_2、D_3（表 4-1）。

表 4-1　肿瘤部位与淋巴结分站

肿瘤部位	N_1	N_2	N_3
L/LD	3、4d、5、6	1、7、8a、9、11p、12a、14v	4sb、8p、12b/p、13、16a2/b1
LM/M/ML	1、3、4sb、4d、5、6	7、8a、9、11p、12a	2、4sa、8p、10、11d、12b/p、13、14v、16a2/b1
MU/UM	1、2、3、4sa、4sb、4d、5、6	7、8a、9、10、11p、11d、12a	8p、12b/p、14v、16a2/b1、19、20
U	1、2、3、4sa、4sb	4d、7、8a、9、10、11p、11d	5、6、8p、12a、12b/p、16a2/b1、19、20
LMU/MUL/MLU/UML	1、2、3、4sa、4sb、4d、5、6	7、8a、9、10、11p、11d、12a、14v	8p、12b/p、13、16a2/b1、19、20

3. 远处转移用 M 表示

M_0：无远处转移；M_1：远处转移。

4. 第 7 版 UICC-AJCC

胃癌 TNM 分期见表 4-2。

如表 4-2 所示，Ⅳ期胃癌包括以下几种情况：N_3 淋巴结有转移、肝转移（H_1）、腹膜转移（P_1）、腹腔脱落细胞检查阳性（CY_1）和其他远处转移（M_1），包括胃周以外的淋巴结、肺、胸膜、骨髓、骨、脑、脑脊膜以及皮肤等转移。

表 4-2 胃癌的分期

胃癌分期	N_0	N_1	N_2	N_3
T_1	I A	I B	II	
T_2	I B	II	III A	
T_3	II	III A	III B	
T_4	III A	III B		
H_1，P_1，CY_1，M_1				IV

七、治疗

无淋巴结转移的早期胃癌，可行内镜治疗或手术治疗，术后不需放化疗。局部进展期胃癌或有淋巴结转移的早期胃癌，采用以手术为主的综合治疗。成功实施根治术者，根据其病理分期制订术后化疗方案。对于进展期胃癌分期较晚者（如 III B、IV 期胃癌），需采用多学科综合治疗（multidisciplinary team，MDT）模式。复发胃癌、转移性胃癌一般采取以药物治疗为主的综合治疗手段，手术与否取决于病变可切除性，必要时给予镇痛、支架置入、营养支持等对症支持治疗。

（一）手术治疗

1. 手术治疗基本原则

手术切除是胃癌的主要治疗手段，也是目前唯一可能治愈胃癌的途径，具体分为根治手术及姑息手术两类。胃癌根治术需充分切除胃癌原发病灶，一般应距肿瘤边缘 4～6 cm 并切除胃的 3/4～4/5，Borrmann I 型、II 型可稍近，Borrmann III 型则稍远；根治性近端胃癌根治和全胃切除应在贲门上 3～4 cm 切断食管；根治性远端胃癌根治或全胃切除应在幽门下 3～4 cm 切断十二指肠；邻近食管及十二指肠的胃癌，必要时可行术中冰冻病理检查，以确保切缘无癌残留。此外胃癌根治术还须彻底清除胃周淋巴结。手术切除的根治程度可记录为：R_x：癌残留无法评价；R_0：镜检无癌残留；R_1：镜检癌残留；R_2：肉眼癌残留。

（1）对于可切除的胃癌：①T_{1a}～T_3 应切除足够的胃壁，并保证显微镜下切缘阴性（一般应距肿瘤边缘≥5 cm）；②T_4 期肿瘤需将受侵组织整块切除；③胃切除术应包括区域淋巴结清扫术，推荐 D_2 手术，至少清除 15 个淋巴结；④脾或脾门受累时加行脾切除术，不需常规或预防性脾切除；⑤必要时术中放置空肠营养管（尤其术后需放化疗者）。

（2）对无法切除的胃癌：①无症状不需姑息手术；②不必清扫淋巴结；③短路手术有助于缓解梗阻症状；④必要时行胃造口术或放置空肠营养管。

（3）无法手术治愈的标准：①影像学证实、高度怀疑或活检证实 N_3 以上淋巴结转移；②肿瘤侵犯或包绕大血管；③远处转移或腹膜种植；④腹腔积液细胞学阳性。

2. 手术方式及适应证、禁忌证

（1）早期胃癌。

1）经内镜黏膜切除术（endoscopic mucosal resection，EMR）：EMR 适用于非溃疡性病变、病灶直径小于 1.5 cm、高或中分化、浸润深度未超过黏膜下层浅肌层、无血管浸润的早期胃癌。此操作创伤小，但切缘肿瘤残留率可达 10%。

2）经内镜黏膜下剥离术（endoscopic submucosal dissection，ESD）：相对于 EMR 是可最大限度地减少肿瘤残留和复发的诊治方法，可能出现胃穿孔等并发症，适用于无固有肌层浸润、无淋巴和血行转移的早期胃癌。ESD 禁忌证：凝血功能异常，不具备开展无痛内镜的医疗单位，黏膜下层注射盐水后局部无明显隆起者（提示病变基底部黏膜下层与肌层有粘连或浸润）。

3）胃切除术：适用于侵犯黏膜下层的胃癌或直径超过 2 cm 的黏膜内癌，以及早期胃癌行 EMR 或 ESD 后病理为低分化、有血管浸润、淋巴结转移或侵犯黏膜下层深肌层者。如第 1 站淋巴结有转移者应同时予以清扫（D_1）。

（2）进展期胃癌。

1）胃癌 D_2 根治术：进展期胃癌的标准术式，适用于肿瘤浸润深度超过黏膜下层或伴有淋巴结转移但尚未侵犯邻近脏器者。以 L 区胃癌为例说明远端胃癌根治术（D_2）切除范围：切除大、小网膜，横结肠系膜前叶和胰腺被膜，清除第 1 站淋巴结（3、4 组、5、6 组），清除第 2 站淋巴结（1、7、8a、9、11p、12a、14v 组），幽门下 3~4 cm 切断十二指肠，距肿瘤近侧 4~6 cm 切断胃。不同部位胃癌根治术淋巴结清扫范围见表 4-3。

表 4-3　不同部位胃癌 D_1 及 D_2 淋巴结清扫范围

术式	远端胃切除	近端胃切除	全胃切除
D_1	1、3、4sb、4d、5、6、7	1、2、3、4sa、4sb、7	1~7
D_2	D_1+8a、9、11p、12a	D_1+8a、9、10、11	D_1+8a、9、10、11、12a

2）胃癌扩大根治术：对胃癌淋巴结转移到第 2 站以远者，为保证 R_0 切除，可扩大淋巴结清扫范围到 D_2 以远，称为胃癌扩大根治术。

3）胃癌联合脏器切除术：对于已侵犯脾、胰腺体尾部、胰头及十二指肠、肝脏等周围脏器的胃癌，为获得 R_0 切除，如患者能承受，可在胃癌切除胃病变及转移淋巴结基础上，切除受累部分周围脏器，此为胃癌联合脏器切除术。

4）晚期胃癌姑息手术：如胃癌姑息性切除术、胃空肠短路术、胃空肠营养管置入术等，适用于有远处转移或肿瘤侵犯重要脏器无法切除，且并发出血、穿孔、梗阻等并发症者，可望解除症状，提高生活质量。

5）晚期胃癌内镜下对症治疗：内镜下肿瘤消融术可用于短期控制出血；对肿瘤未侵犯胃远端、厌食、吞咽困难或营养不良者可在内镜下行胃造口或空肠造口；胃食管结合部或胃流出道肿瘤梗阻者可在内镜下扩张或置入金属扩张。

（3）残胃癌、复发胃癌：残胃癌、复发胃癌仍以手术治疗为主。早期残胃癌或复发癌可参照早期胃癌手术方式，包括内镜下手术；进展期残胃癌或复发胃癌采用以手术为主的综合治疗，通过 MDT 模式充分评估，给予合理的"个体化"治疗。

（4）腹腔镜下胃癌手术：腹腔镜下胃癌手术包括完全腹腔镜下胃癌手术及手助腹腔镜下胃癌手术，均应遵循开腹手术的肿瘤根治原则及清扫范围。目前公认的腹腔镜胃癌手术主要限于 I 期胃癌，尤其是早期 I 期胃癌；腹腔镜下 D_2 根治术等尚需进一步验证其疗效。腹腔镜下胃癌手术的禁忌证：大面积浆膜受侵；肿瘤直径大于 10 cm；转移淋巴结融合并包绕重要血管；肿瘤广泛侵犯周围组织；腹腔严重粘连、重度肥胖、急诊手术、心肺肝肾等脏器严重疾病。

（5）机器人胃癌手术：与传统腹腔镜手术不同，机器人手术系统具有手颤抖消除、动作比例设定和动作指标化功能，显著提高了手术操作的稳定性、精确性和安全性，同时其传输的高清晰三维立体图像实现了真正的三维景深和高分辨率，使术者拥有如同开放手术般的视野。机器人胃癌手术的适应证：胃癌侵犯深度为 T_3 以下；胃癌探查及分期；晚期胃癌短路手术。机器人胃癌手术禁忌证同腹腔镜下胃癌手术。

（6）胃癌根治性手术禁忌证：全身状况无法耐受手术；局部广泛浸润无法完整切除；已有远处转移的确切证据，包括远处淋巴结转移、腹膜广泛播散、肝脏 3 个以上转移灶等；心、肺、肝、肾等重要脏器功能明显缺陷，严重低蛋白血症，贫血，营养不良等无法耐受手术。

（二）化疗

胃癌化疗分为姑息化疗、术后化疗和新辅助化疗。应综合考虑胃癌分期、体力状态、不良反应、生活质量，避免治疗过度或不足，及时评估疗效，密切注意不良反应，必要时酌情调整方案及剂量。

1. 姑息化疗

对体力状态差、高龄患者，用口服氟尿嘧啶类或紫杉类药物的单药化疗。对于全身状况良好、主要脏器功能基本正常的无法切除、复发或姑息性切除术后的患者，可予姑息化疗缓解症状、改善生活质量。常用药物包括氟尿嘧啶（5-FU）、卡培他滨、替吉奥、顺铂、表柔比星、多西紫杉醇、紫杉醇、奥沙利铂、伊立替康等。常用方案有两药或三药方案，两药方案包括 5-FU/LV + 顺铂（FP）、卡培他滨 + 顺铂、替吉奥 + 顺铂、卡培他滨 + 奥沙利铂（XELOX）、FOLFOX、卡培他滨 + 紫杉醇、FOLFIRI 等。三药方案包括 ECF 及其衍生方案（EOX、ECX、EOF）、DCF 及其改良方案等，适用于体力状况好的晚期胃癌患者。对 HER-2 表达呈阳性的晚期胃癌患者，可在化疗基础上加用分子靶向治疗药物，如曲妥珠单抗。

2. 术后化疗

术后化疗适用于病理分期为 IB 期伴淋巴结转移者、II 期及以上者。一般在术后 3～4 周患者体力状况基本恢复后开始，推荐氟尿嘧啶类联合铂类的两药方案，为期 6 个月。对分期为 IB 期、体力状况差、高龄、不耐受两药方案者，可给予口服氟尿嘧啶类药物的单药化疗，总疗程不超过 1 年。

3. 新辅助化疗

新辅助化疗是指在手术或放疗前先全身化疗数程，手术或放疗后继续完成剩余疗程化疗，这与以往术后或放疗后才开始的辅助化疗不同，故称新辅助化疗。对无远处转移的局部进展期胃癌（ $T_{3/4}$ 、N+），推荐两药或三药联合的新辅助化疗方案，如 ECF 及其改良方案，一般不超过 3 个月，应及时评估疗效，注意观察不良反应，避免增加手术并发症。术后辅助治疗应结合分期及新辅助化疗疗效，有效者延续原方案或根据耐受性酌情调整，无效者更改方案。

（三）放疗

主要用于胃癌术后辅助治疗、手术无法切除的局部晚期胃癌的同步放化疗及晚期转移性胃癌的姑息治疗。多采用以顺铂、氟尿嘧啶及其类似物为基础的同步放化疗，需待肝肾功能和血常规恢复正常后实施。采用常规放疗技术或调强适形放疗技术时，应注意保护胃周脏器，特别是肠道、肾脏和脊髓，避免严重放射性损伤。三维适形放疗技术（3DCRT）和调强放疗技术（IMRT）是先进的放疗技术，可用 CT 或 PET/CT 设计放疗计划。

（四）生物治疗

包括针对胃癌细胞表达的特异性抗原疫苗的特异性免疫治疗及添加 IL-2 等细胞因子的非特异性免疫治疗。

（五）支持治疗

包括镇痛、肠内外营养支持、控制腹腔积液、中医中药治疗等，目的是缓解症状、减轻痛苦、改善生活质量。

八、预后

早期胃癌 5 年生存率达 90%，Ⅱ 期胃癌约 66%，Ⅲ 期胃癌约 51%，Ⅳ 期胃癌约 14%。胃癌患者需定期随访，监测疾病复发或治疗相关不良反应，评估并改善营养状态。随访项目包括血液学、影像学、内镜检查等。随访频率：3 年内每 3~6 个月一次；3~5 年每 6 个月一次；5 年后每年一次；内镜检查每年一次。全胃切除术后应当补充维生素 B_{12} 和叶酸预防巨细胞性贫血。

（王　红）

第二节　胃淋巴瘤

一、概述

原发性胃淋巴瘤（primary gastric lymphoma，PGL）是最常见的结外淋巴瘤之一，起源于胃及邻近淋巴结。PGL 占胃恶性肿瘤的 2%~5%，约占所有淋巴瘤的 2%。60~70 岁为该病高发期，男性较女性多发，好发于胃窦和胃体。大部分胃淋巴瘤为高度恶性 B 细胞淋巴瘤，部分由低度恶性的黏膜相关淋巴组织（mucosa-associated lymphoid tissue，MALT）发展而来；低度恶性的 PGL 几乎全部是 B 细胞淋巴瘤；胃的 T 细胞淋巴瘤及霍奇金淋巴瘤极其罕见。

二、病因

原发性胃淋巴瘤的病因及确切机制尚不清楚，可能与下列因素有关。

1. 幽门螺杆菌（Hp）感染

PGL 与幽门螺杆菌感染密切相关，尤其是低度恶性 MALT 淋巴瘤。在有低度恶性成分的高度恶性淋巴瘤中，Hp 检出率为 52%~71%，在高度恶性淋巴瘤中，Hp 阳性率为 25%~38%。研究显示 Hp 感染出现在淋巴瘤发展之前，胃淋巴瘤 Hp 阳性者根除 Hp 后部分病例 PGL 也可以消退。

2. 免疫抑制

23% 的胃肠道非霍奇金淋巴瘤发生于 HIV 感染者，其中少数为低度恶性 MALT 淋巴瘤，绝大部分为大 B 细胞性淋巴瘤或 Burkitt/Burkitt 样淋巴瘤。

三、病理

PGL 包括霍奇金病和非霍奇金淋巴瘤，后者占绝大多数，以 B 细胞为主。多见于胃体中部小弯侧和后壁，始于胃黏膜相关淋巴样组织，逐渐向周围蔓延并侵犯全层。瘤体两面的黏膜或浆膜可隆起但外观完整，随病情进展黏膜表面可形成溃疡、出血或穿孔。胃恶性淋巴瘤以淋巴转移为主。

四、临床表现

临床上以腹痛最为常见，其次为恶心、呕吐、食欲减退、黑便及体重下降等。虽然胃出血比较少见，但半数以上的胃淋巴瘤患者都有大便隐血阳性及贫血；自发性胃穿孔的发生率较低。胃淋巴瘤早期一般无明显体征，晚期常见体征有贫血、腹部包块、肝脾肿大、恶病质等。

五、诊断

1. 胃镜

怀疑胃淋巴瘤首选胃镜。与胃癌不同，PGL 常位于中—远端胃，近端胃较少见。胃恶性淋巴瘤源于黏膜下层，单次活检难确诊，可疑者如未能确诊应采用大口径内镜钳对可疑部位多点活检或行黏膜下切除活检。

2. 内镜超声（EUS）

EUS 诊断胃淋巴瘤的准确率为 77%～93%，在判断浸润深度方面其准确率可达 92%，在判断淋巴转移方面准确率为 77%。

3. CT

PGL 在 CT 上表现为胃壁局部增厚或弥漫性增厚，可达 4 cm。黏膜纹粗大，仅有轻度对比增强，此点与浸润型胃癌呈明显对比增强不同。此外，胃淋巴瘤常可见肾蒂上、下及腹主动脉旁淋巴结肿大。经内镜确诊的胃淋巴瘤，需行胸腹 CT 排除继发性胃淋巴瘤。

4. X 线钡餐

根据 X 线钡餐表现可分为肿块型、溃疡型和浸润型 3 种类型，其中以肿块型最常见，表现为多数大小不等的充盈缺损，从数毫米到数厘米，彼此可粘连，也可分散存在，其间黏膜有多发浅溃疡或深糜烂。病变多累及胃两个分区以上，但胃壁的柔软性改变不大，透视下观察胃腔可随着胃内气量增加而充分扩开。

5. 分子生物学技术

包括 Southern 印迹基因重组和聚合酶链反应，敏感性较高，对少数内镜活检仍难确诊及治疗后复发者也有较高敏感性。

6. 其他

血生化检查常提示乳酸脱氢酶及 β_2 微球蛋白升高。骨髓穿刺和骨髓活检可为晚期胃淋巴瘤患者提供病理诊断并指导化疗。PET-CT 可为临床分期提供依据。

六、治疗

1. 根除幽门螺杆菌治疗

早期确诊胃淋巴瘤时应予根除 Hp 治疗，约 75% 胃黏膜相关淋巴样组织淋巴瘤根除 Hp 后病灶消退，仅限于胃壁的 MALT 淋巴瘤首选根除 Hp 治疗。无效者应考虑染色体异常，如 t（11；18）/API2-MALT1。根除 Hp 后放化疗可提高肿瘤完全消退率，但病变可复发，故需定期胃镜随访。

2. 手术治疗

手术治疗原发性胃淋巴瘤尚存在争议，主要用于处理其并发症；非手术治疗正逐渐取代手术而成为 PGL 主要治疗方法。

3. 化疗

胃侵袭性淋巴瘤治疗可参照结内淋巴瘤治疗指南：局限性淋巴瘤一线治疗采用 3~4 周期标准的 R-CHOP 方案，并序贯受累野放疗；播散型淋巴瘤采用 6~8 周期 R-CHOP 方案治疗。目前常规应用 CHOP 方案（环磷酰胺、阿霉素、长春新碱、泼尼松）或联合利妥昔单抗（rituximab，R）治疗各期胃淋巴瘤，疗效显著；COP 方案（环磷酰胺、长春新碱、泼尼松）可用于治疗低度恶性胃淋巴瘤；AVmCP 方案（阿霉素、替尼泊苷、环磷酰胺、泼尼松）用于治疗高度恶性胃淋巴瘤。

4. 放疗

放疗常作为化疗或手术切除后的辅助治疗，也用于抗 H. pylori 治疗无效的 MALT 淋巴瘤，它是局限性胃 MALT 淋巴瘤的标准治疗方案。术后放疗仅用于瘤灶已穿透浆膜、区域淋巴结有转移、胃内有多中心瘤灶、切缘有瘤残留、周围脏器受累以及手术局部复发等情况。

5. 联合治疗

多种治疗手段联用是原发性胃淋巴瘤的主要治疗模式。手术切除联合化疗和放疗被学术界广泛认可，可明显改善 5 年生存率。最佳治疗方式的选择需综合考虑临床分期、病理学分型、患者年龄与其他伴随疾病等。

七、预后

原发性胃淋巴瘤的预后要好于胃癌。其预后主要与病理类型、肿瘤分期、切除是否彻底及术后是否行化疗、放疗有关。预后较好的指标包括：①低度恶性病理分型；②年龄 <65 岁；③切缘无瘤；④达到第一次完全消退。低度恶性者 5 年生存率可达 91%；继发性高度恶性者 5 年生存率可达 73%；原发性高度恶性者 5 年生存率约为 56%。

（李萌萌）

第三节　胃间质瘤

一、概述

胃间质瘤（gastrointestinal stromal tumors，GISTs）是胃肠道最常见的间叶组织来源肿瘤，可能起源于肠道 Cajal 细胞，85% 由突变的 c-kit 或血小板源性生长因子受体 α（platelet-derived growth factor receptor alpha, PDGFRα) 基因驱动。绝大多数患者无明显危险因素, 然而有部分患者继发于遗传性突变或某些特殊的肿瘤综合征, 如 Carney 三联征、Carney-Stratakis 综合征、I 型神经纤维瘤病。GISTs 好发于 50 ~ 60 岁, 男女比例约为 1.2 : 1, 其中胃间质瘤占 50% ~ 70%。

二、病理

胃间质瘤大小不等, 直径可在 0.2 ~ 44 cm, 数目不一, 位于黏膜下层、固有肌层或浆膜下, 可向腔内、腔外或同时向腔内、腔外生长, 根据肿瘤主体位置可分为腔内型、壁内型、哑铃型、腔外型。胃间质瘤多呈膨胀性生长, 边界清楚, 质硬易碎; 切面灰白、灰红或黯红色, 中心可有出血、坏死、囊性变等继发性改变。组织学上依据细胞形态将胃间质瘤分为三大类: 梭形细胞为主型 (50% ~ 70%)、上皮样细胞为主型 (20% ~ 40%) 和混合型 (10%)。免疫组化检测 CD117 阳性率约 95%, DOG-1 阳性率约 98%, CD34 阳性率约 80%。良性 GISTs 的 CD34 表达较高, 且 CD34 表达特异性强, 在区别 GISTs 与平滑肌瘤或神经源性肿瘤时具有重要价值。此外, 胃间质瘤也可有肌源性或神经源性标志物的表达, 如 α-SMA、desmin、S-100 等, 但阳性率低, 且多为局灶阳性。局限性 GISTs 的危险度评估包括肿瘤部位、大小、核分裂象及是否破裂等。完整切除的局限性胃间质瘤, 可依据形态学特征分为良性、潜在恶性和恶性。

三、临床表现

胃间质瘤的症状依赖于肿瘤的大小和位置, 可表现为腹部不适、腹痛、腹胀、腹部包块等。胃肠道出血是最常见症状。部分患者可因胃肠道穿孔就诊, 这类患者腹腔种植和局部复发的风险增加。GISTs 患者首诊时 11% ~ 47% 已有肝和腹腔转移, 淋巴结和腹腔外转移即使在晚期病例也较罕见。

四、诊断及鉴别诊断

(一) 诊断

根据患者胃肠出血或腹部不适的临床表现, 结合消化道造影、CT、内镜及内镜超声提示非黏膜发生的胃肠肿瘤, 可作出初步诊断, 但其确诊需依据免疫组化结果, 典型胃间质瘤免疫组化表型为 CD117 和 CD34 阳性。评估胃间质瘤恶性程度的因素包括局部浸润、转移、复发、肿瘤大小及核分裂数。

(二) 鉴别诊断

1. 胃癌

腔内型胃间质瘤可能破坏黏膜层, 且胃间质瘤可能同时并发胃癌, 如内镜下鉴别困难, 可通过活检病理及免疫组化进行鉴别。

2. 胃平滑肌瘤/肉瘤

胃间质瘤大多 CD117 和 CD34 弥漫性阳性表达, SMA 不表达或为局灶性表达, 而胃平滑肌瘤/肉瘤 CD117 和 CD34 阴性表达, SMA 弥漫性阳性表达。

3. 胃神经鞘瘤

胃间质瘤中只有少部分病例有 S-100 表达，而胃肠道神经鞘瘤 S-100 弥漫性阳性表达，CD117 和 CD34 阴性表达。

4. 胃自主神经瘤

CD117、CD34、S-100、SMA 和 desmin 均阴性表达，电镜下可见神经分泌颗粒。

五、治疗

（一）手术治疗

对可切除的胃间质瘤，可采用局部切除、楔形切除、胃大部切除等术式，切缘距肿瘤 1~2 cm、完全切除即可，不需清扫淋巴结。腹腔镜手术较开腹手术近期优势明显，远期效果无差异。为防止肿瘤破裂增加复发及转移风险，腹腔镜手术一般限于直径 5 cm 以下的胃间质瘤。对胃间质瘤多灶、巨大或伴发胃癌者可采用全胃切除术。规范的肿瘤外科手术操作也是预防肿瘤复发的关键，包括完整切除肿瘤、防止破溃、确定安全边缘等。对切除风险较大或严重影响脏器功能者，宜先行术前药物治疗，待肿瘤缩小后再手术。对分子靶向治疗有效且肿瘤维持稳定的复发或转移性胃间质瘤，在估计所有病灶均可切除的情况下，可切除全部病灶。对复发或转移性胃间质瘤，如只有单个或少数几个病灶进展，如全身情况良好，可行姑息性减瘤术，切除进展的病灶，同时尽可能切除更多的转移灶。

（二）分子靶向治疗

对于不可切除、转移或复发的胃间质瘤，可口服分子靶向药物伊马替尼，初始剂量 400 mg/d；对 c-kit 外显子 9 突变的胃间质瘤，初始剂量 600 mg/d。如伊马替尼有效，需持续用药直至病变进展或毒性不耐受。标准剂量伊马替尼治疗后病变进展或不耐受者，可加量或改用舒尼替尼。对肿瘤进展但尚可手术者，可停药 1 周后手术。

（三）其他治疗方式

如病变转移到肝、骨骼及其他部位，可行射频消融、介入栓塞及放疗等处理。

六、预后

所有胃间质瘤患者均需建立完整的病例档案系统随访。胃间质瘤术后最常见的转移部位是腹膜和肝脏，推荐腹盆腔增强 CT 或 MRI 作为常规随访项目。①中高危患者每 3 个月进行 CT 或 MRI 检查，持续 3 年，之后每 6 个月 1 次，直至满 5 年。②低危患者每 6 个月进行 CT 或 MRI 检查，持续 5 年。③至少每年 1 次行胸部 X 线检查，出现相关症状时可行 ECT 骨扫描。

（项　瑛）

第四节　克罗恩病

一、概述

克罗恩病（Crohn disease，CD）是一种胃肠道慢性肉芽肿性炎症，病变可累及胃肠道各个部位，而以末端回肠及其邻近结肠为主，呈节段性或跳跃式分布，具有透壁性病变和反复发作的特点。CD 发病率在种族和地域分布上存在显著差异，且随时间迁移而变化。在北美，CD 发病率为 3.1/10 万～20.2/10 万，患病率约为 201/10 万。相比西方国家而言，亚洲国家的 CD 发病率较低，然而近些年来，包括我国在内的一些发展中国家 CD 发病率有迅速上升趋势。

二、病因

CD 的病因尚未完全明确，普遍的观点认为其发病是外界环境作为始动因素导致易感人群对肠腔内微生物产生过度的炎症反应。

（一）遗传因素

早期的家族聚集性和双胞胎一致性研究均提示 CD 存在遗传易感性。2001 年发现 CD 的第一个易感位点 *NOD2* 基因（又称 *CARD15* 基因），其 3 个主要的多态性位点（Arg702Trp、Gly908Arg 和 Leu1007fsins C）与欧美人群显著相关，而在亚洲人群中未得到证实。随后的研究还发现自噬基因 *ATG16L1* 和 *IRGM* 与 CD 的发病相关，而 *IL23R* 基因的突变则为 CD 的保护因素。近年来，全基因组关联研究（genome-wide association study，GWAS）成为深入研究 CD 的有效手段。一项 GWAS 相关 Meta 分析发现与 CD 关联的 71 个遗传易感位点，例如 NOD2、ATG16L1、IRGM、NALP3、IL-23R、IL-10、IL-27、PTPN2 和 FUT2 等，它们涉及细菌的识别、自噬、内质网应激、上皮功能障碍、T 细胞分化、氧化应激和黏膜免疫等。

（二）环境因素

炎症性肠病（IBD）的发病率逐年上升提示环境因素在 IBD 发病中起了重要的作用。流行病学研究报道了许多保护因素和危险因素，其中值得一提的是吸烟人群的溃疡性结肠炎（UC）发病率较低，而 CD 的发病率更高，并且吸烟的 CD 患者病程中手术率和术后复发率更高。另外，母乳喂养被认为是 CD 的保护因素。

（三）微生物

许多病原体被认为是 CD 的致病细菌。1913 年，Dalziel 发现人类特发性肉芽肿性肠炎（现称 CD）与约尼病（Johne disease）相像，而后者为发生在反刍动物的肉芽肿性肠病，多由副结核分枝杆菌所致。因此人们推测副结核分枝杆菌也可能为 CD 的致病菌，然而目前仍无定论。最新研究表明，黏附侵袭性大肠埃希菌（adherent-invasive E. coli，AIEC）也可能是一个潜在的 CD 致病细菌。

近些年来，许多研究提示正常存在的肠道菌群在 CD 发病中发挥着重要的作用。例如许多 IBD 遗传易感的动物模型在无菌环境下不会发生肠道炎症或者延迟出现 IBD 表型，一旦恢复肠道菌群，则出现了肠道炎症。另外粪便移植可以治疗 CD 也是强有力的证据。基于第二代测序手段的研究也发现，相比健康人，CD 患者出现肠道微生物多样性的减少以及失衡，厚壁菌减少，拟杆菌增加。

（四）免疫反应

极化的单层肠上皮细胞、杯状细胞分泌的黏液层以及上皮之间的紧密连接被认为是肠黏膜免疫系统的第一道防线。当一些致病因子使得肠通透性增加，肠腔内抗原就会进入肠黏膜内，进而被上皮内和固有层黏膜的多种先天性免疫细胞通过 Toll 样受体（Toll-like receptor，

TLR）和 NOD 样受体（nucleotide binding domain like receptor，NLR）所识别，从而激活先天免疫反应。然而一些 CD 患者存在 *NOD2* 基因多态性，因此存在异常的先天性免疫，从而增加微生物侵入的机会。

肠腔内微生物进入固有层后激活 T 细胞，使之释放细胞因子如肿瘤坏死因子 α 和 γ 干扰素等，使肠道发生炎症。一般认为适应性免疫系统的失衡在 CD 中的作用不是启动炎症，而是介导或维持肠道炎症，其表现为效应 T 细胞（如 Th1 和 Th17 细胞）和天然 Treg 细胞与诱导性 Treg 细胞的失衡。总的说来，CD 是一种典型的 Th1 型反应。

三、病理

CD 好发于末端回肠和邻近结肠，以回结肠同时累及者最多，其次局限在小肠。病变主要在回肠，以末端回肠为主，结肠单独累及次之。上消化道单独累及少见，多伴有末端回肠或结肠病变。

大体形态有如下特点：①病变呈节段性或跳跃性，病变浆膜侧可见充血或炎性渗出物，病程长者可发生粘连；②肠壁增厚和肠腔狭窄；③早期 CD 呈阿弗他样溃疡，逐渐进展为融合的线性溃疡；④溃疡将周围水肿黏膜分隔成卵石样外观的小岛；⑤小肠 CD 易在系膜对侧出现脂肪包绕。

组织学典型的镜下改变包括：①以淋巴细胞和浆细胞为主的慢性炎症细胞浸润，以固有层底部和黏膜下层为重，常见淋巴滤泡形成；②隐窝结构异常，腺体增生，个别隐窝脓肿，黏液分泌减少不明显，可见幽门腺化生或帕内特细胞化生；③节段性、透壁性炎症；④活动期有深入肠壁的裂隙状溃疡，周围重度活动性炎；⑤非干酪样坏死性肉芽肿见于黏膜内、黏膜下、肌层甚至肠系膜淋巴结；⑥黏膜下层水肿和淋巴管扩张，晚期黏膜下层增宽或出现黏膜与肌层融合（图 4-4）。

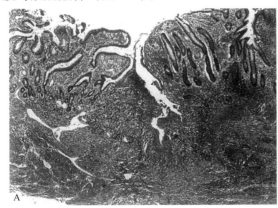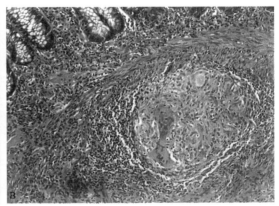

图 4-4 克罗恩病组织病理
A. 黏膜全层炎及裂隙状溃疡（HE 染色，×40 倍）；B. 非干酪样坏死性肉芽肿（HE 染色，×200 倍）

四、临床表现

CD 好发于青年，根据我国统计资料发病高峰年龄为 18～35 岁。起病多数缓慢，病程呈慢性经过，多表现为长短不等的发作期与缓解期交替，有终身复发倾向。少数呈急腹症样急性起病。临床表现呈多样化，症状也轻重不一，包括消化道表现、肠外表现、全身性表现及并发症。

（一）症状

1. 消化道表现

消化道表现主要有慢性腹泻和腹痛。慢性腹泻为最常见的症状，大便多为糊状，偶见肉眼脓血，里急后重感较 UC 少见。腹泻的严重程度与肠道累及范围和严重程度存在一定的相关性。腹泻的发生与黏膜炎症渗出、细菌过度生长以及结肠动力障碍有关。而腹痛为另一常见症状，约70%的患者诊断前就存在，多位于右下腹或脐周围，间歇性发作，常为痉挛性阵痛或肠鸣。多为进餐后加重，排便或肛门排气后缓解。腹痛的发生机制目前尚不明确，目前认为肠内容物通过狭窄的肠段时激活肠壁牵张受体（stretch receptors），导致腹痛，甚至呕吐，而肠段浆膜层炎症将导致内脏痛。另外，CD 患者的肠肌丛的神经节数量和大小增加也可能提示神经功能紊乱，从而导致腹痛。

瘘管形成是 CD 的透壁性表现，也是其临床特征之一。免疫激活触发释放各类蛋白酶和基质金属蛋白酶，从而直接损害组织，形成窦道，进而穿透邻近组织。瘘分内瘘和外瘘，前者可通向其他肠段、肠系膜、膀胱、输尿管、阴道、腹膜后等处，后者通向臀部、大腿部、腹壁或肛周皮肤等。15%～35%的 CD 患者出现肛周瘘管，其他肛周病变包括肛周脓肿、皮赘、肛裂等。需要注意的是肛周脓肿和肛周瘘管可为少部分 CD 患者的首诊表现。

2. 肠外表现

肠外表现可有关节炎、坏疽性脓皮病、眼虹膜睫状体炎、小胆管周围炎、硬化性胆管炎、慢性活动性肝炎及慢性胰腺炎，淀粉样变性或血栓栓塞性疾病也偶可见。

3. 全身表现

全身性表现主要有体重减轻、发热、食欲不振、疲劳、贫血等，青少年患者可见生长发育迟缓。

广泛的小肠病变或切除（肠吸收不良）、炎症肠段（丢失过多）以及药物治疗可导致一些特殊营养因子（如铁、叶酸、维生素 B_{12}、钙、镁、锌和脂溶性维生素等）缺乏，然而值得关注的是部分患者担心腹痛而害怕进食导致摄入过少。

与疾病活动相关的发热多为低热，与促炎症因子释放增加有关。当高热出现时需要考虑是否存在感染因素。

（二）体征

部分患者查体可触及腹部包块，常位于右下腹与脐周，多由于肠粘连、肠壁增厚、肠系膜淋巴结肿大、内瘘或局部脓肿而形成。当患者出现肠道狭窄所致的不完全性肠梗阻时也可见肠型及蠕动波、肠鸣音亢进等。体重下降也是本病常见的体征。

（三）并发症

常见的有腹腔脓肿、肠狭窄和梗阻，较少见的有消化道大出血、急性穿孔，病程长者可发生癌变。

肠外并发症可有胆囊炎、胆石症（可能与末端回肠病变引起胆盐吸收障碍有关）、尿路结石（脂肪吸收不良使肠内草酸盐吸收过多所致）、脂肪肝（营养不良及毒素作用所致）及吸收不良综合征（小肠吸收面积明显减少所致）等。此外，CD 患者血液凝固性可增高，可伴有全身血栓形成或肠微栓塞。

五、辅助检查

（一）实验室检查

血液检查中可见异常包括贫血、炎症指标［C 反应蛋白（C-reactive protein，CRP）和红细胞沉降率］上升、血清铁下降，电解质紊乱（腹泻引起）、白蛋白降低（炎症及营养物质吸收障碍引起）和维生素缺乏。CRP 水平与疾病活动程度相关。大便钙卫蛋白和乳铁蛋白可以用于判断肠道炎症。p-ANCA 和 ASCA（ASCA$^+$/p-ANCA$^-$）可以用于鉴别 CD 和溃疡性结肠炎（ulcerative colitis，UC），但临床意义有限。Anti-OmpC 可用于辅助诊断。如果患者存在腹泻时，应该进行大便培养和寄生虫检测，必要时行难辨梭菌毒素检测。

（二）内镜检查

1. 结肠镜检查

结肠镜检查和活检应列为 CD 诊断的常规首选检查，镜检应达末段回肠。具特征性的内镜表现为非连续性病变、纵行溃疡和卵石样外观（图 4-5）。

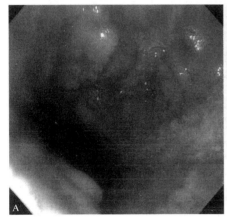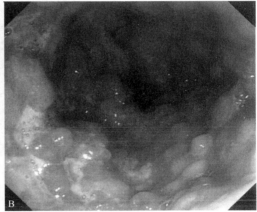

图 4-5 克罗恩病结肠镜下表现

A. 纵行溃疡；B. 卵石样外观

2. 小肠胶囊内镜检查

主要适用于疑诊 CD 但结肠镜及小肠放射影像学检查阴性者。对发现小肠黏膜异常相当敏感，但对一些轻微病变的诊断缺乏特异性，且有发生滞留的危险。

3. 小肠镜检查

主要适用于其他检查（如小肠胶囊内镜或放射影像学检查）发现小肠病变或尽管上述检查阴性而临床高度怀疑小肠病变，需进行确认及鉴别者，或已确诊 CD 需要气囊辅助小肠镜检查以指导或进行治疗者。该检查可直视下观察病变、取活检及进行内镜下治疗，但为侵入性检查，有一定并发症的风险。小肠镜下 CD 病变特征与结肠镜所见相同。

4. 胃镜检查

少数 CD 病变可累及食管、胃和十二指肠，但一般很少单独累及。目前推荐胃镜检查应列为 CD 的常规检查，尤其是有上消化道症状者。

（三）影像学检查

1. CT 或磁共振肠道显像 （CT/MR enterography，CTE/MRE）

根据胃肠道造影剂的引入方式不同，将插管法称为肠道造影，口服法称为肠道显像。CTE 或 MRE 是迄今评估小肠炎性病变的标准影像学检查，该检查可反映肠壁的炎症改变，病变分布的部位和范围，狭窄的存在及其可能的性质（炎症活动性或纤维性狭窄），肠腔外并发症如瘘管形成、腹腔脓肿或蜂窝织炎等。活动期 CD 典型的 CTE 表现为肠壁明显增厚、肠黏膜强化、"木梳征"和"靶征"等。CD 慢性期或静息期，由于全肠壁纤维化及瘢痕形成使受累肠壁不可逆增厚、肠壁轻度均一增强或不增强（图 4-6）。MRE 对评估小肠炎性病变的精确性与 CTE 相似，优势在于无放射线暴露。

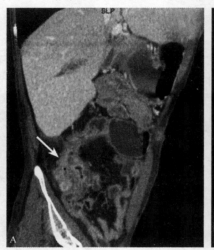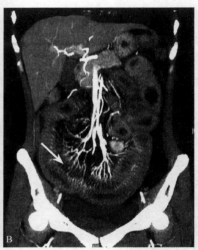

图 4-6　克罗恩病 CT 肠道显像

A. 肠壁增厚伴肠腔狭窄；B. "木梳征"

2. 钡剂灌肠及小肠钡剂造影

钡剂灌肠和插管法小肠钡剂灌肠为既往检查 CD 的两种方法。近些年来，钡剂灌肠已被结肠镜检查所代替，小肠钡剂造影已被 CTE 或 MRE 代替。

3. 腹部超声检查

CD 的 B 超表现为肠壁增厚和僵硬，肠蠕动减少，肠系膜纤维脂肪增生、淋巴结增大等，然而诊断准确性较低。B 超对发现瘘管、脓肿和炎性包块具有一定价值。

六、诊断及鉴别诊断

（一）诊断

CD 缺乏诊断的"金标准"，诊断需要结合临床表现、内镜、影像学检查和病理组织学进行综合分析并随访观察，同时排除一些症状相似的疾病后才能作出诊断。有时鉴别诊断困难，需手术探查才能获得病理诊断。诊断标准可参考世界卫生组织（WHO）所提出的 6 个诊断要点（表 4-4）。

表4-4 世界卫生组织推荐的克罗恩病诊断标准

项目	临床	放射影像学	内镜	活检	切除标本
①非连续性或节段性改变		+	+		+
②卵石样外观或纵行溃疡		+	+		+
③全壁性炎性反应改变	+	+	+		+
	（腹块）	（狭窄）*	（狭窄）		
④非干酪性肉芽肿				+	+
⑤裂沟、瘘管	+	+			+
⑥肛周病变	+			+	+

注：＊应用现代技术 CTE 或 MRE 检查多可清楚显示全壁炎而不必仅局限于发现狭窄。

具有①、②、③者为疑诊；再加上④、⑤、⑥三者之一可确诊；具备第④项者，只要加上①、②、③三者之二也可确诊。

（二）疾病评估

一个完整的 CD 诊断应该包括疾病的病变范围、临床类型及并发症、病情分期和严重程度。因此一旦诊断确定，应根据蒙特利尔分类法对患者进行分型和简化 CD 活动指数（CDAI）进行疾病严重程度评估，并且筛查肠外表现以及相关的自身免疫性疾病。简化CDAI 法，又称 Harvey-Bradshaw 指数，在临床应用较为简便，计算方法见表4-5。

表4-5 简化 CDAI 计算法

项目	分数
一般情况	0：良好；1：稍差；2：差；3：不良；4：极差
腹痛	0：无；1：轻；2：中；3：重
腹泻	稀便每日1次记1分
腹块	0：无；1：可疑；2：确定；3：伴触痛
伴随疾病（关节痛、虹膜炎、结节性红斑、坏疽性脓皮病、阿弗他溃疡、裂沟、新瘘管及脓肿等）	每种症状记1分

注：<4 分为缓解期；5~8 分为中度活动期；≥9 分为重度活动期。

（三）鉴别诊断

CD 的诊断为排他性诊断，常见的需要鉴别的疾病有溃疡性结肠炎、肠结核、肠道恶性淋巴瘤、肠道白塞病等。

1. 溃疡性结肠炎

克罗恩病（CD）与溃疡性结肠炎（UC）统称为炎症性肠病（IBD），两者虽然为同一类疾病，但存在各自的特点，具体区别如下。

（1）溃疡性结肠炎：主要的病变部位为结肠，是有连续糜烂面的溃疡性病变。

（2）克罗恩病：可能会影响消化道，甚至口腔、食管、胃、小肠、大肠，属于阶段性病变。

两者内镜下表现完全不同，病理也有明显不同。克罗恩病和溃疡性结肠炎诊断以及鉴别诊断，除结合病史、实验室检查外，更重要的是内镜检查以及长期治疗随访过程。

2. 肠结核

肠结核患者可能既往或现有肠外结核，临床表现少有肠瘘、腹腔脓肿和肛周病变，内镜检查病变节段性不明显，溃疡多为环行，浅表而不规则。组织病理学特征对鉴别诊断最有价值，肠壁和肠系膜淋巴结内大而致密且融合的干酪样肉芽肿和抗酸杆菌染色阳性是肠结核的特征。不能除外肠结核时应行抗结核治疗，也可做结核菌培养、血清抗体检测，采用结核特异性引物行 PCR 检测组织中结核杆菌 DNA 或特异性 IFN-γ 的检测等。

3. 肠道恶性淋巴瘤

小肠恶性淋巴瘤多见于回肠末端，进展相对较快。肠瘘，肛周病变及口、眼和骨关节病少见。无裂隙样溃疡和鹅卵石征。CT 可见腹腔淋巴结肿大。病理可见淋巴瘤样组织而无非干酪样肉芽肿。内镜活检及组织病理学检查是确诊的依据，反复、多块、深取活检至关重要。

4. 肠道白塞病

推荐白塞病国际研究组的诊断标准：①反复发生口腔溃疡，过去 12 个月内发病不少于 3 次；②反复发生生殖器溃疡；③眼病；④皮肤病变；⑤皮肤针刺试验阳性（无菌穿刺针刺入患者前臂，24～48 小时后出现直径 >2 mm 的无菌性红斑性结节或脓疱）；⑥血管病变。

七、治疗

（一）治疗目标

诱导缓解和维持缓解，促进黏膜愈合，改变自然病程，改善生存质量。

（二）一般治疗

吸烟者必须戒烟。推荐患者每日摄入高热量、高蛋白、低脂肪、富含维生素及必需微量元素的饮食，避免粗纤维食物。适量的体育锻炼和健康的起居习惯对维持缓解、预防复发也有很大帮助。

（三）营养支持治疗

CD 患者合并营养不良比溃疡性结肠炎患者更为多见，活动期合并营养不良比缓解期更为普遍。CD 营养不良的原因主要包括：摄入不足、消耗和丢失过多以及药物不良反应。

营养支持治疗应该作为 CD 治疗的一个重要组成部分。营养支持不但能够改善患者营养状况，提高生活质量，减少手术并发症，还能诱导和维持 CD 缓解，促进黏膜愈合，改善自然病程。

营养支持治疗目前适用于如下 CD 人群：营养不良或有营养不良风险的患者，合并营养摄入不足、生长发育迟缓及停滞的儿童和青少年患者，围术期患者，儿童和青少年活动期 CD 诱导缓解，药物治疗无效或禁忌（如激素无效、不耐受或骨质疏松）的成人活动期 CD 等。

营养途径遵循"只要肠道有功能，就应该使用肠道，即使部分肠道有功能，也应该使用这部分肠道"的原则，首选肠内营养。

（四）药物治疗

药物的选择依赖于疾病活动度、病变部位、疾病严重程度、既往用药史以及结合患者本身的意愿。升阶梯和降阶梯为目前存在的两种治疗策略，然而从改变 CD 的自然病程来看，5-氨基水杨酸和糖皮质激素皆不能改变 CD 的自然病程，因此更倾向于降阶梯策略。强调早期治疗和个体化治疗，以期让患者获得最大的获益。目前大多数共识建议使用传统的"升阶梯治疗"原则，而对具有预测"疾病难以控制"高危因素的患者，宜予以早期积极的治疗，即治疗一开始给予英利西单抗或激素联合免疫抑制剂（硫嘌呤类药物或甲氨蝶呤）。

1. 氨基水杨酸类制剂

美沙拉嗪 3~4 g/d 可用于轻中度回肠、回结肠或结肠 CD 治疗，但疗效可能有限。柳氮磺吡啶（sulfasalazine，SASP）（3~4 g/d，分次口服）可用于结肠型 CD，由于不良反应发生率高，限制其临床应用。美沙拉嗪通过作用于肠道炎症黏膜，抑制引起炎症的前列腺素合成及炎性介质白三烯形成，从而对肠黏膜起一定的抗炎作用。

2. 糖皮质激素

传统的激素制剂依然是治疗中至重度复发性 CD 的主要药物，但是不宜长期使用，宜与免疫制剂联合使用。泼尼松的剂量为 0.75~1.0 mg/（kg·d）。经泼尼松 0.75 mg/（kg·d）治疗超过 4 周，疾病仍处于活动期，可以认为激素无效。激素依赖的定义为：①激素治疗 3 个月后，泼尼松不能减量至 10 mg/d（或布地奈德低于 3 mg/d），但没有疾病复发的体征、症状；②在停用激素 3 个月内，临床症状复发过一次。布地奈德用于回—盲肠 CD 及升结肠 CD，比传统激素的全身毒性低，疗效相当，然而对远端结肠炎疗效欠佳。

3. 免疫抑制剂

激素无效或激素依赖时加用硫嘌呤类药物，但起效慢（硫唑嘌呤要在用药达 12~16 周才达到最大疗效），因此其作用主要是在激素诱导症状缓解后，继续维持撤离激素的作用。常用的硫嘌呤类药物有硫唑嘌呤（azathioprine，AZA）和 6-巯基嘌呤（6-mercaptopurine，6-MP），推荐剂量分别为 1.5~2.5 mg/（kg·d）和 0.75~1.5 mg/（kg·d）。

硫嘌呤类药物的不良反应发生率可达 20%~28%，包括胃肠道反应（恶心、呕吐）、头晕、骨髓抑制、肝功能损害、胰腺炎等。需要监测外周血常规和肝功能等。当硫嘌呤类药物不耐受时，也可以考虑使用甲氨蝶呤（methotrexate，MTX），尤其适用于伴有关节病变的 CD 患者。其肌肉或皮下注射的生物利用度优于口服。

4. 生物制剂

常用抗 TNF-α 单抗，如英利西单抗和阿达木单抗。英利西单抗（infliximab，IFX）是我国目前唯一批准用于 CD 治疗的生物制剂，为人鼠嵌合型抗 TNF-α 的单克隆抗体。IFX 用于激素及上述免疫抑制剂治疗无效或激素依赖者或不能耐受上述药物治疗者以及瘘管型 CD。使用方法为：第 0、第 2、第 6 周以 5 mg/kg 剂量诱导缓解，随后每隔 8 周给予相同剂量维持治疗。其不良反应主要为过敏及机会性感染。是否增加淋巴瘤或其他恶性肿瘤发病风险目前不确定。在使用 IFX 前需要注意是否存在禁忌证，如感染、充血性心力衰竭、恶性肿瘤病史、神经系统脱髓鞘病变和对鼠源蛋白成分过敏等。而结合我国国情，特别需要注意患者是否合并现症或潜在的结核分枝杆菌感染和乙型肝炎病毒感染。

5. 其他

环丙沙星和甲硝唑仅用于有合并感染者。沙利度胺、益生菌、干细胞等治疗 CD 的价值尚待进一步研究。

6. 缓解期药物治疗

使用氨基水杨酸制剂诱导缓解后仍以氨基水杨酸制剂作为缓解期的维持治疗。氨基水杨酸制剂对激素诱导缓解后维持缓解的疗效未确定。AZA 是激素诱导缓解后用于维持缓解最常用的药物，能有效维持撤离激素的临床缓解或在维持症状缓解下减少激素用量。AZA 不能耐受者可试换用 6-MP。硫嘌呤类药物无效或不能耐受者，可考虑换用 MTX。使用 IFX 诱导缓解后应以 IFX 维持治疗。

（五）外科手术治疗及术后复发的预防

1. 外科手术治疗

大部分 CD 患者在病程中需要接受至少一次外科手术，然而手术治疗只能延缓临床症状，并不能从本质上治愈疾病。因此手术治疗目的是解除症状，预防和延缓术后复发。鉴于术后复发率高，专科医师应在 CD 治疗过程中慎重评估手术的必要性，并与外科医师和患者充分沟通，力求在最合适的时间施行最有效的手术。

外科手术指征主要包括纤维性狭窄所致的肠梗阻、药物治疗无效的瘘管、穿孔、腹腔内脓肿、大出血、癌变和内科治疗无效等。由于 CD 常合并营养不良、感染，常使用免疫抑制剂或糖皮质激素，手术风险显著增加。如果手术时机选择不当，不但增加手术风险，而且缩短术后缓解时间，容易复发。因此，把握手术时机在 CD 的外科治疗中显得尤其重要。围术期尽量纠正贫血、液体丢失、电解质紊乱和营养不良。大部分患者需要全胃肠外营养（total parenteral nutrition，TPN）和肠道休息。停用免疫抑制剂，激素需要逐渐减量。

CD 的手术方式主要为病变肠段切除和改道术。目前认为回结肠切除术采用器械吻合发生的吻合口瘘明显低于手工吻合。发生吻合口瘘风险较高的情况有长期使用激素、营养不良、低蛋白血症（白蛋白 < 30 g/L）、贫血（Hb < 10 g/mL）、急诊手术和存在脓肿或瘘管等。免疫抑制剂和生物制剂的作用目前还不清楚。

2. 术后复发的预防

CD 肠切除术后复发率相当高，其高危因素包括吸烟、肛周病变、穿透性疾病及有肠切除史等。对有术后早期复发的高危因素患者宜尽早（术后 2 周）予以积极干预。必须戒烟，美沙拉嗪、硫嘌呤类药物、咪唑类抗生素及英利西单抗对预防临床复发有一定疗效。嘌呤类药物疗效略优于美沙拉嗪，但因不良反应多，适用于有术后早期复发高危因素的患者。术后半年及 1 年后定期行肠镜复查，根据内镜复发与否及程度给予或调整药物治疗。

（六）肛瘘的处理

CD 肛瘘可以同时伴有肛周脓肿、肛裂、肛门失禁或肛管直肠狭窄，局部疼痛轻微或无痛，剧烈的疼痛提示有潜在的感染。

临床常用的局部检查方法有麻醉状态下探查、磁共振成像、肛管直肠腔内超声或经皮肛周超声、瘘管造影、超声内镜，联合多种检查手段有助于提高诊断的准确性。肛瘘分为单纯性肛瘘和复杂性肛瘘，又可细分为高位肛瘘和低位肛瘘（Parks 分类），有利于指导外科治疗手段的选择。

肛瘘的近期治疗目标是脓肿引流及缓解症状，长期目标是瘘管愈合、提高生活质量和避免直肠切除等。

无症状的单纯性肛瘘无需处理。有症状的单纯性肛瘘以及复杂性肛瘘首选抗生素如环丙沙星和（或）甲硝唑治疗，并以硫嘌呤类药物作为维持治疗。英利西单抗和阿达木单抗对肛瘘愈合的疗效较为显著。生物制剂与硫嘌呤类联合应用较单药治疗效果更佳，尤其是合并活动性肠道 CD 的患者。有症状的肛瘘患者通常伴有肛周脓肿，肛周脓肿手术引流有助于减少由于使用免疫抑制剂引发感染相关并发症的风险。对于并发直肠炎的肛瘘患者宜采用脓肿引流和非切除性挂线疗法，当内镜下确认直肠炎缓解后才考虑其他手术方式。其他有症状的单纯性肛瘘可以接受挂线疗法或肛瘘切开术，复杂性肛瘘可以接受长期挂线引流的姑息性治疗。少数广泛进展型复杂性 CD 肛瘘，药物和挂线引流治疗无效，为控制肛周感染，需接受肠造口术或直肠切除术。

八、预后

CD 病程长，急性期与缓解期交替，病情迁延不愈。随访发现约 50% 的患者在 10 年后发展为狭窄性或穿透性病变。多数患者在其病程中因出现并发症而手术治疗，甚至多次手术治疗，预后不佳。结肠累及 CD 发生结直肠癌的风险类似于 UC，年轻时起病、广泛性病变和病程持续久等增加其癌变风险。因此对病程超过 10 年的 CD 患者应加强监测，具体可参照 UC，视情况每 1 ~ 3 年行 1 次结肠镜检查，尽可能早期发现癌变和及时治疗。

（陈玲玲）

第五章

肝脏疾病

第一节　酒精性肝病

酒精性肝病（alcohol-related liver disease，ALD）是由于长期大量饮酒导致的肝脏疾病。初期通常表现为脂肪肝，进而可发展成酒精性肝炎、酒精性肝纤维化和酒精性肝硬化。严重酗酒时可诱发广泛肝细胞坏死甚或肝功能衰竭。本病在欧美等国多见，近年来，我国的饮酒人群、人均酒精消耗量和酒精肝患病率呈现上升趋势。我国部分地区流行病学调查显示，成人的酒精性肝病患病率4%～8%，酒精性肝硬化占肝硬化的病因构成比约为24%。酒精性肝病已成为我国主要的慢性肝病之一。

一、病因及发病机制

饮酒后乙醇主要在小肠吸收，其中90%以上在肝内代谢，乙醇经过乙醇脱氢酶（ADH）、肝微粒体乙醇氧化酶系统（MEOS）和过氧化氢酶氧化成乙醛。血中乙醇在低至中浓度时主要通过ADH作用脱氢转化为乙醛；血中乙醇在高浓度时，MEOS被诱导，在该系统催化下，辅酶Ⅱ（NADPH）与 O_2 将乙醇氧化为乙醛。乙醛进入微粒体内经乙醛脱氢酶（ALDH）作用脱氢转化为乙酸，后者在外周组织中降解为水和 CO_2。在乙醇脱氢转为乙醛、进而脱氢转化为乙酸过程中，氧化型辅酶Ⅰ（NAD）转变为还原型辅酶Ⅰ（NADH）。

乙醇对肝损害的机制尚未完全阐明，可能涉及下列5种机制：①乙醇的中间代谢物乙醛是高度反应活性分子，能与蛋白质结合形成乙醛—蛋白加合物（acetaldehyde-protein adducts），后者不但对肝细胞有直接损伤作用，而且可以作为新抗原诱导细胞及体液免疫反应，导致肝细胞受免疫反应的攻击；②乙醇代谢的耗氧过程导致肝小叶中央区缺氧；③乙醇在MEOS途径中产生活性氧对肝组织造成损害；④乙醇代谢过程消耗NAD而使NADH增加，导致依赖NAD的生化反应减弱而依赖NADH的生化反应增高，这一肝内代谢的紊乱可能是导致高脂血症和脂肪肝的原因之一；⑤肝脏微循环障碍和低氧血症，长期大量饮酒患者血液中酒精浓度过高，肝内血管收缩、血流减少、血流动力学紊乱、氧供减少，以及酒精代谢氧耗增加，进一步加重低氧血症，导致肝功能恶化。

二、危险因素

1. 饮酒量与饮酒年限

酒精造成的肝损伤具有阈值效应，即达到一定的饮酒阈值，就会极大增加肝损伤风险。然而，饮酒量与肝损伤的量效关系存在个体差异。一般而言，平均每日摄入乙醇 80 g 达 10 年以上会发展为酒精性肝硬化，短期反复大量饮酒可发生酒精性肝炎。

2. 酒精及饮料种类

饮用啤酒或白酒比葡萄酒更容易引起酒精性肝病，饮用高度烈性酒比其他酒引起肝损伤的风险更大。

3. 饮酒方式

空腹饮酒较伴有进餐的饮酒方式造成的肝损伤更大；相比偶尔饮酒和酗酒，每日饮酒更易引起严重的酒精性肝损伤。

4. 性别

女性相比于男性对乙醇介导的肝毒性更敏感，表现为更小剂量与更短的饮酒期限就可能出现更严重的酒精性肝病，也更易发生严重的酒精性肝炎和肝硬化，这与女性体内 ADH 含量较低有关。

5. 种族与遗传易感因素

被认为与酒精性肝病的发生密切相关，但具体的遗传标记尚未确定。日本人和中国人 ALDH 的同工酶有异于白种人，其活性较低，饮酒后血中乙醛浓度很快升高而产生各种酒后反应，对继续饮酒起到自限作用。

6. 营养状况

维生素缺乏如维生素 A 缺少或者维生素 E 水平下降，可能潜在加重肝脏疾病。多不饱和脂肪酸的饮食可促使酒精性肝病的进展，而饱和脂肪酸对酒精性肝病起到保护作用。

7. 肥胖

肥胖或体重超重可增加酒精性肝病进展的风险。

8. 肝炎病毒感染

肝炎病毒与酒精对肝脏损害起协同作用，在肝炎病毒感染基础上饮酒或在酒精性肝病基础上并发乙型肝炎病毒（HBV）或丙型肝炎病毒（HCV）感染，都可加速肝病的发生和发展。

三、病理

酒精性肝病病理学改变主要为大泡性或以大泡性为主伴小泡性的混合性肝细胞脂肪变性。依据病变肝组织是否伴有炎症反应和纤维化，可分为单纯性脂肪肝、酒精性肝炎及肝纤维化和肝硬化。

（一）单纯性脂肪肝

依据肝细胞脂肪变性占据所获取肝组织标本量的范围，单纯性脂肪肝分为 4 度（F_0 ~ F_3）：F_0，<5% 肝细胞脂肪变；F_1，5% ~ 33% 肝细胞脂肪变；F_2，33% ~ 66% 肝细胞脂肪变；F_3，≥66% 肝细胞脂肪变。

（二）酒精性肝炎及肝纤维化

酒精性肝炎的肝脂肪变程度与单纯性脂肪肝一致，分为 4 度（$F_0 \sim F_3$），依据炎症程度分为 5 级（$G_0 \sim G_4$）：G_0，无炎症；G_1，腺泡三带呈现少数气球样肝细胞，腺泡内散在个别点灶状坏死和中央静脉周围炎；G_2，腺泡三带呈现明显气球样肝细胞，腺泡内点灶状坏死增多，出现 Mallory 小体，门管区轻至中度炎症；G_3，腺泡三带呈现广泛的气球样肝细胞，腺泡内点灶状坏死明显，出现 Mallory 小体和凋亡小体，门管区中度炎症伴和（或）门管区周围炎症；G_4，融合性坏死和（或）桥接坏死。

依据纤维化的范围和形态，肝纤维化分为 5 期（$S_0 \sim S_4$）：S_0，无纤维化；S_1，腺泡三带局灶性或广泛的窦周/细胞周纤维化和中央静脉周围纤维化；S_2，纤维化扩展到门管区，中央静脉周围硬化性玻璃样坏死，局灶性或广泛的门管区星芒状纤维化；S_3，腺泡内广泛纤维化，局灶性或广泛的桥接纤维化；S_4，肝硬化。

酒精性肝病的病理学诊断应包括肝脂肪变程度（$F_0 \sim F_3$）、炎症程度（$G_0 \sim G_4$）、肝纤维化分级（$S_0 \sim S_4$）。

（三）酒精性肝硬化

肝小叶结构完全毁损，代之以假小叶形成和广泛纤维化，大体为小结节性肝硬化。根据纤维间隔有无界面性肝炎，分为活动性和静止性。

四、临床表现

患者的临床表现因饮酒的方式、个体对乙醇的敏感性以及肝组织损伤的严重程度不同而有明显的差异。症状一般与饮酒的量和酗酒的时间长短有关，患者可在长时间内没有任何肝脏的症状和体征。

酒精性脂肪肝一般情况良好，常无症状或症状轻微，可有乏力、食欲缺乏、右上腹隐痛或不适。肝脏有不同程度的肿大。

酒精性肝炎临床表现差异较大，与组织学损害程度相关。常发生在近期（数周至数月）大量饮酒后，出现全身不适、食欲缺乏、恶心呕吐、乏力、肝区疼痛等症状。可有低热，常有黄疸，肝肿大并有触痛。严重者可并发急性肝功能衰竭。

酒精性肝硬化发生于长期大量饮酒者，其临床表现与其他原因引起的肝硬化相似，可以门静脉高压症为主要表现。可伴有慢性酒精中毒的其他表现如精神神经症状、慢性胰腺炎等。

五、辅助检查

（一）实验室检查

酒精性脂肪肝可有血清天门冬氨酸氨基转移酶（AST）、丙氨酸氨基转移酶（ALT）轻度升高。酒精性肝炎具有特征性的酶学改变，即 AST 升高比 ALT 升高明显，AST/ALT > 2 有助于酒精性肝病的诊断，但是 AST 水平 > 500 IU/L 或者 ALT > 200 IU/L 通常不认为是酒精性肝炎，应考虑是否合并有其他原因引起的肝损害。γ-谷氨酰转肽酶（GGT）是在大规模流行病学调查中应用较广泛的一个肝酶指标，但缺少较好的特异性和敏感性，若结合其他生物标志物，GGT 可以作为酒精性肝损伤一个较好的诊断指标，GGT 和平均红细胞比容

（HCT）的结合可以改善诊断的敏感性。缺糖转铁蛋白（CDT）被认为是诊断酒精性肝病比较理想的指标，但敏感性和特异性有限，其检验结果也受其他因素影响（如年龄、性别、BMI 和其他慢性肝病）。

（二）影像学检查

超声是目前最常用的酒精性脂肪肝诊断方法，具有无辐射、无创伤、价格低廉等优点，可见肝实质脂肪浸润的改变，多伴有肝脏体积增大。CT 平扫检查可对肝脏进行整体评估，准确显示肝脏形态改变及分辨密度变化。重度脂肪肝密度明显降低，肝脏与脾脏的 CT 值之比小于 1，诊断准确率高。瞬时弹性成像可检测肝硬度和肝脂肪变程度两个指标，具有快速、简单、安全等优点。MRI 可以无创、定量评价肝脂肪含量，但是费用昂贵并且需要特殊设备，限制了其在临床的广泛应用。影像学检查有助于酒精性肝病的早期诊断。当发展至酒精性肝硬化时，各项检查结果与其他原因引起的肝硬化相似。

（三）病理学检查

肝活组织检查是肝脏疾病诊断的金标准，是确定酒精性肝病及分期分级的可靠方法，是判断其严重程度和预后的重要依据。在需要排除其他病因或需要进行临床试验时可考虑肝活组织检查。

六、诊断与鉴别诊断

（一）临床诊断标准

目前酒精摄入的安全阈值尚有争议，各国对酒精性肝病诊断的酒精摄入阈值规定有所不同。我国的酒精性肝病诊断标准如下。

（1）有长期饮酒史，一般超过 5 年，折合乙醇量男性 >40 g/d，女性 >20 g/d 或 2 周内有大量饮酒史，折合乙醇量 >80 g/d。但应注意性别、遗传易感性等因素的影响。乙醇量（g）换算公式 = 饮酒量（mL）×乙醇含量（%）×0.8。

（2）临床症状为非特异性，可无症状或有右上腹胀痛、食欲缺乏、乏力、体重减轻、黄疸等；随着病情加重，可有神经精神症状和蜘蛛痣、肝掌等表现。

（3）血清谷草转氨酶（AST）、谷丙转氨酶（ALT）、谷氨酰转肽酶（GGT）、总胆红素（TBil）、凝血酶原时间（PT）、红细胞压积（HCT）和缺糖基转铁蛋白（CDT）等指标升高，其中 AST/ALT >2、GGT 升高、HCT 升高为酒精性肝病的特点，而 CDT 测定虽然特异但临床未常规开展。禁酒后这些指标可明显下降，通常 4 周内基本恢复正常（但 GGT 恢复较慢），有助于诊断。

（4）肝脏 B 超、CT、MRI 或瞬时弹性成像检查有典型表现。

（5）排除嗜肝病毒现症感染以及药物、中毒性肝损伤和自身免疫性肝病等。

酒精性肝病无特异性临床诊断方法，长期饮酒史的询问非常重要，符合第（1）项者，排除其他原因的肝病，同时具有第（3）、第（4）项者，可诊断为酒精性肝病；符合第（1）、第（3）、第（4）项，同时有病毒性肝炎现症感染证据者，可诊断为酒精性肝病伴病毒性肝炎。

符合酒精性肝病临床诊断标准者，其临床分型诊断如下。①轻症酒精性肝病：肝脏生物化学指标、影像学和组织病理学检查基本正常或轻微异常。②酒精性脂肪肝：影像学检查符合脂肪肝标准，血清 ALT、AST 或 GGT 可轻微异常。③酒精性肝炎：是短期内肝细胞大量坏死引起的一组临床病理综合征，可发生于有或无肝硬化的基础上，主要表现为血清 ALT、AST 升高或 GGT 升高，可有血清 TBil 增高，可伴有发热、外周血中性粒细胞升高。重症酒精性肝炎是指酒精性肝炎患者出现肝功能衰竭的表现，如凝血功能障碍、黄疸、肝性脑病、急性肾衰竭、上消化道出血等，常伴有内毒素血症。④酒精性肝纤维化：临床症状、体征、常规超声显像和 CT 检查常无特征性改变。未做肝活组织检查时，应结合饮酒史、瞬时弹性成像或 MRI、血清纤维化标志物（透明质酸、Ⅲ型胶原、Ⅳ型胶原、层黏连蛋白）、GGT、AST/ALT、AST/PLT、胆固醇、载脂蛋白-A1、TBil、α_2 巨球蛋白、铁蛋白、稳态模式胰岛素抵抗等改变，综合评估，做出诊断。⑤酒精性肝硬化：有肝硬化的临床表现和血清生物化学指标、瞬时弹性成像及影像学的改变。

（二）影像学诊断

1. 超声显像诊断

具备以下 3 项腹部超声表现中的 2 项为弥漫性脂肪肝：①肝近场回声弥漫性增强，回声强于肾脏；②肝远场回声逐渐衰减；③肝内管道结构显示不清。超声显像诊断不能区分单纯性脂肪肝与脂肪性肝炎，难以检出 <30% 的肝细胞脂肪变，且易受设备和操作者水平的影响。

2. 瞬时弹性成像诊断

能通过 1 次检测同时得到肝硬度和肝脂肪变程度 2 个指标。受控衰减参数（CAP）测定系统诊断肝脂肪变的灵敏度很高，可检出仅有 5% 的肝脂肪变性，特异性高、稳定性好，且 CAP 诊断不同程度肝脂肪变的阈值不受慢性肝病病因的影响。瞬时弹性成像用于酒精性肝病进展期肝纤维化及肝硬化，肝硬度（LSM）临界值分别为 12.96 kPa 及 22.7 kPa。定期瞬时弹性成像监测，有利于患者预后评估。

3. CT 诊断

弥漫性肝密度降低，肝脏与脾脏的 CT 值之比≤1。弥漫性肝密度降低，肝/脾 CT 比值≤1.0 但 >0.7 者为轻度，肝/脾 CT 比值≤0.7 但 >0.5 为中度，肝/脾 CT 比值≤0.5 者为重度。

4. MRI 诊断

磁共振波谱分析、双回波同相位和反相位肝 MRI 可以定量评估酒精性肝病肝脂肪变程度。磁共振弹性成像（MRE）用来诊断肝纤维化的界值为 2.93 kPa，预测的敏感度为 98%、特异度为 99%。MRE 可完整评估肝实质的病变，且不受肥胖、腹水的影响。MRE 对纤维化分期（$S_2 \sim S_4$）的受试者工作特征曲线下面积（AUC）接近 1。缺点：其他原因如炎症、脂肪变、血管充血、胆汁淤积、门静脉高压症等也可导致肝硬度增加，从而使 MRE 评估纤维化受到干扰。此外，检查费用昂贵、设备要求高等，使 MRE 的普及程度不及瞬时弹性成像。

（三）鉴别诊断

本病应与非酒精性脂肪性肝病、病毒性肝病、药物性肝损害、自身免疫性肝病等肝病及其他原因引起的肝损害进行鉴别。通过结合病史及实验室检查、影像学检查，必要时肝活组织检查明确病因。酒精性肝病和慢性病毒性肝炎关系密切，慢性乙型、丙型肝炎患者对酒精敏感度增高，容易发生酒精性肝病；反之，酒精性肝病患者对病毒性肝炎易感性也增加。

七、治疗

（一）评估方法

治疗方案的制订取决于对患者病情的正确评估。酒精性肝病严重程度及近期存活率评价主要有以下方法：Child-Pugh 分级、PT-胆红素判别函数（Maddery 判别函数）、终末期肝病模型（MELD）积分、Glasgow 酒精性肝炎评分（GAHS）等。其中 Maddery 判别函数被用于分析患者病情的严重程度，计算公式为：$4.6 \times PT$（s）差值 + TBil（mg/dL），得分 > 32 分表示 30 天内病死率高。MELD 积分 > 18 分、Glasgow 酒精性肝炎评分 > 8 分、ABIC 评分 > 9 分提示预后不良。重症酒精性肝炎糖皮质激素治疗 7 天时可使用 Lille 评分评估，评分 > 0.45 分提示激素无效。

（二）治疗

酒精性肝病的治疗原则是：戒酒和营养支持，减轻酒精性肝病的严重程度，改善已存在的继发性营养不良和对症治疗酒精性肝硬化及其并发症。

1. 戒酒

戒酒是酒精性肝病最主要、最基本的治疗措施。戒酒可改善绝大部分酒精性肝病患者预后及肝损伤的组织学、降低门静脉压力、延缓纤维化进程、提高所有阶段酒精性肝病患者的生存率。主动戒酒困难者可给予巴氯芬口服。酒精依赖者戒酒过程中应注意防治戒断综合征。然而对于临床上出现肝衰竭表现（凝血酶原时间明显延长、腹水、肝性脑病等）或病理学有明显炎症浸润或纤维化者，戒酒未必可阻断病程发展。患者戒酒时应给予充分的心理—社会支持，推荐简短干预来帮助患者戒酒，即医师可在日常诊疗工作中利用短暂的接诊时间，对 ALD 患者进行酒精使用障碍的筛查，根据筛查结果个体化实施饮酒健康教育、简单建议、简短咨询，并对部分重度障碍患者进行转诊，以帮助患者戒酒。

2. 营养支持

长期嗜酒者，酒精取代了食物所提供的热量，故蛋白质和维生素摄入不足引起营养不良。所以酒精性肝病患者需要良好的营养支持，在戒酒的基础上应给予高蛋白、低脂饮食，并注意补充多种维生素（如维生素 B、维生素 C、维生素 K 及叶酸）。酒精性肝硬化患者主要补充蛋白质热量的不足，重症酒精性肝炎患者应考虑夜间加餐（约 700 kcal/d），以防止肌肉萎缩，增加骨骼肌容量。韦尼克脑病症状明显者及时补充 B 族维生素。

3. 药物治疗

（1）糖皮质激素：作用机制是抑制细胞因子，阻断炎症发生的途径。目前使用糖皮质激素治疗酒精性肝病尚有争论，研究表明糖皮质激素可改善重症酒精性肝炎患者 28 天的生存率，但对 90 天及半年生存率改善效果不明显。

（2）美他多辛：可加速酒精从血清中清除，有助于改善酒精中毒症状、酒精依赖和行为异常，从而提高生存率。美他多辛对氧自由基导致的损伤具有保护作用，能增加还原型谷胱甘肽的水平，减少脂质过氧化导致的肝脏损伤，对维持肝脏及全身氧化还原反应的动态平衡具有重要作用。

（3）S-腺苷蛋氨酸：可改善酒精性肝病患者的临床症状和生物化学指标。多烯磷脂酰胆碱对酒精性肝病患者有防止组织学恶化的趋势。甘草酸制剂、水飞蓟宾类和多烯磷脂酰胆碱和还原型谷胱甘肽等药物有不同程度的抗氧化、抗炎、保护肝细胞膜及细胞器等作用，临床应用可改善肝脏生化学指标。双环醇治疗也可改善酒精性肝损伤。但不宜同时应用多种抗炎保肝药物，以免加重肝脏负担及因药物间相互作用而引起不良反应。

4. 抗肝纤维化治疗

酒精性肝病患者肝脏常伴有肝纤维化的病理改变，故应重视抗肝纤维化治疗。目前有多种抗肝纤维化中成药或方剂，今后应根据循证医学原理，按照新药临床研究规范进行大样本、随机、双盲临床试验，并重视肝组织学检查结果，以客观评估其疗效和安全性。

5. 并发症处理

积极处理酒精性肝硬化的并发症（如门静脉高压症、食管—胃底静脉曲张、自发性细菌性腹膜炎，肝性脑病和肝细胞肝癌等）。

6. 肝移植

严重酒精性肝硬化患者可考虑肝移植。早期的肝移植可提高患者生存率，但要求患者肝移植前戒酒 3~6 个月，并且其他脏器无严重的酒精性损伤。

八、预后

酒精性脂肪肝一般预后良好，戒酒后可完全恢复。酒精性肝炎如能及时戒酒和治疗，大多可恢复，主要死亡原因为肝功能衰竭。若不戒酒，酒精性脂肪肝可直接或经酒精性肝炎阶段发展为酒精性肝硬化。

（郭　艳）

第二节　非酒精性脂肪性肝病

非酒精性脂肪性肝病（non-alcoholic fatty liver disease，NAFLD）是一种与胰岛素抵抗（insulin resistance，IR）和遗传易感密切相关的代谢应激性肝损伤。疾病谱包括单纯性肝脂肪变、非酒精性脂肪性肝炎（nonalcoholic steatohepatitis，NASH）、肝硬化和肝细胞癌（hepatocellular carcinoma，HCC）。NAFLD 不仅是肝病残疾和死亡的重要原因，还与代谢综合征（metabolic syndrome，MetS）、2 型糖尿病（type 2 diabetes mellitus，T_2DM）、动脉硬化性心脑肾血管疾病以及结直肠肿瘤等的高发密切相关。

一、流行病学

随着生活方式的改变、人口老龄化以及肥胖的流行，NAFLD 已成为中国乃至全球最常见的慢性肝病，普通成人 NAFLD 患病率介于 6.3%~45.0%，其中 10%~30% 为 NASH。从全球来看，中东和南美洲 NAFLD 患病率最高，非洲最低，包括中国在内的亚洲多数国家 NAFLD 患病率处于中上水平（>25%）。因此，NAFLD 的患病率无明显东西方差异。来自上海、北京等地区的流行病学调查显示，普通成人 B 超诊断的 NAFLD 患病率 10 年期间从 15% 增加到 31% 以上，50~55 岁以前男性患病率高于女性，其后女性的患病率增长迅速甚至高于男性。有研究发现，上海某企业职工健康查体血清丙氨酸氨基转移酶（AIT）增高者 NAFLD 检出率从 26% 增至 50% 以上，NAFLD 目前已成为健康查体血清 ALT 和 γ-谷氨酰转肽酶（γ-glutamyl transpeptidase，GGT）增高的主要原因。

多项研究报道通过动态肝活检发现非酒精性脂肪肝可进展为肝纤维化、肝硬化和肝细胞癌。美国 NAFLD 患病率为 25%，其中 25% 为 NASH，后者又有 25% 并发肝纤维化，最终 1%～2% 会发生肝硬化和肝细胞癌。在 152 例肝活检证实的 NAFLD 患者中 NASH 占 41%，肝硬化占 2%；另一项 101 例肝活检证实的 NAFLD 患者中，NASH 和肝硬化分别占 54% 和 3%。合并 MetS、2 型糖尿病的 NAFLD 患者通常肝组织学损害严重，NASH 和进展性肝纤维化检出率高。

中国 NAFLD 患病率变化与肥胖症、2 型糖尿病和 MetS 流行趋势相平行。一方面，NAFLD 患者合并肥胖症、高脂血症、2 型糖尿病的患病率分别为 51.3%、69.2%、22.5%；另一方面，肥胖症、高脂血症、2 型糖尿病患者 NAFLD 的患病率分别高达 60%～90%、27%～92% 和 28%～70%。

在我国，越来越多的慢性乙型肝炎病毒（hepatitis B virus，HBV）感染因为肥胖和代谢紊乱而并发 NAFLD。与普通人群不同，乙型肝炎患者合并脂肪肝往往程度较轻，通常需要肝活检或肝脏瞬时弹性检测等特殊检查才能发现。当前，脂肪肝已成为导致慢性 HBV 感染免疫耐受期、低病毒血症或病毒被抑制后的乙肝患者肝酶异常的主要原因。

NAFLD 同样也是儿童和青少年最常见的慢性肝病。随着肥胖症的全球化流行，儿童脂肪肝越来越常见。肥胖儿童脂肪肝患病率为 23%～77%。10 岁以上儿童 NAFLD 患病率比低龄儿童高。日本的一项 4～12 岁儿童的肝脏 B 超检查显示，脂肪肝患病率 2.6%，肥胖为其主要危险因素。中国上海 1 180 名 9～14 岁学生 B 超检查发现，脂肪肝患病率为 2.1%，肥胖和超重学生脂肪肝患病率分别为 13.8% 和 2.9%。与成人相似，肥胖、内脏脂肪增加、胰岛素抵抗和 MetS 其他组分等也是 NAFLD 发生的危险因素。

二、病因

肥胖、糖耐量异常或糖尿病以及高脂血症被认为是 NAFLD 最常见的易患因素，也被称为原发性因素。营养不良、胃肠道术后、全胃肠外营养、减肥造成体重急剧下降，药物，工业毒物及环境因素也可导致本病，被称为继发性因素。一般所述 NAFLD 常指原发因素所致者。

（一）肥胖

肥胖是指体内过剩的脂肪组织蓄积状态，是由于长期能量过剩所致。我国肥胖的流行情况在迅速发展。肝脏 B 超显示，约 50% 的肥胖症患者并发脂肪肝，而实施减肥手术的肥胖症患者肝组织学研究发现，30% 呈现轻重不一的单纯性脂肪肝，30% 为 NASH，25% 并发肝纤维化，1.5%～8.0% 发生肝硬化。部分患者尽管体重未达肥胖标准，但其内脏脂肪明显增加，表现为腰围或腰围与臀围比值增大，也可出现脂肪肝。提示在肥胖相关性脂肪肝中有可能的致病原因不是一般意义上的肥胖，即不是量的肥胖而是质的肥胖。此外，肥胖者短期内体重波动过大以及消瘦者短期内体重增长过快也易诱发脂肪肝。总之，肥胖现已成为发达国家和富裕地区脂肪肝的重要病因，体质指数（body mass index，BMI）和腰围与脂肪肝的发生发展明显相关。

（二）糖尿病

糖尿病是一种常见的以葡萄糖利用不良和血糖升高为特征的碳水化合物代谢紊乱性疾

病。近来由于生活水平的提高，糖尿病的患病率在成人中已高达10%，其中90%以上的糖尿病为2型糖尿病。肥胖和运动不足是2型糖尿病重要的致病因素，尽管60%~80%的2型糖尿病患者肥胖，但仅不到15%的肥胖者可发展为2型糖尿病，其NASH以及肝硬化和HCC的发生率较不伴糖尿病者高2~3倍。临床上，约40%的2型糖尿病合并脂肪肝，且大多为中度以上脂肪肝，接受胰岛素治疗者NASH的发生率增加，若出现脂肪坏死，则继之可形成肝硬化。而1型糖尿病仅4.5%的患者合并NAFLD。

（三）高脂血症

NAFLD患者各型高脂血症均可见，关系最为密切的为高甘油三酯血症，常伴有肥胖和2型糖尿病。MetS有家族史，可出现肥胖、高血压、高胰岛素血症、高脂血症以及脂肪肝。血脂异常多表现为甘油三酯升高和高密度脂蛋白胆固醇下降。高脂饮食和含糖饮料均可诱发高脂血症，进而参与脂肪肝的发生。无肥胖、2型糖尿病的单纯性高胆固醇血症对脂肪肝形成的影响不如高甘油三酯血症明显。原发高脂血症引起的脂肪肝，其血脂升高程度常为中重度。临床上，NASH患者中20%~81%有高脂血症。

（四）遗传因素

我国汉族居民NAFLD的遗传易感基因与国外报道基本相似，*PNPLA3 1148M*与NASH及其严重程度密切相关。*PNPLA3*基因多态性可能与亚洲以及我国人群中存在的瘦人脂肪肝相关。此外，*TM6SF2E167K*变异与NAFLD发生的相关性在亚洲已有相关研究中得到证实，但在中国人群中，仅有0.4%的*TM6SF2*变异，这类患者IR的特征不明显。

此外，某些家庭中的人具有患某种疾病的素质，如肥胖、2型糖尿病、原发性高脂血症等，此种现象称其为遗传易感性，并且与胰岛素抵抗相关的遗传易感性决定着个体易于发生NAFLD。

（五）瘦人NAFLD

应用世界卫生组织西太平洋地区标准诊断超重和肥胖症，BMI正常成人（瘦人）NAFLD患病率也高达10%以上。瘦人NAFLD通常有近期体重和腰围增加的病史，高达33.3%的BMI正常的NAFLD患者存在MetS。肌肉衰减综合征（肌少症）与瘦人和肥胖症患者脂肪肝的发生都独立相关。

（六）其他

此外，高尿酸血症、红细胞增多症、甲状腺功能减退、垂体功能减退、睡眠呼吸暂停综合征、多囊卵巢综合征也是NAFLD发生和发展的独立危险因素。

三、发病机制

NAFLD的发病机制复杂。二次打击学说已被大多数学者所接受，并在此基础上提出了多次打击学说。初次打击主要指肥胖、2型糖尿病、高脂血症等伴随胰岛素抵抗引起的肝细胞内脂质过量沉积，使其对内外源性损害因子的敏感性增高，但由于机体适应性反应机制中的抗氧化、抗细胞凋亡效应以及抗脂肪毒性等防御能力可与之抗衡，使大多数单纯性脂肪肝呈良性经过，其结构和功能改变是可逆的。二次打击主要为反应性氧化代谢产物增多和脂质过氧化，导致线粒体功能障碍、炎症介质和细胞因子产生，进而使脂肪变性的肝细胞发生炎症、坏死，即NASH。持续存在的NASH被称为三次打击，进而诱发细胞外基质的生成，形成脂肪性肝纤维化或肝硬化。胰岛素抵抗和高胰岛素血症为原发性 NAFLD 的始动因素，其他因素可与胰岛素抵抗共同但也可单独导致肝脂肪变。

（一）胰岛素抵抗

胰岛素抵抗在 NAFLD 的发病机制中具有重要作用。研究表明，几乎所有的 NAFLD 患者都存在周围组织和肝脏的胰岛素抵抗，而且不一定伴有糖耐量异常或肥胖，且胰岛素抵抗的严重程度与 NAFLD 的病情进展和预后相关。高热量、高脂肪以及富含果糖饮料和食品的摄入，导致血液葡萄糖和游离脂肪酸水平增加，诱发高胰岛素血症和胰岛素抵抗，进而导致大量游离脂肪酸和胆固醇进入肝脏合成甘油三酯，肝细胞内脂肪异常增多形成脂肪肝。此外，胰岛素抵抗还可降低脂肪组织和骨骼肌对葡萄糖的摄取，诱发高血糖，进而促进葡萄糖在肝细胞内向脂肪酸和甘油三酯转化，增加肝脏脂肪的从头合成。脂肪肝时通过蓄积的二酰甘油和神经酰胺等脂质中间体导致胰岛素信号级联反应抑制，进而诱发胰岛素抵抗和脂质沉积的恶性循环。

（二）脂质代谢紊乱和脂肪异位

脂质代谢紊乱可能与下列 4 个环节有关。①脂质摄入异常：高脂饮食、高脂血症以及外周脂肪组织动员增多，促使游离脂肪酸输送入肝脏增多；②线粒体功能障碍，游离脂肪酸在肝细胞线粒体内氧化磷酸化和 β 氧化减少，转化为甘油三酯增多；③肝细胞合成游离脂肪酸和甘油三酯增多；④极低密度脂蛋白合成不足或分泌减少，导致甘油三酯运出肝细胞减少。上述因素造成肝脏脂质代谢的合成、降解和分泌失衡，导致脂质在肝细胞内异常沉积。

内脏脂肪组织胰岛素抵抗是导致肝脏脂肪异位的重要原因之一，并与肝细胞的脂毒性、氧化应激和细胞损伤有关。继发于肝脏和全身白色脂肪组织释放的炎性细胞因子和脂肪因子，可导致肝脏炎症损伤和全身炎症反应。此外，长期热量过多引起脂肪组织难以存放过多脂肪时会导致脂肪异位，而脂肪异位尽管以发生在肝脏最为常见和严重，但胰腺、心包、骨骼肌、动脉血管等组织和器官也可发生脂肪浸润，从而导致 NAFLD 患者 2 型糖尿病、MetS 及其相关心血管疾病危险性增加。

（三）肠—肝轴

不少证据表明肠道菌群紊乱、小肠细菌过度生长、肠黏膜通透性增加，通过影响营养物质的吸收、代谢性内毒素血症、内生性乙醇、胆碱代谢、胆汁酸的肠肝循环等途径，促进肥胖、2 型糖尿病和 NAFLD 的发病。某些特定肠道微生物群及其代谢产物变化参与了肝脂肪变、炎症损伤、肝纤维化和肝细胞癌的发病。研究发现，肠道微生物可以影响脂肪储存和能量捕获，在胰岛素抵抗的发生及相关糖尿病发生中具有一定作用。

（四）细胞因子和炎症反应

多种饮食成分所致的组织相对缺氧和缺氧诱导因子激活在巨噬细胞浸润过程中发挥作用，巨噬细胞可产生多种促炎细胞因子或诱导邻近的脂肪细胞产生脂肪细胞因子，如脂联素、瘦素、内脂素、IL-6 和 TNF-α 等，这些细胞因子可以拮抗胰岛素抑制脂解的作用，并在脂肪组织内形成促炎背景。这些细胞因子也进入循环并诱导肝脏进一步产生炎症因子。

四、病理

根据病理分型将慢性脂肪肝分为单纯性脂肪肝、非酒精性脂肪性肝炎（NASH）、脂肪性肝纤维化和肝硬化。

（一）单纯性脂肪肝

单纯性脂肪肝的主要病理改变是大泡性或以大泡为主的肝细胞脂肪变，累及 5% 以上的肝细胞。所谓大泡性脂肪变是指肝细胞质内出现孤立的长径大于 25 μm 的脂滴，肝细胞核被挤压而移位，脂滴大者甚至可达 4~5 个正常肝细胞大小，类似脂肪细胞。脂肪变性的肝细胞在肝小叶内呈向心性分布（肝腺泡三区），严重者可向肝腺泡二区和一区蔓延。但是不伴肝细胞气球样变和肝细胞坏死，肝脏无明显炎性细胞浸润，也没有肝纤维化。

（二）非酒精性脂肪性肝炎（NASH）

NASH 除具有肝细胞脂肪变外，还有肝细胞气球样变和肝细胞坏死。小叶内炎症呈混合性炎性细胞浸润，包括淋巴细胞、单核细胞和中性粒细胞，见于肝窦、肝细胞坏死灶，绕于含玻璃样小体的肝细胞周围。小叶内炎症程度变化较大，一般与肝细胞损伤程度一致。通常坏死灶较小，重者可呈融合坏死或桥接坏死。肝细胞气球样变多见于肝腺泡三区，位于脂肪变肝细胞之间，在窦周纤维化区明显。此外，NAFLD 患者肝细胞中可见空泡状核，又称为糖原核，其为核内糖原贮积，含糖原的胞核增大，在制片过程中糖原丢失，故肝细胞核呈空泡状，染色质被挤于周边部，使核膜增厚。在 NAFLD 中 75% 可见糖原核。

一般来讲，肝腺泡三区大泡性为主的肝细胞脂肪变、小叶内炎症以及肝细胞气球样变为诊断 NASH 的必备条件；窦周纤维化、糖原核、小叶内脂肪性肉芽肿等有助于 NASH 的诊断。

（三）脂肪性肝纤维化和肝硬化

大泡性脂肪肝伴肝星状细胞增生、活化及胶原蛋白等细胞外基质成分过多沉积，形成脂肪性肝纤维化。最近认为，坏死、炎症和肝巨噬细胞增加并非肝纤维化形成的必备条件，纤维化程度与致病因素的持续存在以及脂肪肝的严重程度有关。

窦周纤维化，又称为肝细胞周围纤维化，它是脂肪性肝纤维化的常见类型，表现为肝腺泡三区脂肪变或气球样变的肝细胞周围有细胞外基质沉着，狄氏间隙毛细血管化，肝窦内皮细胞筛孔总数减少及基底膜形成。窦周纤维化时小叶内网状纤维增多、增粗、胶原化，胶原纤维沿窦周沉积环绕肝细胞，并阻塞窦腔，镜下呈网格状，网眼中围绕的肝细胞显著萎缩变小，甚至消失。网状纤维进一步发展可形成片状或纤维间隔，伴肝小叶结构紊乱。

汇管区及其周围纤维化主要表现为汇管区及其周围大量成纤维细胞增殖，最初，增生的纤维自汇管区呈放射状扩展向小叶周围延伸，然后逐渐与邻近部位的纤维束连接起来。轻者汇管区无明显扩大，但胶原纤维增多、致密；重者汇管区扩大，胶原纤维明显增粗、密集，纤维性间隔向小叶内放射状延伸侵蚀界板，从而分隔肝实质或小叶，出现各种桥接纤维化。

桥接纤维化是指贯穿于肝小叶内，连接于两个血管区之间的纤维组织，又称为纤维间隔。纤维间隔可以由汇管区到中央静脉，中央静脉到中央静脉。间隔可呈不同宽度或形状，可致肝小叶结构紊乱，最终发展为肝硬化。

脂肪性肝纤维化和肝硬化在病理上分为 4 期：1 期，腺泡三区静脉周围、窦周或细胞周围纤维化；2 期，窦周纤维化合并门静脉周围纤维化；3 期，桥接纤维化或间隔纤维化；4 期，肝硬化。

五、临床表现

NAFLD 的发生多伴有全身其他系统代谢紊乱和疾病。其在肝脏中的发展进程临床上分为非酒精性肝脂肪变、NASH 及相关肝硬化和肝细胞癌。

（一）非酒精性肝脂肪变和 NASH

非酒精性脂肪肝多起病隐匿，发病缓慢。多数患者无症状。部分患者可有乏力、右上腹轻度不适、肝区隐痛、腹胀等非特异性症状。严重 NASH 可出现黄疸、食欲缺乏、恶心、呕吐等症状。即使已发生 NASH，有时症状仍可缺如，故多在评估其他疾病或健康体检作肝功能及影像学检查时偶然发现。肝脏肿大为 NAFLD 的常见体征，发生率可超过 75%，多为轻至中度肝肿大，表面光滑，边缘圆钝，质地正常或稍硬而无明显压痛。门静脉高压症等慢性肝病的体征相对少见，脾肿大的检出率在 NASH 病例中一般不超过 25%。局灶性脂肪肝由于病变范围小，临床表现多不明显，但同时并存其他肝病时例外。

部分 NAFLD 患者在其漫长的病程中，除可能有其原发基础疾病的表现外，有时可出现肝区隐痛、腹胀等主诉。这些症状可能与肝内脂肪浸润导致肝肿大、肝包膜过度伸张有关，在肝内脂肪浸润消退、肝肿大回缩后，相关症状可缓解。与大多数其他慢性肝病一样，NAFLD 患者肝损伤的症状和体征与其组织学改变相关性较差。为此，在 NAFLD 的某一阶段缺乏肝病相关症状和体征并不提示其远期预后良好，因为许多 NASH 或肝硬化患者在肝功能失代偿征象发生之前的数年内往往呈良性临床经过。

（二）NAFLD 相关肝硬化

肝活检提示肝纤维化及其严重程度可准确预测 NAFLD 患者肝病死亡风险。轻至中度肝细胞脂肪变但无任何肝脏炎症迹象者在 15~20 年内很少并发肝纤维化，其余患者每 7~10 年肝纤维化可进展一个等级。合并高血压的 NAFLD 患者进展至肝硬化的比例高达 20%，初诊时并存糖尿病者肝纤维化进展更快。临床表现除了 NASH 相关症状外，还可表现为黄疸、脾肿大、腹水、出血倾向、肝性脑病、食管—胃底静脉曲张破裂出血等。

NASH 是单纯性脂肪肝进展为肝纤维化的中间阶段，单纯性脂肪肝患者随访 10~20 年肝硬化发生率仅为 0.6%~3.0%，而 NASH 患者 10~15 年肝硬化发生率为 15%~25%。MetS 的组分越多、肝酶异常、体重和年龄增加，以及肝脏炎症、气球样变和肝纤维化，都是 NAFLD 患者疾病进展的危险因素。有研究报道 40.8% NASH 患者随访中肝纤维化进展，NASH 患者平均每年纤维化进展等级，大约是慢性丙型肝炎患者的一半。多项动态肝活检研究发现，NAFLD 患者脂肪变和炎症程度随着肝纤维化的进展逐渐减轻，发展至肝硬化时高达 70% 的患者 NASH 完全消退而呈现为"隐源性肝硬化"。NASH 肝硬化患者代偿期可以维持很长时间，一旦失代偿则病死率很高。

（三）NAFLD 相关肝细胞癌

有证据表明，NASH 与肝细胞癌之间有因果关系，非酒精性脂肪肝和 NASH 患者肝细胞癌发病率分别为 0.44% 和 5.29%。当前 NAFLD 相关肝细胞癌越来越多，NASH 是隐源性肝细胞癌患者最常见的原因。美国肝细胞癌数据库 4 929 例肝细胞癌患者中，NAFLD 相关肝细胞癌以每年 9% 的速度递增；与丙肝相关肝细胞癌相比，NAFLD 相关肝细胞癌患者年龄大、生存时间短、多合并心脏疾病、肿瘤体积大、接受肝移植比例低。NAFLD 患者肝细胞癌与隐源性肝硬化、肥胖和糖尿病有关。此外，NAFLD 相关肝细胞癌患者多数合并肥胖、糖尿病、高血压和血脂紊乱，NAFLD 患者肝细胞癌的危险因素包括肝硬化、MetS、2 型糖尿病以及 *PNPLA3* 和 *TM6SF2* 基因变异。合并 MetS 或 NAFLD 的肝硬化患者需筛查 HCC。

NAFLD 相关肝细胞癌临床起病隐匿，早期无典型症状，中晚期表现与肝炎相关肝细胞癌相似，可表现为肝区疼痛、肝肿大、黄疸、腹水、消瘦等。其发病机制涉及炎症通路、代谢异常以及氧化应激等方面。脂肪组织等肝外组织可能是炎症介质的主要来源，而炎症网络可促进单纯性脂肪肝向 NASH 以及肝纤维化和癌症发展。

（四）肝外表现

NAFLD 患者除了肝脏损害表现，也常合并 MetS、2 型糖尿病、心脑血管疾病、胆石症等肝外疾病的相关临床表现。NAFLD 可能是 2 型糖尿病的危险因素和早期病变。合并糖尿病的 NAFLD 患者更可能是 NASH，而不是单纯性脂肪肝。糖尿病是各种类型慢性肝病患者发生肝硬化、肝细胞癌和肝功能衰竭的独立危险因素。NAFLD 患者发生糖尿病和动脉硬化性心血管疾病，比发生肝硬化更早、更致命。有研究发现，ALT 或 GGT 水平升高，会增加脑卒中和冠心病的风险。此外，NAFLD 患者结直肠腺瘤、胆石症、慢性肾病、多囊卵巢综合征的患病率明显增高。以上这些表现可能与其加重代谢紊乱和诱导胰岛素抵抗有关。

六、辅助检查

（一）实验室检查

转氨酶升高是 NASH 最常见的表现，但需注意血清 ALT 正常并不意味着无肝组织炎症损伤，ALT 增高也未必是 NASH。ALT 水平常高于门冬氨酸氨基转移酶（aspartate amin-otransferase，AST），但 AST 水平有时也可明显升高，尤其是发生肝硬化时，但 AST/ALT 比值可小于 1.3。GGT 和碱性磷酸酶（alkaline phosphatase，ALP）也可升高，以 GGT 升高更为明显。病情进一步进展时血清白蛋白水平降低和凝血酶原时间延长，常出现在胆红素代谢异常之前。MetS、血清 ALT 和细胞角蛋白-18（M30 和 M65）水平持续增高，提示 NAFLD 患者可能存在 NASH，需要进一步的肝活检组织学检查证实。

疑似 NAFLD 患者需要全面评估人体学指标和血液糖脂代谢指标及其变化。对于 NAFLD 患者需要常规检测空腹血糖和糖化血红蛋白，甚至进一步行葡萄糖口服糖耐量试验，筛查空腹血糖调节受损、糖耐量异常和糖尿病。HOMA-IR 是用于评价群体胰岛素抵抗水平的指标，计算方法如下：空腹血糖水平（mmol/L）×空腹胰岛素水平（mIU/L）/22.5，正常成人 HOMA-IR 指数大约为 1。无糖调节受损和糖尿病的 NAFLD 患者可以通过 HOMA-IR 评估胰岛素的敏感性，"瘦人"脂肪肝如果存在胰岛素抵抗，即使无代谢性危险因素也可诊断为 NAFLD，随访中 HOMA-IR 下降预示 NAFLD 患者代谢紊乱和肝脏损伤程度改善。部分 NAFLD 患者有甘油三酯、低密度脂蛋白胆固醇升高和高密度脂蛋白胆固醇下降。

（二）影像学检查

1. 超声显像

实时超声诊断简便、价廉、无创，是目前诊断脂肪肝和监测其变化的首选方法，同时也被应用于脂肪肝的流行病学调查。B 超还可以早期发现胆石症、肝脏占位性病变和腹水等并发症。在超声声像图上，脂肪肝的特征性改变为：肝实质内弥漫细密的高回声斑点（"明亮肝"），肝静脉和门静脉分支随病变加重而变细、变窄，显示不清，肝深部回声衰减加重，肝脏肿大、饱满，肝缘变钝。当肝细胞脂肪变大于 30% 时，超声可检出；当肝脂肪变达 50% 以上时，超声诊断的敏感性高达 90%；超声对鉴别局灶性脂肪肝和发现异常血流有一定参考价值。诊断标准：①肝实质点状高回声，回声强度高于脾脏和肾脏；②肝脏远场回声衰减；③肝内脉管显示不清。凡具备第①项加第②、第③项之一者，可确诊；仅具备第①项者，可作为疑似诊断。根据 NAFLD 的超声特征，可粗略判断肝脂肪变的程度：轻度，光点细密，近场回声增强，远场回声轻度衰减，血管结构清晰；中度，光点细密，近场回声增强，远场回声衰减明显，血管结构不清晰；重度，光点细密，近场回声显著增强，远场回声显著衰减，血管结构不能辨认。然而，B 超难以准确检出肝脂肪变在 5%～30% 的轻度脂肪肝。此外，难以区分非均质性脂肪肝与肝脏肿瘤，需进一步行肝脏电子计算机断层扫描（computed tomography，CT）或磁共振成像（magnetic resonance imaging，MRI）检查帮助诊断。必要时需肝活检证实或排除。

2. CT

CT 诊断脂肪肝的特异性可能高于 B 超，可半定量分析肝内脂肪含量，但缺点为价格贵且检查不可避免需接触 X 线。脂肪肝的典型 CT 特征是肝脏密度普遍低于脾脏，当肝/脾 CT 比值≤1 时为轻度；肝/脾 CT 比值≤0.7 且肝内血管显示不清为中度；肝/脾 CT 比值≤0.5 且肝内血管清晰可见为重度。脂肪性肝硬化的典型影像学特征是肝裂增宽，肝包膜增厚，表面不规则，肝内密度不均匀，肝叶比例失常，门静脉主干管径增粗等。

3. 基于 MRI 的检查

近年，基于 MRI 的磁共振波谱分析（magnetic resonance spectroscopy，MRS）、磁共振实时弹性成像（magnetic resonance elastography，MRE）、MRI-质子密度脂肪含量测定（proton density fat fraction，PDFF）被用于 NAFLD 患者肝脂肪变和纤维化的诊断。MRS 能够检出 5% 以上的肝脂肪变，准确性很高，MRE 对 NAFLD 患者肝硬化的阴性预测值很高，缺点是花费高和难以普及。MRI-PDFF 是一种客观、定量、无创和无干扰因素的估计肝脏脂肪含量的成像方法，可以绘制整个肝脏的脂肪图。MRI-PDFF 在评估肝脏脂肪变方面与肝组织学脂肪变程度趋势一致性较好。

4. FibroScan 或 FibroTouch

FibroScan 和 FibroTouch 瞬时弹性记录仪通过振动控制瞬时弹性成像技术可同时测定受控衰减参数（controlled attenuation parameter，CAP）和肝脏弹性值（liver stiffness measurement，LSM），分别反映肝脂肪变和纤维化程度。目前，该技术已在国内广泛应用，并被证实有较高的准确性，具有无创、定量、可重复等优点。

就轻度脂肪肝的诊断而言，CAP 比超声和 CT 更敏感，并且 CAP 值可以准确区分轻度肝脂肪变与中重度肝脂肪变。CAP 值反映的肝脂肪变程度不受肝脏疾病病因的影响。与肝活检相比，CAP 更少受到抽样误差的干扰，因为其检测面积比肝活检组织大 100 倍。随访 CAP 值的变化，可在一定程度上反映肝脂肪变和代谢紊乱的好转或进展。与超声相比，CAP 易高估肝脂肪变程度，当 $BMI > 30 \text{ kg/m}^2$、皮肤至肝包膜距离 $>2.5 \text{ cm}$、CAP 的四分位间距≥40dB/m 时，测得的 CAP 值会"假性"升高。此外，CAP 值区分不同程度肝脂肪变的诊断阈值及其临床意义尚待明确。

LSM 值可以敏感判断 NAFLD 患者是否存在肝纤维化。肝脏弹性值越大，提示肝纤维化程度可能越重，发生肝硬化相关并发症的风险越大。LSM 值有助于区分无/轻度纤维化（F_0，F_1）与进展期肝纤维化（F_3，F_4），但是至今仍无公认的阈值用于确诊肝硬化。肥胖症会影响 FibroScan 检测成功率，高达 25% 的患者无法通过 M 探头成功获取准确的 LSM 值。此外，LSM 值判断各期纤维化的阈值需要与肝病病因相结合；重度肝脂肪变（CAP 值显著增高）、明显的肝脏炎症（血清转氨酶 > SULN）、肝脏瘀血和淤胆等都可高估 LSM 值判断肝纤维化的程度。如果肝脏硬度值正常，则基本可以排除肝硬化。

（三）诊断 NASH 及相关纤维化的无创生物学标志物模式

诊断 NASH 的无创生物学标志物主要包括：MetS、血清 ALT 和细胞角蛋白-18（M30 和 M65）水平持续增高，提示 NAFLD 患者可能存在 NASH，需要进一步的肝活检组织学检查证实。许多因素可以影响 NAFLD 患者肝纤维化的动态变化，应用临床参数和血清纤维化标志物不同组合的多种预测模型，可粗略判断有无显著肝纤维化（$\geq F_2$）和进展期肝纤维化（F_3，F_4）。诸如 AST/ALT 比值、APRI、FIB-4、NAFLD 纤维化评分（NAFLD fibrosis score，NFS）、BARD 评分等预测模型是极具潜力的临床工具，其中以 NFS 的诊断效率可能最高。一般来说，这些预测模型具有相对强大的阴性预测，但阳性预测较差，因此这些模型阴性可以可靠地排除进展期纤维化。

（四）肝穿刺活体组织学检查

肝穿刺活体组织学检查有助于明确病因及评价脂肪性肝病的严重程度。近几年欧洲提出的肝脂肪变、炎症、纤维化（steatosis activity fibrosis，SAF）评分将肝脂肪变程度与坏死性炎症活动程度分开（表 5-1）。炎症活动程度又分为小叶内炎症和肝细胞气球样变。SAF 评分根据有无肝脏炎症损伤将 NAFLD 分为非酒精性单纯性脂肪肝（nonalcoholic fatty liver，NAFL）和 NASH，后者进一步根据有无肝纤维化及其程度分为早期 NASH（F_0、F_1）、纤维化性 NASH（F_2、F_3）和 NASH 肝硬化（F_4）。SAF 评分综合评估肝脏炎症损伤和纤维化，考虑到了肝纤维化对 NAFLD 患者预后的影响，因此能更好地评估患者肝病的不良结局。

表 5-1　SAF 评分标准

评分项目	特征描述	分值
脂肪变性（S）	<5%	0
	5%~33%	1
	34%~66%	2
	>67%	3
活动度（A）		
气球样变	无	0
	成簇肝细胞，细胞呈网格状，大小与正常肝细胞相似	1
	在 1 分的基础上，视野里有肿大的气球样变肝细胞，大小至少是正常肝细胞的 2 倍	2
小叶内炎症	无	0
	每个肝小叶内存在 1~2 个炎症坏死灶	1
	每个肝小叶内存在 2 个以上炎症坏死灶	2

续表

评分项目	特征描述	分值
肝纤维化（F）	无纤维化	F0
	窦周纤维化或门静脉周围纤维化	F1
	窦周纤维化合并门静脉周围纤维化	F2
	桥接纤维化	F3
	肝硬化	F4

七、诊断与鉴别诊断

（一）诊断

1. 明确脂肪肝的诊断

肝活检病理学发现有 5% 以上的大泡性或以大泡为主的肝细胞脂肪变或肝脏影像学显示弥漫性脂肪肝的典型改变，排除酒精滥用等可以导致肝脂肪变的其他病因即可诊断为 NAFLD。

2. 排除其他导致脂肪肝的疾病

排除过量饮酒史（过去 12 个月男性饮酒折合乙醇量每周小于 210 g，女性每周小于 140 g），排除病毒性肝炎、药物性肝病、自身免疫性肝炎、肝豆状核变性等可导致脂肪肝的特定肝病，并除外全胃肠外营养、炎症性肠病、乳糜泻、甲状腺功能减退症、库欣综合征、β 脂蛋白缺乏血症、先天性脂质萎缩症、Mauriac 综合征等导致脂肪肝的特殊情况。

3. 判断 NAFLD 的临床类型

临床将该病分 3 个类型。①非酒精性肝脂肪变：又称为单纯性脂肪肝，是 NAFLD 的早期表现，肝功能检查多数基本正常，影像学检查表现符合脂肪肝诊断标准。肝脏组织学表现为大泡性或大泡为主的脂肪变累及 5% 以上肝细胞，可以伴有轻度非特异性炎症。②NASH：NAFLD 的严重类型，肝功能 ALT 可升高，也可正常，肝组织学表现为 5% 以上的肝细胞脂肪变合并小叶内炎症和肝细胞气球样变性。③NAFLD 相关肝硬化：有肥胖症、MetS、2 型糖尿病或 NAFLD 病史的肝硬化，影像学或肝组织学提示脂肪肝肝硬化。

4. 代谢和心血管危险因素评估

NAFLD 与 MetS 互为因果，代谢紊乱不但与 2 型糖尿病和心血管疾病高发密切相关，而且参与 NAFLD 的发生和发展，建议疑似 NAFLD 患者需要全面评估人体学指标和血液糖脂代谢指标及其变化。鉴于心血管事件是影响 NAFLD 患者预后的主要因素，所有 NAFLD 患者都应进行心血管事件风险评估。可通过测量人体学指标（如身高、体重、腰围、臀围等），询问病史和常规检查空腹血糖、胰岛素、糖化血红蛋白、血脂等，筛查和评估肥胖、糖尿病、高脂血症、高血压等代谢相关危险因素的程度，以便判断进一步的治疗和预后。

（二）鉴别诊断

1. 慢性病毒性肝炎

慢性乙型肝炎病毒（HBV）、慢性丙型肝炎病毒（hepatitis C virus，HCV）等均可导致肝细胞脂肪变性,其中以基因 3 型丙型肝炎引起的肝细胞脂肪变性最为明显。HCV 诱导肝细胞脂肪变性的机制尚不明确,可能与核心蛋白在线粒体中的表达破坏线粒体结构影响线粒体功能从而干扰脂质氧化作用有关。宿主肥胖因素也易诱发 HCV 感染者出现脂肪肝。肥胖和 3a 型 HCV 感染可单独也可协同参与肝脂肪变性的发生与发展。临床通过病毒学检查即可鉴别。

2. 酒精性肝病

酒精性肝病是由于长期大量饮酒导致的肝脏疾病。初期通常表现为脂肪肝,进而可发展成酒精性肝炎、肝纤维化和肝硬化。长期饮酒史指:一般超过 5 年,折合乙醇量男性≥40 g/d,女性≥20 g/d 或 2 周内有大量饮酒史,折合乙醇量 >80 g/d。临床症状:可无症状或有右上腹胀痛、食欲缺乏、黄疸等;随着病情加重,可有神经精神症状、蜘蛛痣、肝掌等表现。实验室检查:AST/ALT >2、GGT 升高、HCT 升高为酒精性肝病的特点,而 NAFLD 患者肝功能通常 AST/ALT <1。禁酒后以上指标可明显下降,通常 4 周内基本恢复正常。大量饮酒的肥胖个体两者可并存,饮酒也可诱发或加剧 NASH。

3. 药物性肝病

药物如他莫昔芬、胺碘酮、丙戊酸钠、甲氨蝶呤、糖皮质激素等均可引起肝脂肪变,可有转氨酶明显升高,甚至胆汁淤积表现。患者近期有明确用药相关史,停药后肝功能多于短期内恢复,符合药物性肝损伤诊断。部分患者可有 NAFLD 合并药物性肝损伤,此类患者症状较重,肝功能恢复较慢,治疗上在停用肝损伤药物基础上需同时坚持 NAFLD 相关治疗。

4. 其他

如自身免疫性肝炎、肝豆状核变性、全胃肠外营养、炎症性肠病、乳糜泻、甲状腺功能减退症、库欣综合征、β 脂蛋白缺乏血症、脂质萎缩性糖尿病、Mauriac 综合征等均可导致脂肪肝,需根据相关辅助检查鉴别。

八、治疗

鉴于 NAFLD 是肥胖和 MetS 累及肝脏的表现,大多数患者肝组织学改变处于单纯性脂肪肝阶段,治疗 NAFLD 的首要目标为减肥和改善胰岛素抵抗,预防和治疗 MetS、2 型糖尿病及其相关并发症,从而减轻疾病负担,改善患者生活质量并延长寿命;次要目标为减少肝脏脂肪沉积,避免因"附加打击"而导致 NASH 和慢加急性肝功能衰竭;对于 NASH 和脂肪性肝纤维化患者还需阻止肝病进展,减少肝硬化、肝细胞癌及其并发症的发生。NAFLD 患者的疗效判断需综合评估人体学指标、血液生化指标以及超声等影像学变化,并监测药物不良反应,从而及时调整诊疗方案。定期肝活检至今仍是评估 NASH 和肝纤维化患者肝组织学变化的唯一标准,治疗 NASH 的目标是 NASH 和纤维化程度都能显著改善,至少要达到减轻肝纤维化而 NASH 不加剧或者 NASH 缓解而纤维化程度不加重。

(一)改变不良生活方式,控制体重

控制体重和腰围是治疗 NAFLD 及其并发症最重要的治疗措施。对于肥胖、超重以及近期体重增加的 NAFLD 患者,建议通过健康饮食和加强锻炼的生活方式教育纠正不良行为。一般来说,1 年内体重下降3% ~5%,可以减轻肝脂肪变程度,使单纯性脂肪肝完全逆转;体重下降7% ~10%,可降低 ALT 水平和改善 NASH 程度;体重下降10% 以上,可以改善肝组织炎症损伤和肝纤维化。严格控制膳食总热量摄入,以轻体力劳动或脑力劳动者为例,标准体重者每日 125.5 kJ/kg (30 kcal/kg),超重者104.6 ~83.7 kJ/kg (25 ~20 kcal/kg),体

型消瘦者 146.4 kJ/kg（35 kcal/kg）。热量建议每日减少 2 092 ～4 184 kJ（500～1 000 kcal）热量。合理分配三大营养要素，建议高蛋白、低脂肪、适量糖类的膳食，限制含糖饮料、糕点和深加工精致食品，增加全谷类食物、ω-3 脂肪酸以及膳食纤维摄入。一日三餐定时适量，早、中、晚餐可按 30%、40%、30% 的比例分配，严格控制晚餐的热量和晚餐后进食行为。此外，每日适量饮水有助于肾脏功能的正常发挥，帮助减轻体重，并促进肝内脂肪代谢。建议成人每日需饮水 2 000 mL，饮用水最佳选择为白开水、矿泉水或纯净水，不能用饮料作为饮用水的代替品。对于 NAFLD 患者，运动疗法不仅可以促进体内脂肪分解，减轻体重，调节血脂，改善胰岛素抵抗，还可以加强血液循环，改善呼吸循环功能，缓解高血压。因此，建议根据患者兴趣并以能够坚持为原则选择体育锻炼方式，以增加骨骼肌质量和防治肌少症。例如：每天坚持中等量有氧运动 30 分钟，每周 5 次或者每天高强度有氧运动 20 分钟，每周 3 次，同时做阻抗训练，每周 2 次。由于脂肪肝患者的健康状况和运动能力各不相同，运动处方应个体化。合并肥胖症、高脂血症、高血压、糖尿病等慢性病患者，应在医院获得个性化的运动处方。此外，NAFLD 患者减肥速度不宜过快，每周建议体重下降 0.5 kg 为宜，如体重下降过快，反而会加重脂肪肝，甚至导致 NASH 和肝硬化；同时可能诱发胆结石、痛风等，体重反弹的概率也较高。控制体重需临床营养科、运动康复科在内的多学科联合制订饮食和运动处方，长期监督和改善 NAFLD 患者的生活方式，才可能取得良好的效果。

（二）抗炎保肝药物治疗

作为 NAFLD 患者综合治疗的重要组成部分，肝炎保肝药物已广泛用于临床辅助治疗。抗炎保肝药物可保护肝细胞、抗氧化、抗炎，改善肝组织病理学，延缓肝纤维化的进展，减少肝硬化和肝癌的发生。由于肝脏组织病理学改变滞后于血生化指标的改善，故在生化指标改善后，建议不立即停用抗炎保肝药。抗炎保肝药种类繁多，目前在我国广泛应用的包括：以甘草酸制剂为代表的抗炎药物，以多烯磷酰胆碱为代表的肝细胞膜修复保护剂，以水飞蓟宾和双环醇为代表的抗氧化类药物，以还原型谷胱甘肽、N-乙酰半胱氨酸为代表的解毒类药物，以熊去氧胆酸、S-腺苷甲硫氨酸、胆宁片为代表的利胆类药物。这些治疗药物安全性良好，部分药物在药物性肝损伤、胆汁淤积性肝病等患者中已取得相对确切的疗效，但这些药物对 NASH 和肝纤维化的治疗效果仍需进一步的临床试验证实。在综合治疗的基础上，保肝药物作为辅助治疗推荐用于以下类型 NAFLD 患者：①肝活检确诊的 NASH；②临床特征、实验室及影像学检查提示存在 NASH 或进展性肝纤维化，例如合并 MetS 和 2 型糖尿病，血清氨基酸转移酶或细胞角蛋白-18 持续升高，肝脏瞬时弹性检查 LSM 值显著增高；③应用相关药物治疗 MetS 和 2 型糖尿病过程中出现肝酶升高；④合并药物性肝损害、自身免疫性肝炎、慢性病毒性肝炎及其他肝病。建议根据肝脏损害类型、程度以及药物效能和价格选择 1 种保肝药物，疗程需要 1 年以上。对于血清 ALT 高于正常值上限的患者，口服某种保肝药物 6 个月，如果血清氨基酸转移酶仍无明显下降，则可改用其他保肝药物。目前，部分处于 2 期或 3 期临床试验的新药如 elafibranor、selonsertib 及 cenicriviroc 在一定程度上可改善 NASH 和肝纤维化，但其确切的疗效和安全性仍需进一步临床研究证实。

（三）改善 MetS 的药物治疗

采取控制饮食、增加运动等生活方式干预 3～6 个月，血压、血脂、血糖等代谢指标未能得到控制的 NAFLD 患者，需根据相关指南和专家共识应用 1 种或多种药物治疗肥胖症、高血压、2 型糖尿病、血脂紊乱、痛风等疾病。BMI≥30 kg/m² 的成人和 BMI>27 kg/m² 伴有高血压、2 型糖尿病、血脂紊乱等并发症的成人可考虑应用奥利司他等药物减肥，但需警惕减肥药物的不良反应。

1. 改善胰岛素抵抗

胰岛素抵抗是 NAFLD 发生的核心机制，改善胰岛素抵抗可以防治糖脂代谢及其相关疾病。常用的胰岛素增敏剂有二甲双胍和噻唑烷二酮类药物（吡格列酮），后者虽然可以改善 NASH 患者血清转氨酶水平，改善肝脏组织学病变，但长期治疗的疗效和安全性并不肯定，建议仅用于合并 2 型糖尿病的 NASH 患者的治疗。二甲双胍虽然对 NASH 无治疗作用，但其可以改善胰岛素抵抗、降低血糖、调节血脂和辅助减肥，且长久获益较大，安全性良好，建议用于 NAFLD 患者 2 型糖尿病的预防和治疗。人胰高糖素样肽-1（GLP-1）类似物利拉鲁肽不仅可以刺激胰岛 B 细胞分泌胰岛素，减少肝脏葡萄糖生成，还可以通过延长胃排空时间和增加饱腹感而减肥。适合用于肥胖的 2 型糖尿病患者的治疗。

2. 调节血脂

当血清甘油三酯>5.6 mmol/L，应立即启动降低甘油三酯药物治疗，最常用为贝特类药物。其不仅可以改善高甘油三酯血症，降低心血管事件发生率，减少糖尿病患者微血管并发症的发生，并且能预防急性胰腺炎。使用此药，应定期检测肝功能，警惕其肝毒性。ω-3 多不饱和脂肪酸虽可能安全用于 NAFLD 患者高脂血症的治疗，但主要用于治疗甘油三酯轻中度升高者。除非患者有肝功能衰竭或肝硬化失代偿，他汀类药物可安全用于 NAFLD 患者降低血清低密度脂蛋白胆固醇（LDL-C）水平以防治心血管事件，目前无证据显示他汀类药物可以改善 NASH 和纤维化。他汀类药物使用过程中经常出现的无症状性、孤立性血清 ALT 增高，即使不减量或停药也可恢复正常。

3. 控制血压

若在生活方式干预后，血压仍≥140/90 mmHg，可考虑使用降压药物治疗。首选降压药物为血管紧张素受体拮抗剂，可加用钙离子拮抗剂，合并肝硬化的高血压者，宜选用非选择性 β 受体阻滞剂普萘洛尔，可同时降低动脉血压和门静脉压力。

（四）减肥手术

减肥手术不仅可以最大限度地减肥和长期维持理想体重，而且可以有效改善代谢紊乱，甚至逆转 2 型糖尿病和 MetS。根据国际糖尿病联盟建议，以下人群可考虑减肥手术：①重度肥胖（BMI≥40 kg/m²）的 2 型糖尿病患者；②中度肥胖（35.0 kg/m²≤BMI≤39.9 kg/m²）但保守治疗不能有效控制血糖的 2 型糖尿病患者；③轻度肥胖（BMI 30.0~34.9 kg/m²）患者如果保守治疗不能有效控制代谢和心血管危险因素。亚裔群体的 BMI 阈值应下调 2.5 kg/m²。近 10 年全球减肥手术的数量持续增长，我国常用的手术方式是衣袖状胃切除术。合并 NASH 或代偿期肝硬化不是肥胖症患者减肥手术的禁忌证。减肥手术不但可以缓解包括纤维化在内的 NASH 患者的肝组织学改变，而且可能降低心血管疾病病死率和全因病死率，但其改善肝脏相关并发症的作用尚未得到证实。目前尚无足够证据推荐减肥手术治疗 NASH，重度肥胖患者以及肝移植术后 NASH 复发的患者可以考虑减肥手术。严重的病理性肥胖或减肥治疗失败的受体，以及合并肝纤维化的 NASH 供体，也可接受减肥手术。

（五）肝脏移植手术

肝脏移植现已成为急慢性肝功能衰竭和终末期肝病最有效的治疗方法。NASH 导致的失代偿期肝硬化、肝细胞癌等终末期肝病是 NAFLD 患者需进行肝脏移植的适应证。NASH 患者肝脏移植的长期效果与其他病因肝脏移植相似，特殊性主要表现为年老、肥胖和并存的代谢性疾病可能影响肝脏移植患者围术期或术后短期的预后，肝脏移植术后 NAFLD 复发率高达 50%，并且有较高的心血管并发症的发病风险。为此，需重视 NASH 患者肝脏移植等待期的评估和管理，以最大程度为肝脏移植创造条件。肝脏移植术后仍须有效控制体重和防治糖脂代谢紊乱，从而最大程度降低肝脏移植术后并发症发生率。

九、预后

目前认为 NAFLD 的预后主要取决于肝活检组织学损伤的程度及其伴随的基础疾病。组织学检查显示仅有肝细胞脂肪变性而无肝细胞坏死和纤维化的患者预后良好，但部分 NASH 患者可进展为肝硬化，甚至发生肝功能衰竭或肝癌。

NAFLD 患者起病隐匿且肝病进展缓慢，NASH 患者肝纤维化平均 7～10 年进展一个等级，间隔纤维化和肝硬化是 NAFLD 患者肝病不良结局的独立预测因素。NAFLD 随访资料显示，全因死亡特别是肝病死亡风险随着肝纤维化的程度加重而增加。NASH 患者 10～15 年内肝硬化发生率高达 15%～25%。合并高龄、肥胖、高血压、2 型糖尿病、MetS 的 NASH 患者易发生间隔纤维化和肝硬化。NAFLD 相关肝硬化患者代偿期病程可以很长，一旦肝脏功能失代偿或出现肝细胞癌等并发症则病死率高。NASH 肝硬化患者发生肝细胞癌的风险显著增加。

此外，NAFLD 常与肥胖相关的其他疾病如高血压、心脑血管动脉粥样硬化性疾病并存，而心脑血管疾病常是导致这类患者病死率增加的主要原因。50%～80% NASH 伴有 MetS，NAFLD 又可促进糖尿病和心脑血管疾病的发生。流行病学研究表明，NAFLD 患者预期寿命和病死率与其 BMI 和空腹血糖水平密切相关，MetS 相关事件是影响其预后的主要因素，而肝硬化、肝癌和肝病相关死亡主要见于 NASH 病例。因此，影响 NAFLD 预后的主要因素是并存的心脑血管疾病以及 MetS 相关恶性肿瘤。当然，NASH 和肝硬化也是影响 NAFLD 患者预后的因素之一。

十、预防

NAFLD 的发生主要与肥胖、糖尿病、高脂血症等因素有关，采取综合预防措施，可以收到一定的预防效果。首先，调整膳食结构，坚持以"植物性食物为主，动物性食物为辅，热量来源以粮食为主"的膳食方案，避免"高热量、高脂肪、低纤维素"膳食结构，避免吃零食、吃甜食、吃夜宵，以含糖饮料代替水等不良习惯，以免热量摄入超标和扰乱机体代谢稳态，诱发肥胖、糖尿病和脂肪肝。其次，对于肥胖，运动有时比调整膳食更为重要。人体对于多余热量的利用，除转化为脂肪储存外，主要通过体力活动消耗。要预防脂肪肝的发生，需根据自身情况，每周坚持参加 150 分钟以上中等量的有氧运动，并持之以恒。同时，还应避免"久坐少动"的不良习惯，并可根据个人喜好进行一些抗阻运动。最后，有肥胖症、糖尿病、高脂血症、脂肪肝家族史者，应坚持定期体检，以便尽早发现肥胖、脂肪肝、糖尿病等疾病，从而及时采取相关措施，阻止病情发展。

（李晓倩）

第三节　肝硬化

肝硬化是多数慢性肝脏疾病的最终归宿，它是肝脏结构异常的特定解剖学表现。肝硬化病理上表现为肝脏纤维组织增生，正常肝小叶结构破坏和肝细胞结节状再生和假小叶形成。由于肝脏细胞功能的丧失和肝脏结构的改变导致肝硬化临床上出现黄疸、凝血功能异常、低白蛋白血症及多种并发症，常见有门静脉高压症、腹腔积液、自发性细菌性腹膜炎和肝性脑病等。目前认为在去除病因的情况下，肝纤维化和早期肝硬化是可以逆转的，如在接受长期的抗病毒治疗后乙肝病毒和丙肝病毒出现持续性病毒学应答者或在戒酒后的酒精性肝病患者；但是一旦纤维间隔内有新生血管生成或门静脉压显著升高时，提示肝硬化达到不可逆转期。

一、流行病学

由于肝硬化病变逐渐进展，肝硬化患者在代偿期无明显症状，所以统计肝硬化在人群中的分布具有一定的难度。在全球范围内，不同地区或国家肝硬化的发病率不尽相同，平均发病率为100/10万。肝硬化被视为人类健康的主要"杀手"，美国每年新诊断肝硬化3万例。世界卫生组织公布每年全球大约有80万的患者死于肝硬化，其中在美国每年有27 500人死于肝硬化，而在中国这个数字达到122 600。在中国肝硬化发病高峰年龄为40～50岁，且失代偿期肝硬化5年生存率仅为14%～35%。在美国25～64岁的人群中，肝硬化已成为第七大致死原因。

二、病因

慢性肝病往往影响中青年患者，由此导致疾病、丧失工作能力和早逝，进而对整个社会经济产生重大的影响。任何慢性肝病都能发展成肝硬化。在我国慢性病毒性肝炎尤其是慢性乙型肝炎是肝硬化的主要病因，其他常见病因有酒精性肝炎、胆汁性和自身免疫性肝病；还有一些临床少见病因如心源性肝硬化、遗传和代谢相关性疾病以及隐源性肝硬化。肝静脉回流受阻引起的肝硬化中的心源性肝硬化相对多见，而肝小静脉闭塞病和肝静脉阻塞综合征（Budd-Chiai综合征）少见。在遗传和代谢相关性疾病中，我国肝豆状核变性相对多见，而原发性血色病极少见。严重的药物性肝损害或少数慢性药物肝损害也可演变为肝硬化。血吸虫病的虫卵主要沉积在肝汇管区，引起肝纤维化和门静脉高压症。

隐源性肝硬化指部分肝硬化患者病因不明，随着各种肝病诊断技术的进步，此类肝硬化的比例逐步降低，实际上很多为病毒性肝炎、自身免疫性肝病或否认饮酒史所致，现在医学上认为许多隐源性肝硬化源于非酒精性脂肪肝病，随着非酒精性脂肪性肝病发病率的增加，今后有可能是肝硬化的主要病因之一。

三、病理生理

（一）肝纤维化/肝硬化的形成

肝纤维化和肝硬化形成的关键是肝星状细胞激活及其转化为肌成纤维细胞。各种损害性因素作用于肝脏均可引起炎症：病毒和细菌导致持续的炎症，药物、酒精性和非酒精性脂肪性肝炎的无菌性炎症以及细菌因素（来自肝—肠轴缺损时细菌脂多糖等）加重无菌性炎症，机体对炎症坏死的反应过度导致肝纤维化和肝硬化的形成。肝纤维化过程涉及多种细胞，包括肝实质细胞（肝细胞和胆管细胞）、间质细胞（星状细胞、肝窦内皮细胞、库普弗细胞和肌成纤维细胞）和骨髓源细胞（巨噬细胞、T细胞和单核细胞），这些细胞产生多种促炎因子、生长因子、趋化因子和白细胞介素类等促进纤维化形成。但同时也启动纤维溶解，如肌成纤维细胞释放的细胞外基质（ECM）降解酶（主要为MMPs），产生应激性松弛（stress relaxation）而限制ECM沉积，故肝纤维化是一个可逆转的动态过程。

正常情况下，肝星状细胞处于静止状态，主要担负着储存维生素A的功能。当肝脏受损时，窦周间隙间的肝星状细胞被持续激活，其大量增生形成无规则粗糙的内质网，并分泌过量的胶原和其他细胞外基质（如蛋白多糖、糖蛋白、纤维连接蛋白、层黏连蛋白等），重新表达平滑肌成分如α肌动蛋白而有收缩能力（变成肌成纤维细胞）。各种胶原沉积在窦隙间，肝窦内皮细胞之间允许大分子进出的窗孔被堵塞，使肝窦毛细血管化，改变了血浆和肝细胞间主要物质的交换，更进一步使肝窦间隙变细和肝脏收缩变小。

（二）肝硬化主要并发症的形成

肝功能进入失代偿期时，伴随出现一系列并发症，主要由肝细胞功能不全和门静脉高压两大主要病理生理改变所致，包括静脉曲张、腹腔积液、肝性脑病、自发性腹膜炎和肝肾综合征等。肝硬化可视为原发性肝癌的癌前病变，结节性增生可进展成肝癌，小管性反应（ductular reaction）和不典型增生是中间步骤，故大多数原发性肝癌发生于肝纤维化和肝硬化的基础上。

1. 门静脉高压症和静脉曲张的形成

门静脉高压症是由门静脉血流淤滞、受阻和门静脉血流量增加引起的。门静脉高压症最初的起始动因是纤维组织的沉积和再生结节对肝窦的压迫导致肝脏结构紊乱使门静脉阻力增加。除此以外，血管收缩因子的激活和肝内一氧化氮（NO）生成减少而刺激血管收缩也可致使肝内阻力增加。随着门静脉压力的增高，脾脏瘀血肿大，血小板、血白细胞和红细胞在脾脏内滞留破坏，导致脾功能亢进；而原先直接流入门静脉系统的血管如冠状静脉改道至体循环系统，进而加重门静脉流出道阻力。另外，内源性血管收缩因子如内皮素的过量生成和肝内NO减少使肝内血管收缩，而肝外循环系统内NO大量合成使内脏和外周血管舒张；外周血管舒张继续激活肾素—血管紧张素—醛固酮系统，使水钠潴留，形成心排血量增加、外周血管阻力降低的高动力循环状态。因此，一方面因为肝内结构紊乱和血管收缩使门静脉血流阻力增大，另一方面高动力循环状态使门静脉血流量增加，导致门静脉持续高压。

当门静脉压力高于10~12 mmHg时，门—体侧支循环形成，出现侧支静脉曲张，最终破裂出血。最常见侧支循环位于胃底和食管下段，其他侧支循环有脐周围皮下静脉与脐静脉、上痔静脉与中下痔静脉、腹膜后静脉。

2. 腹腔积液形成和肝肾综合征（hepatorenal syndrome，HRS）

肝硬化腹腔积液主要继发于门静脉高压症和水钠潴留，其形成与静脉曲张相同，需要在门静脉压力高于12 mmHg的条件下。当然，低白蛋白血症（低于28 g/L）使血浆胶体渗透压，常有腹腔积液形成和水肿。并且NO产生能使外周血管扩张，减少尿钠排出，升高血浆醛固酮水平，进一步使水钠潴留，腹腔积液生成增多。当肝硬化和门静脉高压症继续恶化的时候，外周血管扩张更明显，从而激活交感神经系统、肾素—血管紧张素—醛固酮系统和抗利尿激素，导致水钠潴留加重，严重时将并发肾血管收缩和肾血流量减少，肾小球滤过率明显降低，形成 HRS。

3. 自发性细菌性腹膜炎（spontaneous bacterial peritonitis，SBP）

是指在无任何邻近组织炎症（如脏器穿孔、腹腔内脓肿、急性胰腺炎或胆囊炎等）的情况下发生腹腔积液感染。目前认为肠道细菌移位是自发性细菌性腹膜炎发生的主要机制。肠道细菌移位是指肠道细菌及其产物从肠腔移位至肠系膜淋巴结或其他肠外器官的过程。肝硬化患者自身免疫功能低下，其小肠动力减弱和通过时间延长，肠黏膜通透性增加，以及门静脉高压使血液改道未经肝脏流入门体侧支循环系统，抑制肝库普弗细胞活性，这些都是导致肠道细菌过度生长、移位和并发腹腔积液感染的主要因素。病原菌多为革兰阴性菌，除 SBP 外，肝硬化者易于细菌感染，细菌移位和内毒素作用于星状细胞和内皮细胞促进肝纤维化发展，恶化高动力性循环，加速肝硬化进展。

4. 肝性脑病

在失代偿期肝硬化时，不能被肝脏有效代谢清除的氨是导致肝性脑病的主要神经毒素。肝脏衰竭时肝脏对氨的代谢能力下降，而且当形成门体分流时，肠道内产生的氨不经过肝脏直接进入体循环，血氨升高，并通过血脑屏障破坏脑细胞和脑星形胶质细胞，使细胞肿胀。氨还上调脑星形胶质细胞外周型苯二氮䓬受体的表达，导致皮质抑制和肝性脑病。肠道细菌氨基酸代谢产物包括内源性苯二氮䓬类、γ 氨基丁酸、吲哚和羟吲哚也影响神经递质的传递。锰被发现也可引起肝性脑病，可以在脑内积聚破坏运动神经元功能。可能还有其他一些导致肝性脑病的毒素尚未被研究发现，期待着现代医学对肝性脑病的进一步了解。

四、临床表现

肝硬化患者临床上通常表现右上腹隐痛、低热、恶心呕吐、腹泻、食欲减退及乏力等一些非典型的慢性肝脏疾病症状。有些患者一开始并没有特别症状，直到出现肝硬化并发症的症状如腹腔积液、水肿或消化道出血时才发现已到肝硬化失代偿期。还有一些肝硬化病例是在尸检或做其他腹腔手术时被发现的。其他临床表现还包括进展性黄疸、皮肤瘙痒或肝性脑病。原发性胆汁性肝硬化（primary biliary cirrhosis，PBC）的患者中约 50% 出现皮肤瘙痒，症状呈间歇性发作，患者常常在夜间受瘙痒困扰，当皮肤瘙痒先于黄疸出现时通常提示病情较重且预后差。PBC 患者因骨代谢异常导致骨质疏松而有骨痛的临床症状。

肝硬化患者一些常见体征有巩膜黄染、肝掌、蜘蛛痣、腮腺肿大、杵状指、肌肉萎缩、水肿或腹腔积液。男性可能由于激素代谢紊乱或酒精对睾丸毒性的原因，出现体毛减少、乳房增大和睾丸萎缩，而女性肝硬化患者则可能出现闭经。在 PBC 患者躯干和手臂上可以发现色素沉着，PBC 患者因脂类代谢紊乱出现黄瘤症和黄斑瘤。腹部查体早期肝硬化可触到肝脾肿大，肝脏边缘不整、质硬，可触及结节样改变，晚期肝硬化，肝脏缩小，肋下不能触及。

当腹腔积液、静脉曲张破裂出血、黄疸、肝性脑病等并发症出现时说明肝硬化已进入失代偿期。腹腔积液是肝硬化失代偿期最常出现的征象，这个时期的患者约有 80% 会出现腹腔积液。这里将对各种并发症的临床表现，逐一进行描述。

（一）食管—胃底静脉曲张破裂出血

30% ~50% 初次诊断为肝硬化的患者合并有食管—胃底静脉曲张，而且大多数肝硬化患者最终都会出现静脉曲张，其中约有 1/3 患者将出现曲张静脉破裂出血。临床表现为突然发生呕血和（或）黑便，通常因大量出血引起出血性休克，可诱发肝性脑病。

（二）腹腔积液

腹腔积液典型临床表现为腹围增大伴外周水肿。患者通常自觉腹部紧绷感和体重上升。少量腹腔积液时不易察觉，患者经常寻求治疗时腹腔内的液体存留至少有 1～2 L，随着腹腔积液量逐渐增多，影响呼吸系统并出现肝性胸腔积液，患者可主诉气促、极度乏力，并伴营养不良和肌肉萎缩。体检见侧腹膨隆即所谓的蛙腹，可有液波震颤和移动性浊音阳性。

（三）自发性细菌性腹膜炎

发热、黄疸和腹痛是 SBP 最常见的临床表现。体检腹部有压痛，可伴有反跳痛或肠梗阻体征。约有 1/3 的患者上述临床表现不典型，而表现为肝功能迅速恶化，腹腔积液难以消退，急性肾功能衰竭，肝性脑病或低血压至休克。

（四）肝肾综合征（HRS）

HRS 是基于严重肝病基础上的功能性肾衰竭，肾脏本身无器质性病变，多见于伴有顽固性腹腔积液的患者。根据其临床表现和预后，HRS 可分为Ⅰ型和Ⅱ型。Ⅰ型 HRS 表现为急进性肾功能不全，血肌酐清除率在 1～2 周内显著下降。Ⅱ型 HRS 表现为缓慢进展性肾功能不全，肾小球滤过率和血肌酐清除率缓慢下降，且预后较Ⅰ型好。

（五）肝性脑病

肝性脑病通常渐进性发病，早期临床表现和体征不明显，但精细的智力测验和电生理检查可发现异常，故称其为轻微肝性脑病。按照意识和行为障碍程度，根据 West-Haven 标准，可将肝性脑病分成 4 期：Ⅰ期表现为睡眠倒错和健忘；Ⅱ期为意识模糊、行为怪异和定向力障碍；Ⅲ期为昏睡、定向力障碍和各种神经体征持续或加重；Ⅳ期患者出现昏迷。扑翼样震颤是肝性脑病的标志性体征，即让患者向前平举双臂和手指，腕关节突然屈曲和扑动，这个动作的引出需要患者配合检查者，故在肝性脑病的患者中无法引出。另外，肝性脑病患者呼出有如烂苹果带有芳香甜味的臭气，临床称为肝臭，这是在肝功能衰竭时所特有的一种特征。

五、辅助检查

（一）实验室检查

慢性肝病晚期患者由于门静脉高压症引起的消化道出血出现血红蛋白下降及脾功能亢进导致血小板计数减少（$<150 \times 10^3$/L）。生化检查可发现人血白蛋白含量下降，清蛋白与球蛋白的比例减小甚至颠倒。血清转氨酶（ALT、AST）升高，心源性肝硬化和酒精性肝硬化的患者 AST 高于 ALT，后者的 AST：ALT 通常可达到 2：1。凝血酶原时间延长，直接胆红素和总胆红素在肝硬化早期可正常或轻度升高，随着肝硬化的进展恶化，黄疸呈进行性加重。γ- 谷氨酰转肽酶（γ-GT）和碱性磷酸酶（ALP）在 PBC 中显著升高。

另一类检验与确定肝硬化病因有关的如乙型肝炎和丙型肝炎的标志物、乙型肝炎病毒 DNA 和丙型肝炎病毒 RNA 检查；自身免疫性肝病的免疫学检查；肝豆状核变性的血清铜蓝蛋白、血铜和尿铜检查等。

肝纤维化和肝硬化早期是可以逆转的，所以无论是针对病因治疗，还是研究专门针对抗肝纤维化治疗均需要有可靠的血液标志物，常用的有Ⅲ型前胶原肽、Ⅳ型胶原、层黏连蛋白、透明质酸、脯氨酸羟化酶等，但特异性不强，故有把多个标志物结合如Fibrotest和ELF（enhanced liver fibrosis）来提高特异性和准确性。

（二）影像学检查

1. 腹部超声检查

B超检查在评估肝硬化时应综合以下指标来判断，包括肝外形和体积改变、肝实质回声、肝内血管走行和门静脉内径、脾脏大小和脾静脉内径、是否合并腹腔积液及肠系膜上静脉曲张等。B超对明显肝纤维化甚至肝硬化诊断较准确。

2. CT和MRI检查

早期肝硬化CT可以根据肝脏外形和肝裂的改变来判断，而对晚期肝硬化的诊断价值和B超相似。但CT对肝硬化并发原发性肝细胞癌的早期发现较B超有优势。MRI较CT更能清晰地显示肝脏的血管结构和走行，可以配合CT更好地鉴别肝硬化并发囊肿、血管瘤或原发性肝细胞癌。

3. 瞬时弹性成像

作为一种新的无创诊断肝纤维化和肝硬化的方法，瞬时弹性成像是以超声检测为基础，通过肝脏硬度检测，对慢性肝病患者作出肝纤维化和肝硬化的诊断，并予以分级。这种方法可以作为肝活检的补充，而且对于无须考虑炎症活性、纤维化分期或其他组织形态要求的患者，可以避免肝活检。

（三）活检

经皮肝穿刺取活检对疑似肝硬化的病例具有明确诊断和指导治疗的意义。虽然肝穿刺是一项有创性操作，但严重并发症的发生率很低（1/4 000～1/10 000）。当血小板计数 <60×10^9/L或INR >1.3时，活检需慎重。

（四）内镜检查

食管胃十二指肠镜可以确定肝硬化患者是否出现食管—胃底静脉曲张，并可了解静脉曲张的程度，进一步评估其出现的风险。当上消化出血时，急诊胃镜可判断出血部位和病因，并予以治疗。

（五）门静脉压力测定

目前临床上最常用肝静脉楔压和游离压间接检测门静脉压力，这种方法比直接测量门静脉简单、安全，可重复操作性强。肝静脉楔压和游离压之差为肝静脉压力梯度，门静脉正常压力为3～5 mmHg，>10 mmHg提示门静脉高压症出现。

六、诊断与鉴别诊断

肝硬化诊断应包括病因、病期、病理（如完善了肝活检）和并发症，可依据患者既往相关病史、临床表现、查体发现、实验室检测及B超、CT和MRI等影像学检查做出肝硬化的诊断。如患者的临床症状和其他指标明显提示肝硬化，而且内镜下发现食管—胃底静脉曲张，可以无须肝活检即诊断肝硬化。代偿期肝硬化往往由于临床症状不明显，实验室和影像学检查无肝硬化改变，所以诊断比较困难，必要时需要肝脏穿刺活检明确诊断。

对未明确肝硬化的患者，并发症如门静脉高压症、腹腔积液、肝肾综合征、自发性细菌性腹膜炎及肝性脑病等的诊断与鉴别诊断对诊断失代偿性肝硬化具有重要意义。

（一）静脉曲张并破裂出血

静脉曲张和肝病严重程度相关，Child A 患者有 40% 发生静脉曲张，而 Child C 级患者静脉曲张的发生率高达 85%。上消化道内镜筛查是诊断有无食管—胃底静脉曲张的主要手段。代偿期肝硬化患者应当每 2~3 年进行胃镜筛查，失代偿期肝硬化患者应每年进行一次胃镜检查。当出现上消化道出血时，胃镜下发现下列任一项即可诊断静脉曲张出血：静脉曲张活动性出血，曲张静脉表面有"白色乳头"状隆起，曲张静脉上覆盖血凝块或见静脉曲张而无其他潜在的出血来源。

（二）腹腔积液

患者是否有腹腔积液通过体检和腹部影像学检查即能发现。初次发现腹腔积液的患者建议进行诊断性穿刺。腹腔积液可以送实验室检测总蛋白和清蛋白量、计数白细胞和红细胞、生化检查、细菌培养和检查癌细胞。如怀疑有继发性感染时，可检查腹腔积液葡萄糖和腺苷脱氨酶的水平，腹腔积液涂片和抗酸杆菌培养可以发现结核性腹膜炎，如怀疑胰性腹腔积液可以检测腹腔积液淀粉酶水平。

血清—腹腔积液白蛋白梯度（serum-ascites albumin gradient，SAAG）和腹腔积液蛋白水平对腹腔积液性质的鉴别诊断有重要意义，目前已逐步取代腹腔积液渗出液和漏出液的描述。腹腔积液的三大主要来源为肝硬化、腹腔恶性肿瘤/结核病和心力衰竭，可以结合 SAAG 和腹腔积液总蛋白量进行鉴别，见表 5-2。SAAG 和肝内血窦的压力相关，其数值在肝硬化腹腔积液中高于 1.1 g/dL，当 <1.1 g/dL 的时候，感染或恶性腹腔积液可能性大。而且肝硬化时肝窦毛细血管化使蛋白不易漏出，所以肝硬化腹腔积液蛋白水平较低；而恶性或结核性腹腔积液和心源性腹腔积液的总蛋白量较高。

表 5-2　结合血清—腹腔积液白蛋白梯度和腹腔积液总蛋白量鉴别腹腔积液病因

病因	血清—腹腔积液白蛋白梯度（g/L）	腹腔积液总蛋白量（g/L）
肝硬化性	>11	<25
恶性或结核性	<11	>25
心源性	>11	>25

（三）肝肾综合征

目前尚无诊断肝肾综合征的特异性实验室检测，临床上主要基于几项评价标准综合考虑，见表 5-3。肝硬化晚期患者会因为其他一些原因导致肾功能不全，包括药物（如非甾体类抗炎药、氨基糖苷类抗生素等）引起的肾毒性，血容量下降引起的肾前性肾衰竭，丙型和乙型病毒性肝炎引起的肾小球肾炎。所以在诊断肝肾综合征前必须排除其他原因引起的肾脏衰竭。

表 5-3　肝肾综合征评价标准

1. 肝硬化并腹腔积液

2. 血肌酐 >1.5 mg/dL（>133 μmol/L）

3. 停用利尿剂和清蛋白扩容后，至少 2 天内观察到血肌酐水平没有明显改善，可略有下降，但仍高于 1.5 mg/dL 这个最低值。扩容清蛋白推荐使用剂量是 1 g/kg（最多用 100 g）

4. 无休克症状

5. 近期未使用任何肾毒性药物

6. 无肾实质病变，即无尿蛋白 >500 mg/d，无微小肾小球血尿（高倍镜下见 >50 个红细胞），和（或）无肾脏超声影像异常

（四）自发性细菌性腹膜炎（SBP）

SBP 可以表现为腹腔积液、发热、意识状态改变、腹痛或不适。但很多情况下患者无任何上述症状，所以所有入院有腹腔积液的患者都建议行腹腔积液诊断性穿刺以便早期诊断及治疗 SBP。当腹腔积液细胞学检查显微镜下见多形核白细胞（polymorphonuclear leukocyte，PMN）>250×10^6/L 时即可诊断 SBP。40%～50% 的腹腔积液样本可以培养出细菌，细菌感染中以革兰阴性菌、大肠埃希菌和其他肠道菌多见，但也可培养出革兰阳性菌如链球菌、葡萄球菌和大肠球菌。

（五）肝性脑病

诊断肝性脑病需要有经验的临床医生认识到并整合患者不同的意识和行为表现，并结合体检来发现。血氨水平不稳定而且其数值的高低并不能界定肝性脑病的分期，所以对指导肝性脑病的治疗意义不大。无明显肝性脑病症状的轻微肝性脑病，如亚临床型肝性脑病，可以用智能测试和注意力神经心理测试（如数字连接和数字—符号测验）及精神运动功能检测（如钥匙形插洞板）来诊断。对于酒精性肝病患者要注意酒精性脑病和酒精戒断症状与肝性脑病的鉴别。

七、治疗

治疗肝硬化最理想的疗效是达到阻断或逆转肝纤维化，但迄今尚无特效的药物。目前治疗代偿期肝硬化的目标是阻止肝硬化向失代偿期进展，治疗主要从以下 3 个方面实施：①肝硬化的原发病治疗；②排除和减少恶化肝脏的因素，如酒精和有肝毒性的药物；③筛查静脉曲张以避免曲张静脉破裂出血及早期筛查、早期治疗原发性肝癌。代偿期的肝硬化治疗主要是并发症的治疗及终末期的肝移植（图 5-1）。

（一）病因的治疗

包括病毒性肝炎的抗病毒治疗，糖皮质激素对自身免疫性肝炎、熊去氧胆酸对原发性胆汁性肝硬化、胆管置管减压缓解胆源性肝硬化等治疗。

1. 慢性乙型或丙型病毒性肝炎肝硬化

很多研究已经证实由乙型病毒性肝炎引起的肝硬化患者是能从抗病毒治疗中获益的。抗病毒治疗可以有效降低转氨酶和病毒 DNA 复制水平，减轻肝脏组织炎性浸润和纤维化严重程度。多个临床研究显示失代偿期肝硬化患者在接受抗病毒治疗后，肝功能得到显著改善，甚至逆转成代偿期肝硬化。目前临床上可以选择的抗乙肝病毒药物有拉米夫定、阿德福韦酯、恩替卡韦、替比夫定和替诺福韦酯。基于这类药物易引起耐药性的特点，建议恩替卡韦

和替诺福韦酯作为失代偿患者抗乙肝病毒治疗的一线药物。治疗乙肝的干扰素 α 不建议用于肝硬化患者。

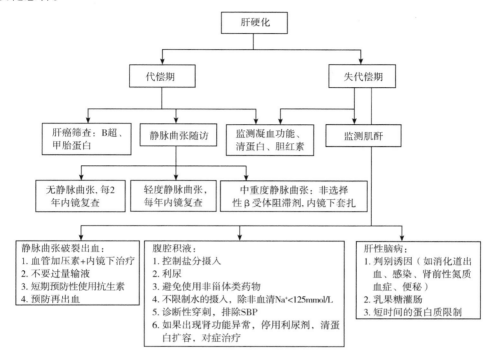

图 5-1 肝硬化治疗总结图

慢性丙型病毒性肝炎肝硬化的抗病毒治疗常规使用聚乙二醇干扰素（PEG-IFNα）联合利巴韦林。但这种治疗有一定的不良反应，如引起血小板、白细胞和红细胞减少，不良反应甚至严重到使患者不能耐受而不得不停止治疗，所以建议在严密观察下给予抗病毒治疗。不过如果患者能够耐受并显示好的效果的话，抗病毒治疗可以稳定病情，延缓或阻止肝衰竭的进展。

目前丙肝抗病毒治疗除了传统的干扰素加利巴韦林治疗外，已有多种口服 DAA（小分子）药物可供选择，且抗病毒疗效确切。

2. 酒精性肝硬化

戒酒是改善及防止肝功能进一步恶化的关键治疗方法。戒酒可以降低门静脉压力，减缓纤维化的进程，降低门静脉高压静脉曲张出血的风险及提高短期和长期的生存率。在戒酒期间建议使用药物如阿坎酸钙（乙酰牛磺酸），可以减少戒断症状，从而减少复发和维持戒酒。对严重肝病患者使用这些药物缺乏有效的临床数据，不过巴氯芬（是抑制性神经递质 γ-氨基丁酸 β 受体激动剂）对肝硬化患者实现和维持戒酒有一定的帮助。

酒精性肝硬化患者往往有严重的蛋白质和热量缺失，所以营养支持治疗或足量的肠内营养可以降低失代偿期患者并发症的发生概率，并改善预后。

在严重酒精性肝病患者中，在排除严重肝炎以及并发胰腺炎、消化道出血、肾衰竭或活动性感染的情况下，可以使用激素治疗。己酮可可碱是一种磷酸二酯酶抑制剂，可以抑制肿瘤坏死因子（TNF-α）和其他炎性因子的产生。与激素相比，己酮可可碱具有不良反应小和服用方便的特性。

3. 原发性胆汁性肝硬化

目前治疗原发性胆汁性肝硬化的最佳药物是熊去氧胆酸（UDCA）。此药在 PBC 病程早期效果比较理想，可改善 PBC 生化和组织学特征，缓解症状和肝功能异常。当 PBC 患者一旦出现明显的临床症状和并发症时，UDCA 的临床疗效就不很显著。UDCA 可以延缓 PBC 疾病的发展，但不能逆转或治愈疾病。

（二）并发症的治疗

1. 食管—胃底静脉曲张及破裂出血

预防食管—胃底静脉曲张及曲张静脉破裂出血的关键是降低门静脉压力。不同程度静脉曲张的预防措施是不同的：建议无静脉曲张的代偿期肝硬化患者每 2～3 年胃镜行检查一次；轻度静脉曲张者每年胃镜检查一次；对于中重度静脉曲张但从未出血的患者，非选择性 β 受体阻滞剂通过收缩内脏血管、减少门静脉流入量来降低门静脉压力，研究显示此类药物可以有效预防第一次曲张静脉破裂出血（一级预防）的出现。所以推荐使用非选择性 β 受体阻滞剂（普萘洛尔、纳多洛尔），但若出血风险较大（Child-Pugh B、C 级或红色征阳性），加做胃镜下套扎治疗。普萘洛尔起始剂量 10 mg，每日 2 次；纳多洛尔起始剂量 20 mg，每日 1 次，逐渐加量至心率不低于 50～55 次/分。但对于无静脉曲张的患者，非选择性 β 受体阻滞剂不仅不能降低出血的风险，而且还会增加用药不良反应。胃镜下套扎治疗对预防曲张静脉首次出血与非选择性 β 受体阻滞剂一样有效，但套扎术只是对血管的局部治疗，并不能有效降低门静脉压，而且会在套扎处引起溃疡出血，所以可以在患者不能耐受 β 受体阻滞剂或有使用 β 受体阻滞剂绝对禁忌证的时候，合理加用套扎术。在肝硬化失代偿期，以上预防性治疗越早进行，对曲张静脉的增粗和出血的预防效果越好。

一旦出现曲张静脉破裂出血，应尽早恢复血容量，但是不能过度输血或输液，以避免继续或再次出血，血红蛋白需维持在 70～80 g/L。控制活动性出血最有效的治疗是血管收缩药物联合胃镜下止血治疗。相对安全的血管收缩剂有特利加压素、生长抑素及其类似物奥曲肽和新近开发的伐普肽。特利加压素推介的起始剂量为每 4 小时 2 mg，出血停止后可改为每次 1 mg，每日 2 次，一般持续用 5 天。生长抑素使用方法是首剂负荷量 250 μg 静脉推注后，250 μg/h 持续静脉滴注。奥曲肽和伐普肽用法都是起始静脉推注 50 μg，之后 50 μg/h 持续静脉滴注。

活动性出血时常存在胃黏膜和食管黏膜炎性水肿，此时预防性使用抗生素不仅可以预防感染，而且还可以减少再出血和死亡的概率。建议短期应用抗生素，可使用喹诺酮类或第三代头孢菌素 5～7 天。

急性静脉曲张出血停止后，1 年内复发的概率高达 60%，因此二级预防即预防再出血非常重要。二级预防的非选择性 β 受体阻滞剂建议剂量同一级预防。研究显示此类药物能显著降低静脉曲张出血患者的肝静脉压力梯度，可使患者再次出血概率最低降至 10% 左右。此时使用 β 受体阻滞剂时可加行胃镜下套扎术。为有效预防再次出血，β 受体阻滞剂应逐渐加量至最大耐受剂量，而胃镜下套扎应每 2～4 周进行一次，直至曲张静脉消失。当采用药物和胃镜下治疗后，静脉曲张仍然持续或反复出血，建议行外科门—体分流术或介入治疗的经颈静脉肝内门—体静脉支架分流术（TIPS），两种方法都能在短期内明显降低门静脉压。

无覆膜的 TIPS 支架经常出现术后分流道狭窄或闭塞，而且术后肝性脑病发生率较高。近年聚四氟乙烯被覆膜支架广泛应用于临床，明显降低 TIPS 术后再狭窄、血栓形成和肝性脑病的发生率。

2. 腹腔积液

饮食限钠和利尿是治疗腹腔积液的主要方法。钠盐的摄入量限制为 2 g/d，更加严格的限钠是没必要的，因为可能会损害患者的营养状态。限制液体摄入只适用于稀释性低钠血症的患者。

利尿剂是治疗腹腔积液的主要药物。螺内酯治疗效果优于袢利尿剂，建议起始剂量为 100 mg/d，每天 1 次，晨起服用。如果疗效不佳，以阶梯式每 3～4 天增加一次，最高剂量可达 400 mg/d。当单独螺内酯治疗不能有效减少体重或出现高钾血症时，可联合应用呋塞米，剂量可以从 40 mg/d 逐渐加量至 160 mg/d。有效利尿是第一周，患者体重减轻 1 kg，之后每周体重减轻 2 kg。但当无外周水肿的患者体重减轻超过 0.5 kg/d 或有外周水肿的患者体重减轻 >1 kg/d 时，利尿剂应减量，以防出现电解质紊乱、肾衰竭和肝性脑病。

对于重度腹腔积液且对利尿剂抵抗的患者，建议首选大量穿刺放液（large-volume para-centesis，LVP）联合清蛋白输注治疗。每抽出 1 L 的腹腔积液，应输注 6～8 g 白蛋白，尤其当单次抽腹腔积液超过 5 L 时。清蛋白的后续输注治疗是非常重要的，可以防止大量放腹腔积液后有效血容量不足引起循环障碍，这种穿刺后引起的循环障碍又可诱发腹腔积液的快速重积聚。患者在 LVP 后需要接受小剂量利尿剂治疗以防止腹腔积液复发。TIPS 是治疗难治性腹腔积液的有效方法，较 LVP 能更有效地阻止腹腔积液复发，但无证据提示这两种方法治疗后患者的生存率有显著差异，且 TIPS 后引起较高的肝性脑病发病率。当患者需要接受超过 2 次/月的 LVP 时，可考虑使用聚四氟乙烯被覆膜支架的 TIPS 术。其他方法有腹腔静脉分流术，即将腹腔积液经由导管引流入上腔静脉的一种治疗方法。但此方法引起分流障碍和感染等并发症较多，目前已很少开展这类技术。

腹腔积液患者的禁用药物：非甾体类抗炎药，这类药物可致肾脏前列素合成，从而减少肾血流灌注，增加肾衰竭、低钠血症、利尿剂抵抗的风险。血管紧张素转换酶抑制剂可引起血压降低、肾衰竭。氨基糖苷类药物可增加肾毒性。α_1 肾上腺受体阻滞剂（如哌唑嗪）可增加肾钠水潴留。血管药物双嘧达莫可以导致肾损害。

3. 肝肾综合征（HRS）

HRS 是肝脏疾病终末期由于血流动力学异常而出现的肾功能损伤，出现此病症的患者长期存活的唯一疗法即为肝脏移植。在等待肝脏移植期间，可以实施血管收缩剂（特利加压素、去甲肾上腺素、奥曲肽加 α_1 受体激动剂米多君）联合清蛋白输注疗法。研究显示每 4～6 小时静脉注射特利加压素 0.5～2.0 mg 对 HRS 的疗效是确实的。也有报道显示奥曲肽（100～200 µg，每天 3 次皮下注射）与米多君（7.5～12.5 mg，每天 3 次口服）合用，剂量可逐渐调整至平均动脉压维持在 15 mmHg 以上，临床上通常在治疗第 7 天看到疗效。其他治疗方法有 TIPS 和体外清蛋白透析，对恢复肾功能有一定的帮助。

4. 自发性细菌性腹膜炎

（1）抗生素治疗：应选择对肠道革兰阴性菌有效、肾毒性小的广谱抗生素，以静脉输注第三代头孢菌素类［如头孢噻肟 2 g/12 h，头孢曲松（1～2）g/24 h］为首选，可联合阿莫西林—克拉维酸（1 g 或 0.5 g/8 h）或喹诺酮类药物。治疗应立足于早期诊断、早期治疗，一旦诊断明确，甚至在腹腔积液细菌培养结果出来之前即可开始足量、足疗程的抗菌治疗，疗程不能少于 5 天。由于氨基糖苷类抗生素在肝硬化患者中增加肾功能损害，所以抗生素使用时避免使用此类药物。一般用药 2 天后复查腹腔积液常规，如中性粒细胞减少 25%以上可认为抗生素治疗有效。如对抗生素治疗无效时需要进一步找寻腹膜炎原因以排除继发性感染。

（2）清蛋白辅助治疗：对于 SBP 相关的肾功能异常，尤其可发生 HRS 的高危患者，如发现血尿素氮 >10.8 mmol/L、血肌酐 >88.4 μmol/L 或总胆红素 >68 μmol/L，静脉输注清蛋白可以降低 HRS 的发生率及提高生存率。推荐大剂量清蛋白辅助治疗，开始时第一天 1.5 g/kg，间隔一天，第三天 1 g/kg，但每天的剂量不能超过 100 g。另外研究显示对于任何 SBP 患者，在开始前 3 天即使予以 10 g/d 小剂量的清蛋白也能降低血清和腹腔积液总肿瘤坏死因子和白细胞介素 6 水平，并防止有害氮氧化物的产生。

（3）SBP 的预防：喹诺酮类药物口服或静脉用药可以预防 SBP 发生。但广泛预防性使用喹诺酮类药物会导致患者出现高耐药率，所以建议只在两类 SBP 高危人群中长期口服喹诺酮类药物：一类患者是曾经发作过 SBP；另一类是腹腔积液蛋白低于 1 g/L 及出现循环功能障碍，即表现为黄疸、低钠血症或肾功能损害。

5. 肝性脑病

治疗肝性脑病主要是去除诱因及减少体内氨的产生。诱因有感染、过度利尿、消化道及呼吸道感染、高蛋白食物和便秘。肝性脑病也常发生在 TIPS 术后，麻醉剂和镇静剂通过抑制大脑功能也可诱发肝性脑病。很多时候治疗肝性脑病的关键是维持水电解质的平衡。营养方面以植物蛋白替代动物蛋白可能对防治肝性脑病有益，但 4 天以上的禁食蛋白质是不必要的。除此之外，对肠道进行清洗，严重意识障碍的患者可予以灌肠。缓泻剂以非吸收双糖乳果糖为最佳。乳果糖可以酸化肠道内环境，降低氨的产生，建议口服每次 15~30 mL，每日 2~3 次，调整至排软便每日 2~3 次。如果患者对乳果糖不能耐受时可选择口服非吸收性抗生素如新霉素（每次 500 mg~1 g，每日 3 次），联合甲硝唑（每次 250 mg，每日 2~4 次）或利福昔明（每次 550 mg，每日 2 次）。长期服用新霉素需定期检查肾功能和听力，而甲硝唑会产生周围神经病变，两者联用可减少各自的不良反应。而近来发现利福昔明对治疗肝性脑病有效且没有以上两种药物的不良反应。鸟氨酸—门冬氨酸中鸟氨酸可以为尿素循环提供底物，门冬氨酸可通过转氨作用生成谷氨酸盐，降低血氨水平，其对肝性脑病的疗效较好。

（三）肝脏移植

当患者达到肝硬化终末期，Child-Pugh 分级 ≥7，MELD 评分 15 以上时，考虑予以肝脏移植。在中国自 1980 年有第一例肝脏移植病例，已有大量患者受益于肝脏移植，但仍有大量的肝硬化晚期的患者在等待肝脏移植中死亡。

八、预后

肝硬化的预后与硬化程度有关。研究显示失代偿期肝硬化的预后差，保守治疗下 5 年生存率大概 14%~35%，而代偿期肝硬化 10 年生存率大约 90%。10 年内约有 50% 的代偿期肝硬化进展至失代偿期肝硬化，一旦进入失代偿期，多种并发症出现，平均寿命将显著缩短。临床上将肝硬化分成 4 个期，并对各期的预后进行了评估（表 5-4）。肝癌在每一期肝硬化的患者中都可能发生，每年约有 3% 的肝硬化患者进展至肝癌。

表 5-4 肝硬化临床 4 个不同阶段的预后

临床分期	临床表现	1 年死亡率（%）
代偿期肝硬化		
1 期	无静脉曲张，无腹腔积液	1
2 期	有静脉曲张（无破裂出血），无腹腔积液	3.4
失代偿期肝硬化		
3 期	有腹腔积液，有（无）静脉曲张（无破裂出血）	20
4 期	有静脉曲张并破裂出血，有/无腹腔积液	57

对于代偿期或失代偿期肝硬化，预测患者生存期需要参考不同的临床指标和实验室检查。在代偿期肝硬化患者中，门静脉高压相关参数（如静脉曲张、脾肿大、血小板计数和丙种球蛋白）对预后评估比较重要。在失代偿期肝硬化中，肾功能不全、消化道出血和肝癌是评估预后的重要因素。临床实践中，Child-Pugh 分级可用于预测所有肝硬化患者的预后，A 级预后最好，C 级最差；而 MELD 评分可用于预测和评估失代偿期肝硬化的严重程度，以及患者等待肝脏移植期间 3 个月内的病死率，以便筛选优先肝脏移植患者。

（戚 菲）

第六章

胆道疾病

第一节　急性胆囊炎

急性胆囊炎是指胆囊的急性化脓性炎性病变。大多数患者伴有右上腹绞痛、腹肌紧张、发热和白细胞计数增多，是胆囊结石长期存在引起的继发性病变，胆囊炎症又能促进结石的形成和增多，两者有密切的因果关系。急性胆囊炎与胆石症的发病率大致相近。发病年龄以31～50岁为最多。一般来说，急性胆囊炎以女性患者多见，男女发病比为 1：（1.5～2）。急性非结石性胆囊炎则以老年男性多见，多发生在大手术或严重创伤后，男女发病比可达到（2～7）：1。

一、病因及发病机制

1. 胆囊出口部梗阻

国内资料显示约70%以上的急性胆囊炎是因结石阻塞胆囊管所致，其他导致胆囊管阻塞的因素有蛔虫、梨形鞭毛虫、华支睾吸虫、炎性渗出物、胆囊管扭曲或畸形等，此外，胆囊管外的因素如肿大的淋巴结或肿瘤等压迫导致胆囊管阻塞。一般认为胆囊结石、胆管梗阻和继发性感染可能是胆囊炎发生的机制和主要过程，即先由胆囊结石导致胆囊管梗阻，造成胆囊内的胆汁不能排出，胆汁在胆囊内淤积，胆汁中的水分被胆囊壁吸收而引起胆汁浓缩，胆盐的黏稠度增加，而高浓度的胆盐对胆囊黏膜有强烈的刺激作用，可导致胆囊壁的化学性炎症。但在动物实验研究中观察到单纯结扎实验动物的胆囊管并不能发生胆囊炎，而当胆囊因饥饿膨胀并充满浓缩的胆汁时再结扎胆囊管，则在一些无结石的胆囊内诱发出急性胆囊炎。胆囊腔内有浓缩的胆汁、胆固醇、溶血卵磷脂、胆石和导管等刺激因素能够使阻塞的胆囊发生急性炎症。这些事实提示，存在于胆汁中的高浓度胆盐、过饱和胆固醇和被磷脂酶 A 脱脂形成的溶血卵磷脂都具有致炎作用。其理由如下：①高浓度的胆盐对胆囊黏膜有炎性刺激和损伤作用；②在使用高胆固醇饮食诱发实验性胆囊结石时，如果同时结扎动物的胆囊管，则在胆石形成之前就能诱发出急性胆囊炎；③研究也发现正常胆汁中的卵磷脂能被胆囊黏膜损伤后所释放的磷脂酶 A 转变成溶血性卵磷脂，后者可刺激胆囊黏膜产生大量的致炎类物质前列腺素（PGE_2），并诱发急性胆囊炎；如果同时应用拮抗剂吲哚美辛，则能阻断此类炎症反应。

前列腺素是导致急性胆囊炎发生的重要炎性介质，可以使胆囊黏膜由吸收液体而转为分泌液体，刺激黏液的产生，促进平滑肌的收缩。临床上也证实了下述发病机制：①在急性胆囊炎患者的胆汁中能够检测出正常胆汁所没有的溶血性卵磷脂和因前列腺素引起的黏液高分泌及胆囊内压力增高；②静脉注射吲哚美辛或口服布洛芬具有同时降低胆囊内高压和缓解炎性腹痛的作用。急性胆囊炎发作后如果胆囊管梗阻不能及时被解除，则胆囊内压力不断升高，使胆囊壁的血管、淋巴管受压，胆囊壁的血液供应受阻，可引起胆囊坏死甚至穿孔。在胆囊管、胆总管梗阻和胆囊壁血供不良的基础上，容易继发细菌性感染，从而发展为化脓性炎症。有研究资料显示胆管内压力增高时容易引起胆管感染，当胆管内压力超过 22.1 mmHg时，胆汁中的细菌可以在肝内的血流中出现而引发急性炎症。如果胆管内压力低，细菌侵入少，可以被肝内的单核—吞噬细胞系统吞噬而不出现临床症状。因此，急性胆囊炎是在上述一个或多个因素作用下引起胆囊黏膜损伤，前列腺素参与，再加上胆囊管梗阻性胆囊内高压，三者形成恶性循环的结果，细菌感染则多半是上述化学性炎症的结果而非原因。

2. 细菌感染

胆囊感染的细菌以大肠埃希菌、副大肠埃希菌最为常见，其他还有葡萄球菌、链球菌、伤寒杆菌和厌氧菌等。无论何种原因造成的胆管感染，其胆汁细菌培养结果相似，与肠道的菌群基本一致，即以肠道杆菌为主的混合感染。细菌侵入胆管的途径如下所述。①逆行性感染：以蛔虫携带细菌入胆管多见，可引起胆管梗阻和胆囊胆管的感染。②经动脉感染：可见于败血症和少数传染病如伤寒、猩红热等，细菌可经血流进入胆囊而引起感染。③经门静脉感染：肠道内细菌可以经门静脉进入肝脏，如在肝内未被灭活，则细菌可直接进入胆汁或经淋巴管进入胆囊而引起感染。④经邻近器官感染：邻近胆管的器官如果有炎症时，可以直接蔓延至胆囊而引起感染。

正常人的胆汁是无菌的。Goldman 等曾做过胆汁中细菌检查，发现胆囊炎患者在发病 24 小时之内约 2/3 的胆囊是无菌的，而发病 3 天以后，无菌的胆囊仅占 1/5。胆管中如果仅有细菌而无其他致病因素存在，尚不足以导致炎症的发生。有人证明胆汁中细菌浓度即使达到了 10^5/mL 时，患者仍不会发生急性炎症，而认为与感染有关的因素如下所述。

（1）胆管黏膜—黏液屏障遭受破坏：正常的胆管上皮可以分泌少量黏液，在黏膜表面形成稳定而非水溶性的凝胶层，它对黏膜具有保护作用，但有赖于高浓度的多聚体糖蛋白存在。倘若后者降解过快或分泌不足，则可使胆管黏膜的抵抗力削弱。此外，感染后的胆汁中某些毒性物质可造成胆管上皮损伤，其方式类似于胆汁反流入胃破坏胃黏膜屏障、H^+ 逆向弥散引起的胃黏膜损害。

（2）胆管黏膜局部抗感染的免疫力降低：胆管黏膜屏障的重要组成部分是以分泌型 IgA（SIgA）为主体的局部免疫反应。SIgA 为胆汁中最重要的免疫球蛋白，其主要作用是：①在黏膜表面形成保护层，阻止细菌黏附和入侵；②中和细菌毒素和病毒；③促使细菌凝集而抑制细菌活动；④抵抗各种蛋白水解酶的作用；⑤与抗原结合后可以阻止这些抗原再与免疫球蛋白 A 结合，且不激活补体，以减轻局部炎症反应。因此 SIgA 对胆管黏膜局部免疫功能显得极为重要。若胆汁中 SIgA 含量减少，则易患胆管感染，但还需要进一步研究以证实 SIgA 在胆管中的抗感染作用。

（3）胆管上皮对细菌的易感性增加：感染发生的重要步骤就是细菌黏附在宿主的黏膜上皮上并形成集落，这要通过细菌细胞壁上的糖结合蛋白（凝集素）对宿主细胞上糖分子特异性的识别来完成。胆管感染中常见的细菌如大肠埃希菌和铜绿假单胞菌表面的糖结合蛋白，能分别特异性地识别并结合 β-D-甘露糖基和 β-D-半乳糖基；而研究也发现肝胆管中增生的腺上皮内甘露糖基和半乳糖基均普遍增多，因此，胆管上皮易受细菌的侵袭而发生感染。此外，细菌细胞壁上同一糖结合蛋白既能黏附、感染宿主细胞，又能被宿主体内的巨噬细胞所吞噬。

（4）胆管内压力增高：胆管内压力增高也是容易导致胆管感染的因素。

在急性胆囊炎的病因学上，寄生虫（特别是华支睾吸虫）感染是一个不容忽视的因素。华支睾吸虫和梨形鞭毛虫等可以引起急性胆囊炎，以华支睾吸虫与胆管感染关系较为密切。

3. 应激因素

在美国，严重创伤、烧伤后或以往有腹部手术史的患者，如果接受胆囊切除治疗，50%以上的患者是由于患急性非结石性胆囊炎而手术的。急性非结石性胆囊炎是指没有结石的胆囊炎，但有人认为以坏死性胆囊炎来替代，似乎能更好地反映其病因学、流行病学、病理学和预后的意义。非结石性胆囊炎好发于老年男性患者，多发生于严重损伤，如大面积烧伤、重度外伤或大手术等应激状况下。但在少数情况下，可没有创伤或遭受打击的前驱病史，尤其在小孩或者同时患有血管性疾病者，其发病机制不十分清楚，可能与下列因素有关。

（1）继发性细菌感染：某些特殊病原体，如沙门菌、巨细胞病毒和易致细菌感染的免疫功能低下或免疫缺陷者都容易诱发急性非结石性胆囊炎。

（2）易致胆囊排空障碍的因素：长期禁食，胃肠外营养，手术后高热、脱水和应用镇静剂等因素可以引起胆囊排空障碍，胆汁淤积和浓缩，而高浓度胆盐对胆囊黏膜有强烈的刺激作用。

（3）血供因素：低血压、休克和贫血等因素可造成胆囊血流灌注不足。休克时应用去甲肾上腺素或多巴胺等血管活性药物，可以使胆囊的血供进一步减少。危重患者的交感神经兴奋性增高，引起血管收缩，可以加重胆囊局部缺血。此外，一些系统性疾病如多动脉炎、系统性红斑狼疮也可以因为缺血性损伤而发生急性胆囊炎。

（4）神经精神因素：实验研究证明，如果把犬的迷走神经切断，可以引起胆囊的排空时间延缓，胆汁滞留，绝大多数可发生急性胆囊炎。临床上已经证实凡有副交感神经节变性、退化或消化性溃疡施行迷走神经切断术后或腹腔手术造成的迷走神经损伤等都易并发胆囊炎。因此，凡可能导致迷走神经张力减低的因素，均有可能发生急性胆囊炎或者成为胆囊炎发病的一个重要附加因素。此外，有文献表明，恐惧、焦虑和疼痛等精神因素也影响胆囊的排空功能而致胆汁淤积，继而发生急性胆囊炎。

（5）创伤、输血、脓毒血症和恶性肿瘤等：这些因素可以激活第 XII 凝血因子和诱发胆囊壁局部前列腺素的释放。胆囊是第 XII 凝血因子激活后的靶器官，可引起胆囊肌层、浆膜层血管发生重度损伤，从而有利于某些特殊菌群（如产气类杆菌、霍乱弧菌）感染胆囊，促进炎症迅速发展而使胆囊壁发生坏疽和穿孔。

4. 胰液反流入胆囊

胆总管与主胰管共同开口于十二指肠乳头者，如果共同开口处有功能性或器质性梗阻，胰液可逆流入胆总管和胆囊，当胰液中的胰酶原被胆汁激活后，可导致胆囊黏膜强烈的化学性炎症反应。

5. 激素的影响

多种激素可以影响胆囊的功能而发生急性胆囊炎。

（1）胆囊收缩素（CCK）：能使肝脏胆汁分泌增加、胆囊收缩和胆总管括约肌松弛，以保持胆汁的正常分泌和排出。此作用不受阿托品影响，不受去极化剂药物的作用，独立于自律神经系统而直接作用于胆囊肌肉，但CCK可以被胆盐、氨基酸或脂肪所影响。如果将胆盐、脂肪或氨基酸注入释放CCK的十二指肠内时，胆囊的收缩即可减弱或停止。因此，CCK的分泌受肠腔内胆盐浓度和消化产物的调节。凡是肠腔内存在有升高胆盐浓度和增加氨基酸等因素时，胆囊可以停止收缩而处于扩张状态，严重者引起胆汁淤积，导致胆囊炎症的发生。

（2）性激素：临床上妇女在妊娠时常容易患胆囊炎。通过X线对胆囊做动态观察，发现多数孕妇的胆囊排空延缓、胆囊扩张、胆汁淤积。统计资料表明，胆囊炎的发病与性别有明显关系。60岁后和青春期前，两性发病率相似；从青春期开始，女性发病率逐渐增多，50岁以前达到高峰，男女发病比为1：3；50岁以后女性发病率有所下降，男女发病比为1：1.5。因此，胆囊炎的发病与性激素的关系较为密切。

二、临床表现

急性胆囊炎发作时的典型表现为急性上腹部疼痛、局限性肌紧张、恶心和呕吐。而急性非结石性胆囊炎的临床表现常不典型，其特点为多数在损伤后并发休克和败血症等严重情况下发病，对炎症的局限能力较差，多并发其他器官系统的损伤或功能不全，大多需在重症监护室抢救；如果没有急性胆囊炎的特征表现，则容易延误诊断。

1. 临床症状

（1）右上腹部疼痛：如果是结石或寄生虫嵌顿胆囊管引起的急性梗阻性胆囊炎，疼痛的性质通常类似于胆绞痛发作。疼痛一般是突然发作，多于饱餐尤其是进食高脂肪食物后发生，也可在夜间或深夜突然发作。虽然疼痛可呈绞痛样，但常为持续性而非阵发性发作，而且早期疼痛定位不明确。其病程进展类似于急性阑尾炎发作。疼痛可始于左上腹部或上腹部，然后转移至右上腹部，逐渐加重并伴肌紧张。如果梗阻在短期内不能解除，绞痛可以呈刀割样，并可以随体位改变或呼吸运动而加剧。如果引起梗阻的结石一旦松动或滑脱，则疼痛可立即缓解或消失。此外，疼痛可以放射至右肩部和右肩胛下部，其程度可以超过腹痛。在约2/3的患者中，曾有过反复多次胆绞痛发作史。在约3/4的急性非结石性胆囊炎患者中，最初没有右上腹部的症状和体征，往往不能解释的发热或高淀粉酶血症是唯一的线索。一般右上腹痛常不剧烈，并且多局限于胆囊区。当胆囊化脓或坏疽时则疼痛剧烈，可有尖锐的刺痛感；而疼痛的范围扩大，则提示炎症加重，且常伴有胆囊周围炎甚或腹膜炎的可能。与结石性胆囊炎相比较，其病情更为严重和突发。因该病多发生于身体较衰竭者，故病程常进展迅速，并在早期就可出现并发症。待到做出诊断时，一半以上的患者已有胆囊坏疽或局限性穿孔。

（2）畏冷、发热：轻型患者可以有畏冷和低热，重型者因胆囊化脓、坏疽和并发有胆管炎或腹膜炎，则出现寒战和高热。少数患者特别是老年人在体温达到39℃以上时可出现谵妄等精神症状。由于高热、呕吐和进食少可以引起脱水及水电解质平衡失调。

（3）恶心、呕吐：多数患者有恶心、呕吐。呕吐常发生于疼痛之后，其程度没有急性胰腺炎和肠梗阻时严重。当胆囊管或胆总管梗阻时，呕吐则更频繁。一般呕吐量不大，可含有胆汁，呕吐后疼痛无明显减轻。

（4）黄疸：约20%的患者可以出现黄疸，在老年患者中可达40%。黄疸通常较轻微，血清总胆红素一般不超过 68.4 μmol/L，超过该值应怀疑胆总管结石。伴有黄疸的急性胆囊炎患者中约一半发现同时存在胆总管结石。严重黄疸是胆总管梗阻的重要征象。黄疸也可因胆管水肿或炎症直接累及肝脏所致。

一般来说，急性胆囊炎症状发作持续 7~10 天后可缓解，少数患者的临床表现在住院后 24~48 小时内可以完全消失。疼痛可持续 4~6 小时，较慢性胆囊炎胆绞痛持续时间长。在少数情况下，炎症消退缓慢，疼痛和肌紧张可持续 4~6 周，这类患者的胆囊可有炎症、变形或皱缩，常有多处坏疽发生。由于急性胆囊炎主要是一种化学性炎症，所以一半以上没有进行手术者可以自行缓解，并不出现并发症。但在 25%~35% 的患者中，当疼痛和腹肌紧张明显，并出现寒战，体温超过 39℃ 时，应怀疑有化脓性胆囊炎或并发穿孔的可能，常需要紧急手术治疗。

2. 腹部体征

（1）右上腹胆囊区稍膨隆，炎症严重时，腹式呼吸运动受限，而多呈胸式呼吸。

（2）右上腹及中上腹部肌紧张和压痛。

（3）墨菲征阳性。

（4）1/4~1/3 的患者在右上腹部可扪及肿大的胆囊，有时处于锁骨中线的正常位置上，但大多数偏向一侧。初次发作者胆囊常较容易触及，而反复发作者则较难触及。

（5）胆囊化脓或坏疽导致局限性腹膜炎，则有肌紧张、压痛和反跳痛，腹肌呈强直表现。当这些表现扩延至腹部其他部位或全腹时，则可能是胆囊穿孔引起胆汁性腹膜炎或并发胰腺炎。应特别注意，老年急性胆囊炎常易发生积脓、坏疽和穿孔。

三、鉴别诊断

1. 消化性溃疡穿孔

消化性溃疡穿孔在起病时常无发热，呕吐次数较少。随着病情的进展，上腹部疼痛剧烈且迅速蔓延至全腹，较早就出现腹部压痛、反跳痛和腹肌板样强直等腹膜刺激征。肝浊音界缩小或消失，腹部透视可发现膈下游离气体。如果临床上更多地提示急性胆囊炎，则首先应用 B 超或核素扫描检查来区别。

2. 急性胰腺炎

急性胰腺炎有时也难与急性胆囊炎区分开来，因为两者疼痛和压痛部位相同，而且急性胰腺炎的特征性血淀粉酶升高，有时在急性胆囊炎中也可以见到。但急性胰腺炎的疼痛更加剧烈，可呈刀割样痛，多位于上腹中部和左上腹，疼痛可以向腰背部放射。血、尿淀粉酶升高较急性胆囊炎更显著。B 超检查可以发现胰腺呈弥漫性或局限性增大，胰腺回声减弱，胰管扩张等征象。^{99m}Tc 标记的亚胺双醋酸衍生物（如 HIDA）进行核素扫描也有助于两者的鉴别诊断。但必须记住，胆石阻塞胆总管或壶腹乳头部后可引起急性胰腺炎，后者可以与急性胆囊炎或胆管炎同时存在。

3. 肝脓肿

细菌性或阿米巴性肝脓肿的症状首先容易被误认为急性胆囊炎所致。许多肝脓肿患者，往往没有腹部脓肿或阿米巴感染的病史。胸部 X 线检查可见到横膈抬高。B 超和 CT 检查对确立肝脓肿的诊断并不困难。

4. 急性阑尾炎

急性阑尾炎是最容易与急性胆囊炎相混淆的疾病，特别是位于肝或胆囊下的高位阑尾发炎，其症状与急性胆囊炎常不易鉴别。高位阑尾炎时，发热常不高，恶心、呕吐也较轻，胆囊区可无压痛和叩击痛。X线腹部平片如果显示异位盲肠积气阴影，则有助于诊断高位阑尾炎。B超检查可发现胆囊没有增大，胆囊壁没有增厚。

5. 淋球菌性肝周围炎（Fitz-Hugh-Curtis综合征）

可出现右上腹部疼痛、压痛和白细胞计数增高，往往掩盖了盆腔并发症（急性输卵管炎）的症状。妇科检查时附件有压痛，宫颈涂片发现淋球菌或沙眼包涵体时有利于鉴别。当鉴别有困难时，可以做腹腔镜检查，此病的肝包膜表面可以见到特殊的琴弦状粘连带。

6. 急性病毒性肝炎

常有头痛、食欲减退、乏力和发热等先驱症状，热退时出现黄疸。肝区常有钝痛，少数有剧痛。体检时肝肿大，可有压痛，而胆囊不增大，墨菲征阴性。实验室检查发现ALT增高，HBsAg阳性，抗HAVIgM、抗HCV或HEV抗体滴度升高。

7. 急性肠梗阻

其疼痛多位于脐周，呈阵发性疼痛，间歇期可以完全不痛。墨菲征阴性。肠鸣音亢进呈气过水声或金属音调。麻痹性肠梗阻时肠鸣音减弱或消失。腹部X线透视可发现有阶梯状宽度不等的液气面。肠梗阻患者常有手术或腹疝的病史。

8. 右下肺炎或胸膜炎

少数右侧肺炎或胸膜炎患者可以表现右上腹部疼痛，并向右肩部放射。但肺炎、胸膜炎患者常常在腹痛前就出现发热、咳嗽、咳痰和胸痛等症状，且疼痛往往与呼吸运动有关。肺部听诊可闻及湿啰音及患侧呼吸音减弱。胸部X线透视或摄片可以发现肺炎或胸膜炎的特征性X线改变。

9. 急性心肌梗死

少数急性心肌梗死的患者疼痛可以位于上腹部，但常伴有濒死感、恐惧和出汗。疼痛可以向左肩和左上臂放射。往往有高血压、心绞痛病史。心电图上出现坏死型Q波、损伤性ST段和缺血性T波改变，彩色B超可显示心肌呈节段性运动异常，肌酸磷酸激酶及其同工酶、肌钙蛋白酶升高，ECT检查示心肌显像缺损等均有助于此病的诊断。

10. 右侧带状疱疹

右侧带状疱疹在疱疹未出现前，因疼痛、发热和白细胞计数升高等，有时可被误诊为急性胆囊炎。但带状疱疹患者没有呕吐和右肩部放射痛。带状疱疹的压痛部位和疱疹出现的部位都是沿着相关神经的通路。在疱疹出现后即可以确立诊断。

11. 肾脏疾病

泌尿系结石或急性肾盂肾炎有时可以出现上腹部绞痛、压痛、发热和呕吐等急性胆囊炎的典型表现。但肾脏疾病的疼痛多沿着输尿管的方向向下放射，常伴有膀胱刺激征和肾区叩击痛。尿液分析检查通常提示有肾脏疾患的存在。

此外，急性胆囊炎还应与溶血—肝功能异常—血小板减少综合征（妊娠HELLP综合征）和第三代头孢菌素引起的胆管假结石相鉴别，两者的临床表现酷似急性胆囊炎。胆管假结石患者在行胆囊切除术治疗后，其组织病理学检查不能发现胆囊存在炎症的依据。

四、影像学检查对急性胆囊炎的诊断价值

通常情况下，根据患者腹痛的部位、性质、疼痛放射的区域和伴随症状，结合胆囊区压痛、胆囊肿大和墨菲征阳性等体征，再参照影像学检查所见，多数急性胆囊炎可以确立诊断。虽然理论上对急性非结石性胆囊炎的分析颇具特色，但还是常被漏诊。非结石性胆囊炎常在长期禁食、有外伤和胃肠外营养等条件下发病，胆囊内无结石，有重症感染性中毒等表现。但是，正因为患者病情重，常缺乏主诉，因而非结石性胆囊炎易被医师所忽视。此外，产气杆菌感染所致的急性气肿性胆囊炎，常见于无结石的男性患者，且多有糖尿病病史，因而病情发展迅速，75%并发有胆囊坏疽，15%并发胆囊穿孔。如果能考虑为急性气肿性胆囊炎，只要做腹部X线片检查就可以发现胆囊区或胆系内有气体存在，该病的诊断就可以确立。

临床上对有畏寒、发热、上腹部疼痛和局限性肌紧张者就应考虑有急性胆囊炎的可能。但是这些临床表现并无特异性，所以影像学检查对该病的诊断就显得尤为重要。有学者经过一系列的研究发现，临床上怀疑是急性胆囊炎的患者中只有1/3能被B超证实。由此可见，凡临床上怀疑为急性胆囊炎者均应做进一步检查来证实或者排除该病的诊断，并证实有无并发症（如胆囊坏疽或穿孔）的存在。

口服胆囊造影于1924年开始应用，随后才有静脉胆系造影。超声检查用来诊断胆系疾病则始于20世纪60年代，至70年代已成为重要的诊断工具。核素扫描技术也始于20世纪70年代早期，随后CT和MRI也相继得以广泛应用。这些影像学检查方法各有其特点，对急性胆囊炎的诊断均有帮助。

1. 腹部X线片

急性胆囊炎时，腹部X线片的表现有如下五点。

（1）反射性肠气体淤积征象：是急性胆囊炎的重要间接征象，表现为胆囊邻近的上位空肠和十二指肠腔充气扩张。一般位于右上腹区，有时在左上腹部可以同时出现，甚至可以波及回肠、升结肠、结肠肝区和结肠右段。

（2）肿大的胆囊影：胆囊壁的炎性浸润和胆囊颈阻塞可以使胆囊增大。

（3）肠管半月状弧形压迹：右上腹部肠管充气扩张，若肠管受肿大的胆囊压迫，可形成半月状弧形压迹，衬托出胆囊下缘的轮廓。

（4）胆管和胆囊内充气：由于胆总管括约肌松弛或胆囊内产气细菌的影响，而形成所谓的气肿性胆囊炎。在X线片上可以看到胆囊壁周围出现带状和环状透明影。

（5）腹膜刺激征：病变轻者没有改变，重者在腹部X线片上可见到右侧胁腹部挛缩，腹脂线可以变宽缩短、模糊。如果并发有腹膜炎，因右侧腹壁皮下软组织出现水肿、充血，而表现为网状花纹样改变。重症胆囊炎如并发有胆囊坏疽、胆囊积脓、胆囊穿孔或胆汁性腹膜炎者，腰大肌由于腹后壁水肿而显得模糊不清。

2. 胆管静脉造影

急性期不宜采用口服胆囊造影。当急性胆囊炎的诊断与鉴别诊断困难时，可选择静脉胆管造影检查。造影结果可能有以下表现。①如胆囊胆管均显影，此征象提示胆囊管没有阻塞，可排除急性胆囊炎。②如胆管显影而胆囊不显影，提示胆囊管阻塞，对急性胆囊炎的诊断有重要意义。③如胆囊胆管均不显影，此征象不能肯定胆囊管是否阻塞，因此可能是急性

胆囊炎所致，但也可能是急性胰腺炎或胃肠穿孔后所引起。④如胆管、胆囊内结石显影时，则对诊断的价值较大。尽管胆系造影可迅速得到结果，但其敏感性仅有 65%，特异性为 70%，且胆管造影的不良反应发生率较高，故目前已不采用此项检查方法。

3. 超声显像

超声显像在胆系疾病诊断中成为主要的检查方法。其诊断准确率高、安全、快速、方便且相对价廉，已成为诊断急性胆囊炎的首选方法。随着急性胆囊炎发展过程中出现的不同病理变化，B 超声像图上也呈现出相应的表现。在病变的早期，声像图表现为胆囊增大、囊壁增厚，当胆囊横径 >5 cm 或胆囊壁厚度 ≥3.5 mm 时，均具有重要的诊断意义。有时胆囊壁可显示出强弱不同的两种回声，颇似双层胆囊壁，也称为"双边征"，系浆膜下水肿所致。病变中期的声像图除了胆囊增大、壁增厚外，胆囊腔内可出现较密集的雾状光点回声或粗大的强回声光斑，这常常是胆囊腔内胆汁浓缩或化脓浑浊的征象。病变晚期的声像图表现为胆囊异常淤滞、扩大，囊腔壁变薄和胆囊周围炎症等。如果胆囊发生穿孔，在声像图上则可见到胆囊周围积液或胆囊腔内积气的征象。如果同时伴有胆囊结石，则具有结石相应的声像图表现。

超声在诊断急性胆囊炎的应用中，存在着急性胆囊炎的诊断标准（常用的定义是胆囊管梗阻伴胆囊感染的组织学证据）和超声检查异常的判断标准等问题。后者涉及判断胆囊异常的各种主要和次要标准的定义问题，即胆石或胆囊不显影被认为是主要标准，而胆囊壁增厚（4~5 mm）、胆囊扪诊触痛（超声墨菲征）、胆囊增大（>5 cm）和圆形胆囊、胆囊周围积液为次要标准。超声墨菲征被认为是急性胆囊炎的一个重要特征，尽管其阳性率与操作者手法有关，但对胆石症患者，其诊断急性胆囊炎的预测值可达 92%。胆囊壁增厚最容易被接受为胆囊炎的有用指征，可见于 45%~100% 的胆囊炎患者和 2% 的正常人，但胆囊壁这种非特异性增厚还常见于肝炎、腹腔积液、低蛋白血症、心力衰竭和肾衰竭等情况。"双边征"一直被认为是急性胆囊炎一种较具特异性的声像表现，而一项研究发现，27 例超声检查者中只有 10 例发现有分层状的胆囊壁增厚，故其特异性受到怀疑。但有趣的是，这 10 例患者均存在有坏疽性胆囊炎的证据。在超声检查中，发现如果胆囊壁明显不规则和不对称性增厚，则多提示坏疽性胆囊炎，有时在胆囊腔内还可见到膜状物。在胆囊周围有积液时，虽然不具备确诊的价值，但高度提示有急性胆囊炎存在，还可能意味着有局限性胆囊穿孔和脓肿形成。多数研究者认为主要标准的敏感性为 81%~86%，特异性为 94%~98%。如果考虑再任选一项次要标准，其敏感性可增至 90%~98%，但特异性却可降至 70%，而且对非结石性胆囊炎的敏感性也比较低。如果应用严格的急性胆囊炎诊断标准（如主要、次要标准同时存在），其敏感性可低至 70%~76%。

4. CT 和 MRI 检查

在少数患者，经采用以上手段后可能诊断仍不清楚，此时 CT 和 MRI 检查可能有益。但初步研究表明 MRI 检查的敏感性低于 B 超。CT 检查虽然可以显示出肝脏和胆总管，但对结石的显示则不如 B 超敏感，而且其费用高。有学者认为，CT 和 MRI 对诊断最大的价值仅限于评定急性胆囊炎的并发症如穿孔或脓肿形成。

5. 放射性核素扫描

放射性核素扫描是诊断急性胆囊炎的又一项技术，它依赖于静脉注射放射性核素标志物质，如注射 ^{99m} 锝标志的亚胺双醋酸衍生物（如 HIDA、PIPIDA 和 DISIDA）后，标志物迅速经肝脏浓缩排泄到胆汁中，从而来确定胆囊管是否通畅。20 世纪 70 年代中期以来，放射性核素扫描技术被用来诊断胆囊炎才逐渐增多。当标志物注射入血液后，肝脏能迅速将血液中的物质分泌到胆汁中，经过连续扫描可以观察到胆汁从肝脏流入肠道的过程。正常情况下，注入标志物后 30 ~ 60 分钟，胆囊、胆总管和小肠均应显影。对有黄疸的患者，以往采用这种技术胆管很少显影，自采用标志物 DISIDA 后，这种情况已被克服。即使在胆红素高达 342 μmol/L 时，仍能显示出胆管系统。胆囊管阻塞后胆囊不显影是急性胆囊炎的一个特征。胆系核素成像的效用虽极高，但可以受病例选择的影响，这可以从敏感性和特异性数值的差异看出。在组织学证实的急性胆囊炎中，其敏感性为 68% ~ 100%，大多数结果为 95% ~ 97%。前瞻性研究应用其他标准来确定是否需要手术时，这一检查方法的敏感性较低，而应用外科确诊患者的回顾性研究中，则敏感性最高。其特异性为 82% ~ 100%，大多数结果为 90% ~ 97%。但在嗜酒者、肠道外营养治疗者或危重患者中（主要由于长期不进食），胆囊不显影率可达到 60% ~ 90%。此外，有肝炎和胰腺炎时也可能产生假阳性。

在有些患者如慢性胆囊炎、肝脏疾病和胆总管结石，胆囊可延迟至数小时之后才显影，这就要求扫描应在 4 小时或 4 小时以后再进行，否则会延误急性患者的诊断。如果胆囊在 30 ~ 60 分钟后仍未显影，应用吗啡则可以解决其延迟显影的问题。吗啡能使检查在较短的时间内完成，其准确性和延迟扫描的效果相近，敏感性可达到 93% ~ 100%，特异性可达到 69% ~ 100%。对于急性非结石性胆囊炎，胆系核素扫描的敏感性仅有 68%。由于急性非结石性胆囊炎患者往往禁食时间长或行胃肠外营养治疗，故容易引起胆汁浓缩而黏稠，从而出现假阳性结果，且此类患者往往没有胆管梗阻，因而也可以出现假阴性结果。

6. 经皮胆囊穿刺检查

B 超和核素扫描检查对非结石性胆囊炎的敏感性较低，且非结石性胆囊炎常发生在十分衰弱的患者，外科手术治疗的危险性很大，因此治疗存在着不少的困难。有人提出在超声引导下行胆囊穿刺检查，对严重虚弱的急性非结石性胆囊炎患者来说，是诊断和治疗较好的选择。

诊断急性胆囊炎最重要的检查手段是超声显像，部分病例核素扫描检查也显得非常重要。超声主要提供胆囊解剖方面的信息（如胆囊壁异常和结石存在），核素扫描则主要提供功能方面的信息（如胆囊管是否通畅）。由于研究中病例选择的不同，加上研究设计和医疗技术设备差异的影响，所以很难比较哪项检查方法的准确性更高，但两者的敏感性和特异性均在 90% 以上。对大多数患者而言，两者的结果若和临床资料相结合，一般都能对急性胆囊炎做出较为合理而准确的诊断。如果医师的目的在于确定伴有症状的胆囊病变性质，包括狭义的急性胆囊炎和慢性胆囊炎急性发作，则应首先做 B 超检查。B 超除了能对胆囊病变做出较为准确的诊断外，对右上腹部其他器官的疾患进行诊断较核素扫描检查为优，而且其费用低，检查起来也较迅速和方便。CT 诊断胆囊炎的敏感性和特异性均超过了 95%。CT 与 B 超相比较，其优点在于它对探测腹部其他脏器的病变要好得多，因而可以弄清楚发热或腹痛的原因；其缺点是不能在床边应用，而这在许多危重患者往往非常重要。有人强调 CT 检查是超声检查方法的补充，在超声检查阴性的危重患者，可行 CT 检查以探查胆囊及其他疾病。

五、胆管感染的抗生素选择

正常胆汁是无菌的，当胆汁流发生梗阻，继发有细菌感染时，胆汁中即可培养出细菌。急性胆管感染防治成败的关键在于合理选择应用抗生素。

1. 胆管感染的常见致病菌

胆管感染常常是多种致病菌的混合感染，致病菌中多半是条件致病菌，易对多种抗生素产生耐药性，属于难治性感染。其致病菌通常以革兰阴性杆菌特别是肠道杆菌多见，常见的是大肠埃希菌，可达到40%~60%。有资料表明，胆汁细菌培养的阳性率为88.6%，其中大肠埃希菌占80.6%。有人报道60岁以上患者，胆管感染行手术治疗时对胆汁做细菌培养，其阳性率可达67.6%，其中大肠埃希菌占69.6%。而在重症急性胆管炎的患者中，大肠埃希菌的感染更是高达85%。其次是克雷伯杆菌、副大肠埃希菌、变形杆菌、铜绿假单胞菌、粪链球菌、葡萄球菌和柠檬酸杆菌等。国外报道胆管感染的致病菌顺序依次是大肠埃希菌、克雷伯杆菌、肠球菌、铜绿假单胞菌和肠杆菌属等，与国内报道的结果相近似。随着厌氧菌培养技术的提高，胆汁中厌氧菌感染的检出率大大增加。从感染的胆汁中分离出的厌氧菌，以革兰阴性无芽孢杆菌多见，其中80%~90%为类杆菌，10%是梭形杆菌。而类杆菌中最常见的是脆弱类杆菌，占70%~80%。

2. 抗生素在胆汁中的浓度

急性胆管感染药物治疗能否成功，取决于抗生素在胆汁中的浓度。依据抗生素在胆汁中的浓度高低，大致分为3种类型：①胆汁中药物浓度明显超过血中浓度的药物，属于青霉素族的有青霉素G、氨苄西林和阿莫西林、硫苯咪唑青霉素，属于头孢菌素族的有头孢氨苄、氨噻肟头孢菌素、氧哌苯唑头孢菌素、氨噻三嗪头孢菌素、拉氧头孢钠，大环内酯类抗生素如红霉素、四环素族、林可霉素、利福平和甲氧苄啶；②胆汁中药物浓度接近血中浓度的药物有磺胺类抗生素、萘夫西林、磺苄西林、哌拉西林、一系列第二代和第三代头孢菌素、大部分氨基糖苷类抗生素、多黏菌素B和E、吡哌酸、诺氟沙星、甲硝唑；③胆汁中浓度低于血中浓度的药物有阿莫西林、头孢菌素Ⅰ和Ⅱ、庆大霉素、氯霉素和万古霉素。头孢菌素类抗生素在胆汁中浓度由高到低依次为：头孢哌酮 > 头孢曲松钠 > 头孢孟多 > 头孢替安 > 头孢双硫唑 > 头孢西丁 > 头孢甲肟唑。此外，β-内酰胺类抗生素如氨曲南、氨苄西林、舒巴坦在胆汁中浓度也较高。

3. 抗生素的选择原则

目前抗生素可谓种类众多，且耐药菌株不断增加，因此如何较合理地选用有效的抗生素来治疗胆管感染就显得尤为重要。一般应遵循以下原则：①考虑造成胆管感染可能的致病菌种类，并结合抗生素的抗菌谱，选择敏感的抗生素；②考虑药物在肝脏的分布及其排泄至胆汁中的量来选择在肝脏内分布多和在胆汁中浓度高的抗生素；③尽可能选择对肝脏毒性小的抗生素。

4. 细菌的敏感性与抗生素选择

（1）大肠埃希菌：对大多数常用的抗生素耐药。对链霉素、卡那霉素和阿米卡星的耐药菌株可达30%~60%，对四环素的耐药菌株则达80%以上，对氨苄西林和羧苄西林的耐药菌株达70%，对头孢菌素Ⅰ和Ⅴ也有20%以上出现耐药性。大肠埃希菌对庆大霉素、妥布霉素，广谱青霉素中的苯唑西林和哌拉西林钠，头孢菌素中的头孢呋辛、头孢噻肟、头孢他啶、头孢曲松钠和头孢哌酮，甲砜霉素类如泰能及喹诺酮类抗生素等均较敏感。因此，大肠埃希菌感染主要选用庆大霉素、妥布霉素、广谱青霉素或者第二、第三代头孢菌素治疗。

（2）克雷伯杆菌：对氨苄西林、阿莫西林和替卡西林耐药。对哌拉西林、复方新诺明、氯霉素、氨基苷类、甲砜霉素类、头孢菌素类抗生素多较敏感。有报道认为庆大霉素或妥布霉素联合头孢菌素或哌拉西林钠治疗克雷伯杆菌所致胆管感染的效果较好。此外，该细菌对氟喹诺酮类和卡那霉素也较为敏感，但后者因其毒性较大，宜采用短程疗法，近年来临床应用较少。

（3）变形杆菌：对四环素、氨苄西林、多黏菌素、头孢唑林钠大多耐药，而对庆大霉素、卡那霉素、氯霉素、复方新诺明等抗生素敏感。轻度感染病例选用上述药物即可。由于新一代头孢菌素、氟喹诺酮类抗生素对变形杆菌的作用强，故对于严重胆管感染者常需要联合第二代青霉素或者选用第三代头孢菌素类和氟喹诺酮类抗生素。

（4）铜绿假单胞菌：耐药性极强，对链霉素、卡那霉素、氯霉素的耐药菌株超过90%；对一系列头孢菌素和若干第二代青霉素也耐药；对羧苄西林易耐药；对多黏菌素 B、E 和庆大霉素耐药菌株也占有一定比例。一般认为，治疗铜绿假单胞菌感染的首选药物仍然是氨基苷类抗生素。此外，对铜绿假单胞菌抗菌活性高的药物还有苯唑西林、替卡西林、头孢噻肟和头孢噻甲羧肟，后两种头孢菌素治疗铜绿假单胞菌的疗效高、低毒性、维持时间长，而且对 β-内酰胺酶稳定。铜绿假单胞菌对喹诺酮类、甲砜霉素类抗生素也敏感，可以选用。

（5）金黄色葡萄球菌：几乎对每一种抗生素产生耐药性。有资料表明，80%～90%的金黄色葡萄球菌能产生青霉素酶。该酶能够使很多青霉素类抗生素遭到破坏，如青霉素、氨苄西林、阿莫西林、哌拉西林、苯唑西林等；但甲氧西林、苯唑西林、多数头孢菌素对青霉素酶则相当稳定，不易遭受其破坏。耐甲氧西林金黄色葡萄球菌（MRSA）除了对甲氧西林耐药外，对所有青霉素、多数头孢菌素和其他 β-内酰胺类抗生素均产生耐药，同时对四环素类、某些氨基糖苷类抗生素（如链霉素）、氯霉素、红霉素和林可霉素也产生耐药，但对万古霉素、利福平、库马霉素、庆大霉素、尼替米星和氟喹诺酮类抗生素则敏感。

（6）粪链球菌：对青霉素 G、庆大霉素和四环素耐药，而对氨苄西林敏感，可作为首选抗生素。

（7）厌氧菌：甲硝唑对厌氧菌有强烈的杀菌作用，抗菌谱广，组织渗透性强，胆汁中浓度高，较长时间应用也没有严重不良反应。近年来，新型制剂替硝唑已应用于临床，未发现有明显的胃肠道不良反应。青霉素类抗生素和头孢菌素对多种厌氧菌治疗有效，但对最常见的脆弱类杆菌无效，因为后者能够产生 β-内酰胺酶而破坏抗生素。哌拉西林、美阿洛西林、甲氧西林、苯唑西林、氯唑西林、双氯西林和萘夫西林对脆弱类杆菌的作用也不应忽视，必要时这些耐酶青霉素可以选用治疗。头孢西丁和拉氧头孢对厌氧菌有较好的杀灭作用；林霉素和克林霉素对类杆菌很敏感，但有腹泻甚至产生假膜性肠炎的不良反应；四环素、红霉素和氯霉素在体外有一定的抑菌作用，但在胆汁中其活性下降，耐药菌株也日渐增多。

当胆管感染的致病菌不明时，抗生素的选择应该以常见致病菌为目标，选择耐药性少而抗菌谱广的抗生素联合应用。广谱青霉素对胆管感染较合适，但对克雷伯杆菌的作用弱；先锋霉素 V 号对克雷伯杆菌作用强而且胆汁中浓度高。因此，当致病菌不明时，可以首选先锋霉素 V 号和庆大霉素，如怀疑有厌氧菌感染，则可联合应用甲硝唑。

5. 应用抗生素的注意事项

（1）在联合用药时要注意药效的拮抗作用、不良反应的叠加效应：青霉素族和头孢菌素均含有 β-内酰胺环，该结构可以使庆大霉素灭活减效，故两者不宜一起联用，如必须应用时，两药的用药间隔时间则应当延长。此外，庆大霉素和链霉素应避免并用，因为两者合用时不但不能增加抗菌效应，反而会增加不良反应。

（2）抗生素的不良反应，特别是对肝功能的影响：在肝功能不良时，要慎用或不用对肝脏有损害或者主要经肝脏代谢的抗生素。当肾功能减退时，氨基糖苷类抗生素的给药间隔时间应相应延长，而使用剂量要相应减少。在较长时间应用抗菌谱广的抗生素治疗时，应警惕引起二重感染的可能。

（3）孕妇对抗生素的不良反应较敏感：当孕妇罹患胆管感染时，使用四环素可以损害肝功能，且可能导致胎儿发生畸形；使用氨基糖苷类抗生素可能损害胎儿的听神经；而使用磺胺类药物则可使胎儿发生胆红素脑病。

（4）老年人胆管感染时选用抗生素应作全面分析：由于老年人的生理和免疫功能逐渐衰退，胆囊收缩功能减退，胆汁排泄迟缓，而且常伴有糖尿病、高血压和肾功能不全等全身性疾病，胆管感染较易演变成难治性感染，因此，应当及时选用抗生素。但在选择药物时，应结合老年人的生理病理特点，选择疗效高而不良反应少的抗生素较好。

6. 影响抗生素疗效的因素

（1）胆汁中药物浓度：这受到抗生素的分子量、极性及肝细胞转化功能等的影响。分子质量在 500 Da 以下的抗生素经胆管排泄少。肝细胞疾病和胆管梗阻则使得抗生素在胆管内的浓度降低。当胆管完全梗阻时，胆管内高压可以使肝脏不再经胆管排出抗生素。此外，抗生素在胆汁内的浓度还受到肠肝循环的影响。

（2）用药剂量：抗生素在胆汁中的浓度与用药剂量密切相关。不少抗生素在胆汁中的浓度随用药剂量增大而增高，如青霉素 G 等。

（3）给药途径：不少抗生素注射较口服的胆汁浓度要高。如氨苄西林口服虽然容易被吸收，但在胆囊胆汁中的浓度很低，改为静脉注射给药后，其胆汁中的浓度则远高于血中的浓度。

（4）细菌耐药性：抗生素的疗效与致病菌株对其敏感性密切相关。随着抗生素的广泛应用，耐药菌株日渐增多，特别是大肠埃希菌、变形杆菌和铜绿假单胞菌等革兰阴性杆菌及金黄色葡萄球菌耐药菌株所致的感染，已经成为临床治疗上的难题，因此必须选择最合适的抗生素来治疗。

（5）致病菌药敏试验的可靠性：影响抗生素生物活性的因素，使得一些细菌在体外对某些抗生素敏感而在胆汁中却高度耐药。因为药敏试验的可靠性受多种因素干扰，在体外实验条件下，与机体内病灶中的温度、pH、氧分压、电解质浓度和菌落数目等存在很大差异。因此，按药敏试验选择抗生素治疗后，如果疗效差，则应该更换抗生素。

六、治疗

1. 内科治疗

（1）饮食：为了能够使胆囊得到适当的休息，有利于炎症消退，应给予不刺激或少刺激胆汁分泌的食物。一般病例进食流食或半流食，禁忌油腻食物。严重病例要禁食，给予静脉输液，以补充营养，维持水和电解质的平衡。

（2）解痉镇痛：可选用阿托品 0.5 mg 皮下或肌内注射，舌下含服硝酸甘油 0.3 ~ 0.6 mg 或氨茶碱 0.25 g 加入 25% 葡萄糖注射液 20 mL 中静脉注射。剧烈疼痛者，可选用盐酸布桂嗪（强痛定）或哌替啶（度冷丁）50 ~ 100 mg 肌内注射，也用试用维生素 K 10 mg 肌内注射。此外，针灸治疗也有一定效果，可针刺足三里穴、阳陵泉穴、胆囊穴、中脘穴、丘墟穴、太冲穴、胆俞穴、合谷穴、曲池穴，采用泻法，留针 20 ~ 30 分钟或者试用耳针疗法。

（3）胃肠减压：严重病例应插鼻胃管行胃肠减压，以吸出胃腔内气体、胃液和食物残渣，吸出十二指肠内容物，使胃、十二指肠空虚，减少对胆汁分泌的刺激，有利于胆汁的引流和排出。同时，可以消除或减少因胆囊收缩素引起的胆囊收缩作用，从而减少胆绞痛的发作频率和减轻疼痛程度。此外，胃肠减压后还可以缓解或减轻呕吐等症状。

（4）抗生素的应用：抗生素是依据其抗菌谱、不良反应、药物在血中和胆汁中的浓度为原则来选择的，最好根据药敏试验来选择用药。若细菌感染的种类不明，则应优先选择在胆汁中浓度最高的抗生素。

（5）利胆药物：口服 50% 硫酸镁 10 mL，每天 3 次（有严重腹泻者不宜采用）。去氢胆酸片 0.25 g 或胆酸片 0.2 g，每天 3 次。羟甲烟胺片 0.5 ~ 1.0 g，每天 3 次。玄明粉 9 g，冲服或以茵陈 9 ~ 30 g，泡水喝，每天 2 次。

（6）中医中药治疗：中药可起到消炎利胆的作用，舒肝理气止痛，清利肝胆湿热为基本疗法。消炎利胆汤：柴胡 12 g，金银花 15 g，郁金 15 g，金钱草 15 g，木香 9 g，川楝子 9 g，延胡索 9 g，大黄 9 g，每天 1 剂，分 2 次口服，随症加减。清热利湿汤：蒲公英 15 g，茵陈蒿 15 g，板蓝根 30 g，生大黄 9 g（后下），黄柏 9 g，黄芩 9 g，制川朴 6 g，玄明粉 9 g（冲服），每天 1 剂。还可以大黄硝石汤、苍术白虎汤、龙胆泻肝汤和茵陈蒿汤为基础药方，随症加减。

2. 外科治疗

迄今为止，胆囊切除术仍然是急性胆囊炎最有效的根治方法。

七、并发症和预后

由于大多数急性胆囊炎患者病程较短，能及时就医，且对治疗反应良好，故一般不会发生并发症，仅少数患者可发生胆囊穿孔、胆石性肠梗阻和 Mirizzi 综合征等并发症。老年患者更容易发生并发症，而且症状非常不典型，这些并发症在慢性胆囊炎中也可见到。

1. 胆囊穿孔

胆囊穿孔是急性结石性胆囊炎的最严重并发症，约有 10% 的病例可发生。其临床表现也各异。老年患者的发病非常隐蔽，因为胆囊穿孔后其囊腔内压力降低，患者可能主诉其最初的症状已经缓解，因而穿孔患者总要比未穿孔者就医晚。穿孔有 3 种类型：①局限性穿孔伴脓肿形成；②游离性穿孔伴弥漫性腹膜炎；③穿孔至邻近空腔脏器形成胆囊肠瘘。虽然经皮穿刺引流术可作为治疗的一种权宜之计，但最终还是要外科手术来根治。胆囊穿孔在外科手术前往往难以确立诊断，特别是在伴有糖尿病、心血管疾患和免疫功能被抑制的老年人更应高度怀疑穿孔的可能性。腹部 X 线平片、B 超、CT、MRI、ERCP 等检查均是有利于胆囊穿孔诊断的方法。

（1）局限性穿孔：是急性胆囊炎穿孔最常见的类型，其直接后果是导致胆囊周围脓肿的形成。这是因为随着炎症的演变，胆囊与其局部邻近的脏器和网膜能牢固地发生粘连，因此穿孔发生后，胆囊内容物的流动即受到限制，结果导致脓肿形成。穿孔可以发生在胆囊炎发作后的头几天内，也可延迟到保守治疗后的第 2 周发生。高热、右上腹痛和压痛并能触及到包块均提示有脓肿存在。因为这些特点类似于无并发症的胆囊炎，故胆囊穿孔的诊断往往只有在 B 超、CT 等检查后或手术时才能确立。当怀疑有脓肿形成时，CT 扫描检查是最有帮助的检查方法。胆囊穿孔常需要外科手术治疗，但技术条件允许时，对高危的败血症患者行经皮肝穿刺胆管引流术也是很有益的。

（2）游离穿孔：引起的弥漫性腹膜炎的死亡率较高，约占急性胆囊炎死亡者的 30%，占急性胆囊炎患者的 1% ~ 2%。游离穿孔好发于胆囊底部，胆囊穿孔减压后，患者的疼痛症状可以暂时缓解，但随着病情的进展，其临床表现难以与其他原因所致的化脓性腹膜炎相鉴别，确立诊断就比较困难。因此，在对患者给予广谱抗生素治疗的同时，应紧急行剖腹探查术。

（3）胆—肠瘘：是指胆囊可以穿孔至其相邻的器官，形成瘘管。其中常见的部位是十二指肠，其次是结肠肝曲，而胃或空肠则较少见。由于胆囊内容物被排入肠腔内，急性胆囊炎的症状可以减轻。尽管腹部 X 线平片可见到胆管内有游离气体，胃肠道对比造影可显示瘘管，超声或 CT 检查可提示胆囊的异常改变，然而通常是在手术时才能做出正确的诊断。胆—肠瘘本身很少引起症状，除非出现胆石嵌顿等并发症。若患者持续存在症状，往往提示有结石嵌顿，常嵌顿在胆囊颈或胆总管。胆—肠瘘经切除胆囊并同时封闭受累肠段的瘘口后即可治愈。

2. Mirizzi 综合征

因结石本身或周围炎症造成的压力，使结石嵌顿在胆囊颈或胆囊管，以及阻塞肝总管或胆总管，这种现象被称为 Mirizzi 综合征。胆石也可以侵蚀胆总管而导致胆囊—胆总管瘘。典型临床表现为腹痛和梗阻性黄疸，可在急性或慢性胆囊炎中见到。超声检查可提示 Mirizzi 综合征，也可经 ERCP 或经皮经肝胆囊造影来证实。

3. 胆石性肠梗阻

胆石性肠梗阻是胆—肠瘘的一种少见并发症。这种机械性肠梗阻是因结石嵌顿于肠腔所致，且结石直径在 2.5 cm 以上。该病大多数为老年女性。70 岁以上者若有肠梗阻存在时，均应该考虑该病的可能性，特别是没有腹壁疝病史或者曾经因手术而造成瘢痕者。少数患者有和急性胆石性胆囊炎相关的病史，但大多数则缺乏这种病史。有人提出，胆石性肠梗阻瘘管的形成最多见的是由于胆结石引起胆囊内压力逐渐增加，使胆囊壁变薄而出现部分消蚀，而并非因胆管梗阻、炎症和穿孔所致。大多数患者的胆石是经胆—肠瘘进入肠腔内的。由于结石可在一个部位暂时性阻塞肠腔，然后，如果结石发生移动，则又可以嵌顿在另一部位。因此，症状可以间断发作，直至结石到达肠腔狭窄处而难以前进为止。梗阻部位常见于末端回肠，也可在空肠、近端回肠或结肠。因结肠的腔内径较大，故结肠梗阻少见。如果急性胆囊炎或老年患者发生了肠梗阻，则应怀疑有胆石性肠梗阻的可能。腹部 X 线片可见到胆管中有游离气体、机械性肠梗阻的征象及右上腹部以外部位的结石影。上消化道系统钡剂造影、B 超或 CT 检查对部分患者的诊断有帮助。胆石性肠梗阻的死亡率较高，为 15% ~ 20%。其主要原因乃外科手术的延误及并存疾病所致。为了减少死亡率，该病应紧急手术去除嵌顿的结石，术中还应检查肠道内的其他部位有无结石存在。通常不宜同时行胆囊切除，因为这些患者都非常虚弱，手术较平时困难得多，而胆囊又很少再发生其他疾病。

4. 气肿性胆囊炎

气肿性胆囊炎也是急性胆囊炎的一种类型，表现为胆囊内、胆囊壁含有气体，有时胆管或胆囊周围均含有气体，气体是由产气性细菌感染引起，并且常常与非结石性胆囊炎并存。最常见于产气荚膜杆菌感染，少数情况下见于大肠埃希菌、厌氧性链球菌或其他产气杆菌感染。临床表现为典型的急性胆囊炎发作，疼痛可能更严重，中毒症状可能更明显。但老年患者症状可能不典型，甚至无任何不适感。体检时可在右肋弓下触及包块状的胆囊。大约20%的气肿性胆囊炎患者有糖尿病，且男性多于女性，男女发病比为3∶1。男性好发，常无胆石，厌氧菌感染且常发生于糖尿病患者，这些表明胆囊动脉阻塞而缺血是该病的始动原因。气肿性胆囊炎者在其腹部X线片上常有很明显的气体征象。腹部X线片上可见到的气体，超声上也可发现，并非具有特征性。气体可位于胆囊腔内或壁内。超声检查时腔内气体的特征性表现与腔内含气量的多少有关，而壁内气体则呈现明亮的强回声光环。超声检查偶可呈假阴性结果，此时可凭借腹部X线片或CT检查来确诊。本并发症主要和胆—肠瘘相鉴别，也要注意少见的胆囊脂质沉着症，因其能产生与气体类似的X线图像。治疗上应尽早外科手术切除胆囊，而不宜行胆囊切开引流术，因气肿性胆囊炎很容易发生胆囊坏疽和穿孔，其死亡率也较其他类型的急性胆囊炎高。

急性胆囊炎对治疗的反应取决于病情的严重程度、患者的年龄和有无并发症或伴随疾病。由于胆囊的急性炎症消失后，胆囊壁多有纤维化，可使胆囊缩小和功能减退，因而易于复发。急性胆囊炎胆囊切除术后的死亡率为3%，其中大部分是70岁以上的患者。脓毒血症、心血管疾病和多器官功能衰竭是最常见的死亡原因。并发胆囊积脓、坏疽、穿孔，弥漫性腹膜炎或急性胰腺炎者，预后差，死亡率也较高。老年人化脓性胆囊炎，尤其是伴有心血管疾病或糖尿病时，预后更差，死亡率可高达40%～70%。

八、重症急性胆管炎的诊断和治疗

重症急性胆管炎是急性胆管炎的一种特殊类型，并非是独立的疾病，是胆管外科患者死亡的最重要、最直接原因。重症急性胆管炎常发生于原发性或继发性胆管结石、肝胆管结石、原发性或损伤性胆管狭窄、胆管寄生虫病等，特别是胆管寄生虫症和肠内容物向胆管的反流。此外，胆管原发性肿瘤、肝门或肝外胆管的外来压迫造成的梗阻一旦合并细菌感染，也会加速病程的发展或成为死亡的直接原因。该病好发于40～60岁，死亡率为20%～23%，老年人的死亡率明显高于其他年龄组，在非手术病例可高达70%。导致重症急性胆管炎患者死亡的主要原因是败血症、中毒性休克、胆源性肝脓肿、胆管出血和多器官功能衰竭等。这些严重病变的病理改变可由重症急性胆管炎引起，已不是或不再完全是其病变本身，而是其续发病变或损伤的结果。胆管梗阻和感染这两个因素互相作用可使病情进一步加重，若未得到有效的处理或处理不及时、不恰当，就可能导致上述一系列严重后果。因此，诊断和治疗都应在重症急性胆管炎发生严重的全身性病损之前准确地完成，才是有效降低临床病死率的关键。

1. 诊断

（1）病因和病理生理：重症急性胆管炎的病理基础是胆管的梗阻和感染两个因素。在胆管没有阻塞时，胆管内虽有重度细菌污染，可不产生病理变化或不出现症状。只有肝内外胆管发生梗阻时才是造成该病的直接原因，最多见于胆总管结石和蛔虫导致的梗阻。重症急性胆管炎均在此梗阻的基础上发生胆管感染而引起一系列病理生理改变。在发生胆管梗阻和胆管炎时，胆管内压力逐渐增高之后，当胆管内压超过 18.4 ~ 22.1 mmHg（25 ~ 30 cmH$_2$O）时，有时可达 29.5 mmHg（约 40 cmH$_2$O），使肝内毛细胆管上皮发生坏死，毛细胆管破裂，使含有大量细菌的胆汁逆流入肝血窦，继而细菌进入血循环，引起毒血症和败血症；胆管梗阻后导致的高胆红素血症造成全身代谢和内环境的改变及严重紊乱。这些因素相互联系，相互作用的结果，可损害肝、肾、肺、胃肠黏膜、凝血因子和中枢神经系统。临床上起病越急，病情越重，病程越长者损害越严重。胆管感染的致病菌以大肠埃希菌、克雷伯杆菌、粪链球菌和某些厌氧菌最常见。大量的实验和临床研究表明，重症急性胆管炎的发生与胆管梗阻的程度、持续时间、侵入胆管的细菌种类、菌株数量、繁殖速度及毒素性质有关，还与宿主对细菌免疫力的个体差异等因素密切相关。研究还发现胆汁中细菌反流入肝静脉与胆管压力呈正相关。胆管内高压由于会加重病变，因此应尽早解除梗阻，阻断大量细菌及内毒素反流入血液是治疗的中心环节。

（2）临床表现：该病起病急骤，病情发展迅速，临床表现个体差异很大，主要表现有腹痛、黄疸和发热，称为夏科（Charcot）三联征，但只见于约 70% 的病例。对无典型三联征者的诊断有时可能较困难。

1）腹痛：见于 90% 的患者，表现为上腹部或右上腹部持续性疼痛伴阵发性加重，可向右肩背部放射，极少数为上腹部胀痛。如病变在肝左叶胆管时，腹痛主要位于左上腹部；而右叶胆管梗阻时，则疼痛常在右上腹部，可类似于胆囊炎的疼痛。

2）中毒和休克症状：90% ~ 95% 的患者有弛张型高热，伴有寒战。少数病情严重患者体温可能不升，早期即发生感染性休克。据统计，有 30% ~ 40% 的患者可发生休克，表现为表情淡漠或烦躁不安、谵妄、嗜睡、精神错乱或昏迷、脉搏细弱和血压下降等。

3）伴随症状：几乎所有患者都伴有恶心、呕吐和尿少等表现。部分患者可由脓毒败血症而引起多发性肝脓肿，称为胆源性肝脓肿。此外，还可引起肝肾综合征、肝肾衰竭、呼吸功能衰竭和弥散性血管内凝血等危重征象。

4）黄疸：约 90% 的患者有黄疸，少数患者可由于发病急、就诊时间早而尚未表现出来。

5）体征：常无明显的特异性，大多数患者上腹和右上腹部有触痛、反跳痛和肌紧张。肝脏及胆囊肿大并有触痛，肝区叩击痛常呈阳性。

（3）实验室检查：①80% 的患者白细胞计数明显升高，中性粒细胞升高伴核左移。但在重症病例或继发胆源性败血症时，白细胞计数可低于正常或仅有核左移和中毒颗粒；②血清总胆红素、1 分钟胆红素测定和尿胆原、尿胆红素试验，均表现为阻塞性黄疸的特征；③血清碱性磷酸酶显著升高，血清转氨酶轻度升高，如胆管梗阻时间较长，凝血酶原时间可延长；④在寒战、发热时采血做细菌培养，常呈阳性，细菌种类总是和胆汁中的一致，最常见的是大肠埃希菌、克雷伯杆菌、假单孢菌、肠球菌和变形杆菌。在约 15% 胆汁标本中可见到厌氧菌如脆弱类杆菌或产气荚膜杆菌。

（4）胆管造影：多采用 PTC，它具有诊断和治疗的双重作用。它可以发现扩张的胆管和梗阻的部位、原因，但严重休克患者一般不宜立即做此项检查。

（5）超声检查：B 超检查已成为首选的检查方法。探查胆囊结石、胆总管结石及肝内胆管结石的诊断符合率分别为 90%、70% ~ 80% 和 80% ~ 90%。可发现结石阻塞部位的胆管和（或）肝内胆管扩张，并可了解胆囊的大小、肝脏大小和有无肝脓肿形成等。

（6）CT 或 MRI 检查：当高度怀疑肝内外胆管梗阻而 B 超检查未能确立诊断时，可行 CT 或者 MRI 检查。CT 和 MRI 对于明确梗阻部位、引起梗阻的原因明显优于 B 超检查，其准确率可达 90% 以上。

关于重症急性胆管炎的诊断标准，各家意见尚未统一。由于起病急骤，病情发展凶猛，有时在未出现黄疸之前，患者已有神志改变，同时伴有寒战、高热、低血压休克等表现，故给诊断带来很大困难。有学者认为该病的诊断应在夏科三联征的基础上，再加上休克与意识障碍两大症状即可诊断。也有学者认为在夏科三联征的基础上，出现休克或虽无休克但有以下 6 项中的 2 项时即可诊断：①神经症状；②脉搏 >120 次/分；③白细胞计数 $>2 \times 10^{12}$/L；④体温高于 39℃ 或低于 36℃；⑤胆汁为脓性，切开胆管时胆管内压力明显增高；⑥血培养阳性。对于典型病例一般较易做出诊断，但应与右下肺叶的细菌性肺炎、膈下脓肿、肝脓肿、急性胰腺炎和消化性溃疡穿孔等疾病相鉴别。鉴于该病病情急、发展迅速、预后差，所以一旦确定为"急性重症"，在治疗上就应积极、主动，分秒必争地进行救治。

2. 治疗

多数学者认为重症急性胆管炎应在严重的休克或多器官功能发生不可逆改变之前就及时采用手术治疗。手术原则在于解除胆管梗阻、减轻胆管内压力和胆管引流。但单一的手术治疗必须结合胃肠减压、纠正水电解质紊乱、预防和治疗感染及抗休克等非手术疗法，才能取得较为理想的效果。

（1）非手术治疗。

1）胃肠减压：可以减轻腹胀、呕吐及对胆汁分泌的刺激。

2）解痉、镇痛和利胆：肌内注射阿托品、山莨菪碱和哌替啶解痉、镇痛，而利胆则以口服 50% 硫酸镁溶液为宜。

3）纠正休克和电解质紊乱：因为患者早期即有高热、出汗，故应积极纠正脱水和电解质紊乱，主要应用各种类型的平衡盐液和 5% 葡萄糖注射液。发生感染性休克时，补液的重点是迅速扩充血容量，不能单凭失液量多少来决定补液量，一般休克后均应超量补液，尤其是应用平衡液；经扩容治疗后，若血压仍偏低，可酌情选用多巴胺等升压药物治疗。为了使血液能保持足够的携氧能力，血细胞比容应保持在 30% ~ 35%。并发代谢性酸中毒的处理主要以改善血流量和缺氧状态及肾功能为主，依据血 HCO_3^- 含量酌情应用碱性液体也很重要。

4）应用抗生素：由于胆管感染的致病菌多数为大肠埃希菌，故首先应选用针对革兰阴性杆菌的抗生素。尽管选用针对胆管内细菌有效的抗生素及抗生素在胆汁中的浓度具有重要意义，但对于胆管内炎性狭窄和胆石并发感染，抗生素治疗常难以奏效，而仍需要局部切开引流或清除病灶。因为胆管发生感染后，胆管炎症、水肿和结石等因素常造成胆管阻塞或胆汁排泄不畅，致胆管内压力上升后，抗生素很少能进入胆管系统内。因此，在用药时不仅要考虑抗生素在胆汁中含量的多少，还需要同时考虑怎样提高抗生素在血液中的浓度。这是由于胆管狭窄和胆压升高后，细菌和毒素可逆流入血，往往造成脓毒血症和败血症。多数学者认为，严重胆管感染在手术后发生切口感染的主要原因是带菌的胆汁污染了手术野，且血细菌培养结果均与胆汁中细菌的种类相一致。因此，多主张在手术前就应使用抗生素以提高血液中抗生素的浓度。一般而言，由于应用抗生素治疗前，对于大部分胆管感染的患者并不知其胆汁内的菌种及其对抗生素的敏感性，所以治疗只是依据经验和胆汁内常见菌种来推断。此外，还应考虑到在肝功能受损或胆管梗阻时，抗生素的排泄常受影响，经肝排泄的抗生素大量滞留于血液中而不能进入胆汁。在严重胆管感染或胆管梗阻时，抗生素在胆汁内含量的高低往往与疗效不一致。经积极非手术治疗后，部分患者的临床表现可在 6～12 小时后缓解，多数在 48～72 小时后病情可得到控制。这类患者可在一般情况好转后择期手术，以达到根治的目的。

（2）手术、内镜或经皮肝穿刺置管引流术：如果患者经非手术积极治疗后效果差，病情继续发展，则必须行胆管减压术，一般可采用外科手术、内镜或经皮经肝导管引流胆汁的方式（PTCD）来实施。

九、老年人急性胆管感染的诊断和治疗

随着人类平均寿命的延长，老年人胆管疾病也越来越多。疾病谱的统计资料表明，老年急腹症中胆管感染排在第一位，且随年龄的增长，发病率也逐渐增加。老年人急性胆管感染和青壮年相比在临床上存在明显差异，老年人的症状和体征常不典型，而且并发症多，伴随疾病多，因此其病死率也高。为此，对老年人急性胆管感染应引起足够的重视。

1. 诊断

（1）临床特点。①老年人的生理功能较低下，表现在细胞和器官功能发生退变，代偿能力和免疫功能降低，生理储备能力减退等方面。②机体反应能力差，对痛觉和应激反应迟钝，临床表现常不典型，腹痛、发热、白细胞计数升高不如青壮年明显，体征也不典型。临床表现和病理变化的严重程度可以不一致，易延误诊断和治疗。③并存疾病多，老年人常有多种疾病并存，以并存心血管和肺部疾患为主。常见的有冠心病、高血压、糖尿病、慢性支气管炎和肺气肿等。老年胆管疾病患者因病史长、症状反复发作，故肝脏常有不同程度的损害。老年人又因多有动脉硬化，而胆囊动脉属终末支血管，炎症时易发生栓塞，使胆囊壁缺血坏死，因此穿孔的发生率高，穿孔后炎症常不易局限而易引起弥漫性腹膜炎。少数并存高血压和心脏病的老年患者，平时症状虽轻微，但在麻醉及手术中可能出现明显异常或发生意外。有糖尿病的老年人，不仅胆管感染难以控制，而且术后易造成伤口感染，且伤口不易愈合。有慢性呼吸系统疾病的老年人，术后并发症也明显增加。④病程进展迅速。老年人因机体生理功能和免疫功能降低，对疾病局限能力差，所以胆管感染的症状极易恶化，休克的发生率高，易招致多器官功能衰竭，病死率甚至可达 50% 以上。

（2）临床表现。①老年急性胆管感染者既往多有胆管疾病反复发作的病史或有胆管手术史。②由于老年人反应多较迟钝，故就诊时间一般较晚。③老年人各重要脏器功能障碍的临床表现可掩盖胆管感染的症状，使病情更隐蔽而复杂；有时腹膜刺激征还不明显时，全身中毒症状或休克就已经发生，表现为血压下降、脉搏快而细弱、神志淡漠或烦躁不安。④多数老年患者有腹痛而不剧烈，常无绞痛，甚至仅仅主诉上腹部隐痛不适，有时腹腔已有胆汁性渗液而压痛和反跳痛仍不显著。⑤部分严重胆管感染的老年人寒战、高热症状可缺乏，多数体温低于 39℃，少数甚至体温不升，当体温在 36℃ 以下时常提示预后不佳。

（3）实验室和影像学检查：实验室及影像学特征、诊断价值参考"重症急性胆管炎的诊断和治疗"部分。

2. 治疗

多数学者认为，老年人急性胆管感染的诊断确立后，应以手术治疗为主，尤其是择期手术的预后更好，而非手术治疗的效果较差。年龄大并非手术的禁忌证，但应考虑到老年人的特点，手术要以积极稳妥为原则。病情重而来势凶猛者在全身状况未恶化之前就应尽早手术治疗，这是降低病死率的关键。手术指征一般为：①发病在 24～72 小时内，经 12～24 小时非手术治疗无好转，并存疾病稳定者应立即手术；如果非手术治疗有效，待病情稳定后择期手术则更为安全；② 6 个月内有过心肌梗死、心力衰竭和脑血管意外者要仔细权衡利弊，全面分析并存疾病和胆管疾病哪种为主要矛盾，哪种疾病威胁患者生命的危险性更大。如果重症急性胆管炎非手术治疗不能挽救患者生命，则应在积极治疗并存疾病的同时当机立断行手术治疗。手术方式应以简单、有效、充分引流胆汁为原则。若患者家属拒绝接受手术或其情况差不能耐受手术时，可采用 PTCD，缓解感染性中毒危象，纠正休克，改善肝肾功能，减轻黄疸，使患者度过高危期，为择期手术创造条件。此外，有学者认为，采用内镜下胆汁引流也是一种治疗的有效方法。特别对于年老伴有多种疾病的高危患者，经内镜下胆汁引流治疗后能使胆总管保持通畅或胆总管内长期放置支架可能对老年重症急性胆管炎患者是更为合适的治疗方法。

（毛春梅）

第二节　慢性胆囊炎

慢性胆囊炎是指胆囊有慢性炎症，病情呈慢性迁延经过，临床上有反复急性发作等特点。慢性胆囊炎病例远多于急性胆囊炎，是一种常见多发病。该病女性多于男性，发病年龄以 30～50 岁多见，病史可达 10 余年或更长。

一、病因及发病机制

1. 胆囊结石

约 70% 的慢性胆囊炎是由胆囊结石所引起的，因为结石长期机械性刺激胆囊壁，使其发生炎症，在此基础上还可以继发细菌感染。如结石梗阻于胆囊管，即可引起胆囊炎症的急性发作，并可招致细菌感染。长期的慢性炎症和反复急性发作，使胆囊壁肥厚、增生或纤维化而萎缩，导致胆囊腔变小，最终胆囊的功能可全部丧失。当胆囊管完全梗阻时，胆囊内残留胆汁中的胆红素被吸收，加之胆囊黏膜可不断分泌黏液充满胆囊，此种胆囊黏膜分泌的白色黏性液体称为"白胆汁"，即所谓的胆囊积水。若继发细菌感染，则可发生胆囊积脓。

2. 感染

主要包括细菌、病毒和寄生虫感染。慢性细菌性胆囊炎是指由细菌引起的慢性胆囊感染。感染的途径有经血液、经淋巴系统、邻近器官炎症的蔓延和经十二指肠乳头逆行感染至胆囊等。慢性病毒性胆囊炎一般认为是在长期反复发作病毒性肝炎的基础上，引起胆囊慢性炎症，胆囊内可发现病毒。其发病机制尚不明了，可能与肝炎病毒随胆汁进入胆囊后直接或间接侵袭胆囊有关或自身免疫反应及其产生的胆囊功能障碍有关。慢性寄生虫性胆囊炎系蛔虫残体、角皮或虫卵存留于胆囊内，形成结石核心或虫体将细菌直接带入胆囊内等因素所致。血吸虫成虫的毒素或代谢产物、华支睾吸虫、梨形鞭毛虫等均可导致慢性胆囊炎。胆管感染易反复发作有其病理生理基础，且与胆管结构改变互为因果关系。一般认为可能与下列 5 个因素有关。①胆管感染后肝胆管上皮普遍出现乳头状增生突起，甚至呈乳头瘤样堵塞管腔，小胆管上皮呈叠瓦状增生、增厚等可造成胆管狭窄、变形和胆汁淤滞。②胆管每一次炎症发作都有胆管腺体的破坏与随后的腺体增生，而残存及增生的腺体处于致密的纤维组织中，其分支盘根错节，畸形扩张可致引流不畅。③纤曲丛生的腺体、黏液团和结石均可能成为胆管细菌的隐蔽之处，且细菌因此可避免被胆汁中免疫因子损伤。④由于管壁纤维化明显，胆管壁和胆管周围的微血管又多因炎症刺激而发生内膜增厚、管腔狭窄，甚至闭塞，从而使胆管壁处于缺血状态，抵抗力下降，影响了免疫活性细胞局部渗出和吞噬功能的正常发挥。⑤还与胆管上皮对细菌的易感性增加有关。

3. 化学因素

通常称为慢性化学性胆囊炎。胆汁中过度浓缩的胆盐对胆囊黏膜有强烈的化学刺激作用。如胰液经胆管反流入胆囊后，有活性的胰消化酶可侵蚀胆囊壁，也属于化学性刺激。胆囊壁受损后，易招致细菌感染。化学性胆囊炎的发生多与胆囊管或胆胰管梗阻有关，可因结石或 Oddi 括约肌痉挛而发病。

4. 急性胆囊炎的后遗症

因为急性炎症反复发作后，可使胆囊壁增厚、囊腔狭小、胆囊萎缩而丧失功能。有人将慢性胆囊炎分为两类：由胆囊结石引起的称为结石性慢性胆囊炎，其他原因引起的则称为非结石性慢性胆囊炎。

二、临床表现

1. 上腹部疼痛

多数患者有反复发作的右上腹部钝痛、隐痛或不适感。患者疼痛还可能位于左上腹部、上腹部或下腹部，并可向腹部其他区域放射或放射至肩部和腰背部。疼痛可持续 5~6 小时，往往提示急性胆囊炎或慢性胆囊炎急性发作。慢性胆囊炎疼痛可持续几十分钟至数小时，多在餐后 1 小时发作，这在临床上常常提示有结石存在。尽管具有统计学意义，但特征性并不强，常需要影像学检查来进一步证实。发作间歇期可以是几周、几月，甚至可能几年也不发作。

多数患者进食油腻食物或高脂食物后疼痛可加重。有些病例尤其是中老年患者，平素不出现明显的腹部疼痛症状，而仅在体检、腹部手术或尸检时才发现有胆囊炎，称为无痛性胆囊炎。

2. 消化不良症状

消化不良症状表现为厌油、食欲缺乏、餐后上腹部饱胀感、嗳气、反酸、胃灼热、恶心或呕吐等，约 80% 的患者或多或少会有这些症状。多数患者应用制酸剂治疗无效，仅约 25% 的病例使用制酸剂后能使部分症状有一定程度的缓解。有人认为消化不良可能与胆囊功能紊乱，如不能浓缩胆汁、胆汁排泌受阻等有关，但消化不良与胆囊疾患的确切关系还不清楚。有人对中年慢性胆囊炎妇女的研究结果表明，消化不良与胆囊内胆石的存在无关。但另有学者指出，胆石症患者中有些患者经手术切除胆囊后，其消化不良症状可得到缓解，故认为多数消化不良的症状与胆石的存在有某种关系；但同时也指出并非结石的直接后果，因此，这种关系有待于进一步研究。

3. 其他症状

慢性胆囊炎的病程长，病情经过有急性发作和缓解相交替的特点，缓解期可无任何症状，急性发作时与急性胆囊炎的症状相同。如同时伴有细菌感染时，可出现高热、寒战，炎症轻微时，可仅有低热。慢性胆囊炎者一般没有黄疸，如并发胆管梗阻或胆管感染时可出现黄疸。

4. 体征

慢性胆囊炎患者体检时无明显阳性体征。部分病例胆囊区可有轻度压痛、叩击痛，但无反跳痛。急性发作时右上腹有肌紧张和明显压痛。胆汁淤积性胆囊肿大时，可扪及肿大的胆囊。

存在胆囊周围炎或穿孔时，可有腹膜刺激征。单纯病毒性胆囊炎者可有肝脾肿大。

三、鉴别诊断

由于慢性胆囊炎的临床表现无特异性，因此，病史、症状、体征和实验室检查结果对诊断并非有很高的价值。如果慢性胆囊炎无急性发作，常难以诊断。如果具有胆石症病史，反复发作的右上腹部疼痛或绞痛，伴有消化不良症状者，则应考虑慢性胆囊炎的可能。在临床上，未进行 B 超、胆囊造影或十二指肠引流等检查之前，慢性胆囊炎应与反流性食管炎、慢性胃炎、消化性溃疡、慢性胰腺炎、慢性病毒性肝炎、慢性泌尿系病变、右侧结肠病变（憩室炎和癌）及心绞痛等疾病相鉴别。但必须指出，某些慢性胆囊炎患者可能同时并存这些疾病，在诊断时应加以全面分析。

1. 反流性食管炎

反流性食管炎患者由于在进餐后，躯体前倾或平卧位时，有酸性液体反流至咽喉部，故胸骨后烧灼感或疼痛是最重要的症状。部分患者同时可有上腹部的隐痛和不适。内镜检查和 24 小时食管 pH 动态监测对反流性食管炎有重要的诊断价值。

2. 慢性胃炎或消化性溃疡

慢性胃炎的临床症状以上腹部隐痛不适、饱胀，食欲减退等为主，常常无慢性胆囊炎急性发作时的上腹部绞痛。消化性溃疡的上腹部疼痛一般都具有节律性疼痛，与饮食关系较为密切。十二指肠球部溃疡除有饥饿痛外，还常有夜间痛，同时伴有反酸症状。内镜检查对慢性胃炎和消化性溃疡的诊断有帮助。

3. 慢性胰腺炎

慢性胰腺炎患者上腹部疼痛等症状与慢性胆囊炎、胆石症非常类似。不少慢性胰腺炎是由胆石引起，称为胆石性慢性胰腺炎。因此，慢性胆囊炎患者有时可以同时并存慢性胰腺炎。慢性胰腺炎除上腹部疼痛外，常有左侧腰背部的疼痛，疼痛常与体位有关，即平卧位时疼痛加重，躯体前倾时疼痛可减轻。此外，慢性胰腺炎患者一般还伴有胰腺内、外分泌功能减退的临床症状。腹部 X 线平片、B 超、CT 或 MRI、ERCP 和多种胰腺外分泌功能等检查方法，对诊断慢性胰腺炎有重要帮助。

4. 慢性病毒性肝炎

慢性病毒性肝炎与慢性胆囊炎一样是常见多发病。由于两者右上腹部疼痛、厌油、食欲减退等临床症状非常类似，因此，其鉴别诊断主要依靠各型肝炎病毒抗原、肝功能检测和 B 超等影像学检查。一般而言，两者的鉴别并非困难。

5. 慢性泌尿系统疾病

右肾及右侧输尿管结石、右侧肾盂肾炎等有时可与慢性胆囊炎相混淆。右肾结石的疼痛部位主要在右肾区，并有肾区叩击痛。此外，血尿是泌尿系结石的重要症状。诊断主要依靠肾盂分泌性造影及影像学检查等方法。肾盂肾炎除有腰背部疼痛外，还有尿频、尿急和尿痛等刺激症状。其诊断主要依据尿液常规检查及细菌培养而确立。

6. 右侧结肠病变

结肠憩室病在我国少见，仅少数右半结肠憩室并发憩室炎时可出现右上、中腹部隐痛，还可有腹胀、消化不良和大便习惯的改变等症状。右半结肠癌，尤其是肝曲部癌可有右上腹部疼痛的症状，但右半结肠癌多有大便习惯的改变。憩室病和结肠癌的诊断有赖于钡剂灌肠或结肠镜检查来确立。

7. 心绞痛

心绞痛患者有时疼痛可位于剑突下，与慢性胆囊炎的疼痛部位、性质相类似。但心绞痛的疼痛持续时间比胆绞痛要短，多数患者休息后疼痛可缓解。心绞痛的诊断经心电图检查和血清肌酸磷酸激酶测定，并结合相关病史，可以确立。必须指出，少数慢性结石性胆囊炎患者可出现期前收缩等心脏症状，但患者心脏本身并无器质性病变。在行胆囊切除术后，期前收缩等症状也随之消失。有学者将胆囊病变引起的某些心脏症状称为"胆心综合征"。

四、影像学及胆汁引流等检查对慢性胆囊炎的诊断价值

B 超检查是诊断慢性胆囊炎的首选检查方法，其次为口服胆囊造影，两者均具有较高的准确性，敏感性均达 90% ~ 95%，特异性均为 95% ~ 100%。超声检查前，除患者需禁食 8 ~ 12 小时外，一般无须特殊准备，并具有无放射性辐射，易于操作，患者无痛苦，能提供准确的解剖信息和能反复多次重复检查等优点。口服胆囊造影则可准确提供胆囊功能方面的信息及胆囊内有无结石，是否属含钙结石等情况，且对能否进行溶石疗法提供重要信息。此外，CT、MRI、ERCP、十二指肠引流和 CCK 试验主要应用于较疑难病例。腹部 X 线平片可发现约 15% 含钙高的胆石，但无足够证据提示结石确实在胆囊内。

1. 超声检查

因为胆石在胆囊舒张并充满胆汁时最容易发现，故超声波检查前至少需空腹 8 小时。超声显影可查出直径小至 3 mm，甚至 1 mm 或 2 mm 的小结石。慢性胆石性胆囊炎的声像图可分为 3 种类型：①胆囊内有一个或多个典型的结石强回声光团，胆囊壁稍增厚（ >3 mm），边缘稍毛糙，而胆囊大小和收缩功能尚正常，这是慢性胆囊炎的早期表现；②除结石强回声光团外，胆囊明显增大，壁厚达 3.5 mm 以上，呈毛糙不平的强回声光带；脂肪餐后可显示胆囊浓缩功能减退或丧失；③声像图上可见胆囊壁显著增厚且呈强回声，胆囊萎缩变形，有时腔内充满结石而轮廓不清，也称为萎缩性胆囊炎，乃是慢性胆囊炎经过反复多次急性发作后，其病理改变加剧的结果。非结石性胆囊炎除没有结石的声像图表现外，其他与结石性胆囊炎的特征基本一致。如果以发现胆石作为诊断标准，超声的敏感性可达 90% ~ 98%，大多数研究的结果为 90% ~ 95%，特异性在 94% ~ 98%。此外，检查结果如果是胆囊"不显影"也常提示为胆囊疾病，因为这一结果常见于缩小的病态胆囊。慢性结石性胆囊炎的误诊或漏诊率通常仅为 0.5% ~ 2.0%，若能够密切与临床结合，则其正确诊断率颇高。

2. 口服胆囊造影

尽管在大多数病例超声是首选的检查方法，但并不意味着口服胆囊造影已被淘汰。如果临床症状高度怀疑胆囊结石而超声检查结果阴性或胆囊不显影时，就应考虑采用口服胆囊造影检查。约75%的病例第一次口服胆囊造影即可显影。在第一次不显影时，在排除了肠道吸收或肝脏排泄造影剂方面的因素外，患者可再次口服造影剂并在第二天重复 X 线检查，约2/3 首次不显影者胆囊即可显影。胆囊造影诊断慢性胆囊炎的敏感性为80% ~98%，也有不少研究的结果为92% ~95%，诊断的特异性为95% ~100%。必须指出，约5%的病例经超声和口服胆囊造影检查均可出现假阴性结果。近年来，在大多数医疗单位，口服胆囊造影检查的应用已显著减少，究其原因主要是此方法不能提供快速的诊断结果，而超声的应用越来越方便。但口服胆囊造影作为溶石或体外震波碎石治疗前后的重要评估依据之一，仍有继续应用的价值。

3. CT 和 MRI 检查

在某些病例放射学评价胆囊排空功能是有益的。口服造影剂 CT 检查，可发现胆囊内的泥沙样结石、胆囊大小及囊壁增厚等。由于 CT 扫描诊断胆石并不比 B 超准确，所以 CT 并不作为常规检查方法。溶石或碎石治疗前采用 CT 检查来确定胆石的化学成分仍存在着争论。MRI 检查对诊断慢性胆囊炎也有重要价值，其准确率较 CT 为高，但检查费用昂贵，所以也不作为常规检查方法。

4. ERCP

通过内镜下直接注射造影剂经胆总管、胆囊管至胆囊内造影可发现胆囊结石、胆囊显影淡薄或不显影、胆囊阴影缩小或浓缩功能不佳，均提示有慢性胆囊炎的可能。ERCP 还可发现胆管其他异常如肿瘤、狭窄或感染等，ERCP 对胆囊或胆管中的小结石诊断具有较高价值。此方法多在超声和口服胆囊造影检查后仍不能做出诊断，而临床症状高度提示胆囊疾患时应用。

5. 纤维腹腔镜检查

在腹腔镜直视下观察肝胆疾病属创伤性诊断方法。如果观察到肝脏和肿大的胆囊呈绿色、绿黑色或绿褐色，则提示黄疸为肝外梗阻引起；如果胆囊失去光滑、透亮和天蓝色的外观而变成灰白色，且胆囊缩小并发生明显的粘连和胆囊变形等，则提示为慢性胆囊炎。

6. 胆汁检查

引流胆汁检查与超声检查相比较则显得很不方便，但在其他检查方法不能确立诊断时则有一定的帮助。近年来已不列为常规检查，方法主要为经 ERCP 或十二指肠插管引流胆汁。如"B"胆汁（胆囊胆汁）颜色变浅，发现有较多的脓细胞、胆固醇或胆红素钙沉淀，胆汁细菌培养或寄生虫检查阳性等对诊断均有帮助。有学者研究证实，当胆囊造影和超声检查正常时，如在胆囊胆汁中发现胆固醇结晶体或胆红素颗粒时，则对胆结石的诊断是敏感的，并具有特异性。如果多次检查不能抽出"B"胆汁，则提示胆囊功能障碍或胆囊已萎缩或胆囊管梗阻。

7. CCK 试验

口服胆囊造影剂使胆囊显影后，静脉注射 CCK，在 15 分钟内分次连续摄取胆囊片，如果胆囊收缩幅度 <50%（表示胆囊收缩功能不良），且出现胆绞痛时为阳性反应，提示为慢性胆囊炎。

8. 小剖腹探查术

在以上检查方法为阴性结果时，临床表现仍高度提示胆管疾病者，可以行小剖腹探查术，此乃近年来新提倡的一种诊断疑难肝胆疾病和黄疸的方法。此方法较简单易行，可在局部麻醉下于右上腹肝胆区作 3 cm 长切口，打开腹膜就可以进行观察，既能对慢性胆囊炎做出明确诊断，也能知晓肝脏表面的情况，是一种能对疑难肝胆疾病迅速确诊的较佳方法。据报道，这种小剖腹术有逐渐取代传统剖腹探查术的趋势。

五、治疗

1. 内科治疗

（1）适应证：下列情况时可采取保守疗法。①患者全身情况较差，不能耐受手术治疗。②诊断未完全确立。③不愿手术治疗。④有消化不良症状，胆囊内未发现有结石，而功能正常或仅有轻度减退。⑤症状轻，胆囊功能正常或轻度减退，胆囊内小结石，急性发作不频繁，有可能用药物排出或溶解结石。

（2）治疗方法

1）饮食：宜采用低脂饮食，以减少胆汁分泌，减轻胆囊负荷。

2）利胆药物：可应用 50% 硫酸镁溶液 5～10 mL 口服，每天 3 次；去氢胆酸片 0.25 g，每天 3 次；胆酸钠片 0.2 g，每天 3 次；玄明粉、海金沙或广郁金每次 3 g，每天 3 次。

3）中医中药：基本原则是疏肝利胆、健脾化湿、调血理气和平肝火。轻型者可选用柴胡 6 g，半夏 9 g，黄芩 9 g，香附 12 g，枳壳 9 g，郁金 12 g，海金沙 9 g，蒲公英 30 g，延胡索 9 g，泽泻 9 g，每天 1 剂，分 2 次口服。急性发作者在此方中加茵陈 30 g，川楝子 12 g，虎杖 15 g，山栀 9 g，木香 12 g，大黄 9 g，每天 1 剂，分 2 次口服，并可随症状加减。

4）驱虫治疗：如果十二指肠引流胆汁中有寄生虫感染，应进行驱虫治疗。

5）溶石疗法：慢性结石性胆囊炎的症状不明显，胆囊收缩功能正常或轻度减退者，如系胆固醇结石，可口服 CDCA 或 UDCA 溶石治疗。文献报告其溶石有效率可达 60% 左右。CDCA 剂量为每日 500～700 mg，疗程 0.5～2 年。其主要不良反应有腹泻、皮肤瘙痒和血清转氨酶升高。疗程结束后仍需要维持治疗以防止复发。UDCA 的有效剂量为每日 150～450 mg，无明显的不良反应。据文献报道，卵磷脂和苯巴比妥等药物有加强溶石作用，但有研究提示这些药物不论是单独应用或联合应用，其疗效并不显著。

6）耳压疗法：国内不少医疗单位曾广泛应用过这一疗法，但对耳压疗法治疗胆囊结石的机制及其确切疗效都有待于进一步观察与总结。

2. 外科手术治疗

传统的胆囊切除术是慢性胆囊炎的根治方法，其益处就在于能彻底消除病灶和避免并发症（如胆管炎、癌变等）的发生。因此，只要患者有手术适应证，就应尽早行胆囊切除术。对于结石性胆囊炎只要诊断确立，便可行外科手术治疗。胆囊切除术的死亡率很低，仅为0.2%～0.4%。

3. 腹腔镜胆囊切除术

是近年来发展的一项新技术，具有痛苦少、创伤小、瘢痕少、恢复快和住院时间短等优点，已作为一种治疗慢性胆囊炎的重要方法。

（徐丽斯）

第七章

肾脏疾病

第一节　急性肾盂肾炎

急性肾盂肾炎起病急，临床表现有两组症状群：①泌尿系统症状，可有尿路刺激征，腰痛和（或）下腹部疼痛，肋脊角及输尿管点压痛，肾区压痛和叩击痛；②全身感染症状，如寒战、发热、恶心、呕吐，血白细胞计数增高。一般无高血压和氮质血症。急性肾盂肾炎可侵犯单侧或双侧肾。肉眼所见：肾盂、肾盏黏膜充血、水肿，表面有脓性分泌物，黏膜下可有细小的脓肿；在一个或几个肾乳头可见大小不一、尖端指向肾乳头、基底伸向肾皮质的楔形炎症病灶。镜下所见：病灶内肾小管腔中有脓性分泌物，小管上皮细胞肿胀、坏死、脱落。间质内有白细胞浸润和小脓肿形成，炎症剧烈时可有广泛性出血，小的炎症病灶可完全愈合，较大的病灶愈合后可留下瘢痕，肾小球一般无形态改变。并发尿路梗阻者，炎症范围常常很广泛。

一、诊断

（一）临床表现

1. 全身症状

寒战、发热、腰痛，可伴有恶心、呕吐、食欲缺乏。

2. 泌尿系统症状

可有或无尿频、尿急、尿痛。

3. 体征

季肋角及输尿管点压痛，肾区压痛和叩击痛。

4. 肾乳头坏死

为急性肾盂肾炎的重要并发症，多发生在糖尿病患者，有肾绞痛、无尿、急性肾衰竭。

5. 败血症

即尿路感染败血症，多数患者有插管和尿路梗阻的病史。

（二）辅助检查

1. 血常规

偶有白细胞计数轻度增高，贫血不明显。

2. 尿常规

血尿、白细胞尿，可见白细胞管型、红细胞管型，蛋白尿不常见。

3. 清洁中段尿培养

杆菌细菌数 $>10^5/mL$，球菌 $>1\,000/mL$，即可诊断。

4. 涂片找细菌

油镜下找到 1 个细菌可认为阳性。

5. 其他

尿抗体包裹试验阳性，尿 NAG 酶、β_2-M 升高，血 Tamm-Horsfall 抗体阳性。

6. 特殊检查

B 超、泌尿系统 X 线平片检测（KUB）、排泄性尿路造影（IVP）检查肾无形态学变化。

（三）诊断要点

（1）发热、寒战等全身症状及膀胱刺激症状。

（2）腰痛和肾区叩击痛。

（3）尿液细菌学检查阳性。

（四）鉴别诊断

1. 急性膀胱炎

表现为尿频、尿急、尿痛等典型的膀胱刺激症状，有脓尿，约 30% 患者有血尿，但很少有发热、寒战等全身症状。疼痛以耻骨上区坠痛及压痛为主，且无腰痛和肾区叩击痛。检查多无蛋白尿和管型尿。

2. 肾积脓

主要表现为脓尿，急性感染时有明显腰痛和肾区叩击痛，伴发热、寒战等全身症状。脓肾在腹部检查多可扪及肿大的肾，而且肾区叩痛特别明显。肾 B 超检查发现肾内有积液，静脉尿路造影（IVU）患侧肾不显影。

3. 肾周围炎及肾脓肿

主要表现为发热、寒战等全身症状，伴明显腰痛和肾区叩击痛。但通常无尿频、尿急、尿痛，尿中无脓细胞。KUB 平片可发现腰大肌影消失，B 超检查可发现肾周有液性暗区。

4. 急性胆囊炎和急性阑尾炎

主要表现为腹痛、腹胀，可有寒战、发热。急性胆囊炎患者体检时墨菲征为阳性，急性阑尾炎患者体检时麦氏点有固定压痛或反跳痛，而且均无尿路刺激征，尿液检查常无脓细胞，B 超检查可发现胆囊增大或有结石。

二、治疗

（一）治疗原则

（1）有菌血症危险者应选用较强的广谱抗生素，待尿培养药敏试验后再调整抗生素的种类。

（2）无发热或治疗后 48 小时不发热者，可改用口服制剂。

（3）每年发作在 2 次以上者，应加强治疗。

（4）选用对肾损害小、不良反应也小的抗菌药，避免使用肾毒性的药物，尤其是肾功能不全者。

（二）一般治疗

卧床休息，多饮水，勤排尿。

（三）药物治疗

对急性肾盂肾炎的治疗经历了从长疗程到短疗程、再到长疗程这样一个学术发展过程，近来的三日疗法或大剂量单次治疗方法，已被证实有复发和转为慢性感染的缺点，既往国内外所规定的"尿路感染必须有足够疗程"的治疗原则重新广泛应用。

1. 中等度严重的肾盂肾炎

（1）STS疗法：因引起急性肾盂肾炎的细菌主要是革兰阴性菌，以大肠埃希菌为主，因此初发的急性肾盂肾炎可选用STS 14天疗法即成年人每次口服磺胺甲噁唑（SMZ）1.0 g、甲氧苄啶（TMP）0.2 g及碳酸氢钠1.0 g，每日2次，14天为1个疗程，SMZ配用TMP，其杀菌力可增加多倍，加用碳酸氢钠不仅可以碱化尿液，加强SMZ的疗效，且可防止长期应用SMZ后可能发生的结晶尿。

（2）诺氟沙星：0.2 g，每日3次，疗程为14天。喹诺酮类抗菌药具有广谱、低毒、可以口服等优点，是治疗尿路感染的理想药物，对磺胺类药物耐药或过敏者或反复复发而用其他药物疗效欠佳时用此类药。

一般抗菌治疗2~3天即有效，如已显效不需按药敏结果更换抗生素，因尿菌的药敏结果不及血培养的药敏结果可靠。如无好转，宜参考药敏试验结果更换抗生素，在14天的疗程后，通常尿菌的转阴率达90%左右，如尿菌仍呈阳性，此时应参考药敏试验选用有效的和强有力的抗生素，治疗4~6周。

2. 临床症状严重的肾盂肾炎

一般疗程为2~3周，先给予静脉用药，可选用的药物有：①氨苄西林1~2 g，每4小时1次；②头孢噻肟2 g，每8小时1次，必要时联合用药。经过上述药物治疗后，如病情好转，可于退热后继续用药3天再改为口服抗菌药，以完成2周疗程。如未能显效，应按药敏结果更换抗生素。有复杂因素的肾盂肾炎患者，其致病菌多有耐药性，有时在治疗上会很有困难，按药物敏感试验结果可试用以下抗生素：①奈替米星2 mg/kg，每12小时静脉注射1次；②头孢曲松（菌必治）2.0 g，每24小时静脉注射1次；③卡芦莫南（噻肟单酰胺菌素）2 g，每8小时静脉注射1次。复杂性肾盂肾炎易发生革兰阴性杆菌败血症，应联合使用两种或两种以上的抗生素静脉注射治疗，在用药期间，应每1~2周做一次尿培养，以观察尿菌是否转阴，经治疗仍持续发热者，则应注意肾盂肾炎并发症的可能，如肾盂积脓、肾周脓肿等，及时行肾B超等检查。

（四）中药治疗

急性肾盂肾炎应首选抗生素治疗，中医治疗为辅助治疗，此病属中医淋证范围。中医学认为，湿热之邪蕴结于下焦，膀胱受热郁结，不能宣行水道，治疗以清热利湿、通淋解毒为主。方剂选用八正散加减（木通、车前子、栀子、滑石、甘草、瞿麦、连翘、黄柏）。若发热加柴胡、黄芩；尿浑浊加萆薢；血尿加鲜茅根、小蓟；小腹拘痛加乌药。如尿短赤涩痛，为热偏重，宜重用清热解毒药物，如尿浑浊、无尿痛者，为湿偏重，宜重用利湿通淋药（滋阴通淋方：生地黄15 g，沙参10 g，枸杞子12 g，苦参15 g，黄柏12 g，麦冬10 g，益母草 20 g，白茅根 15 g，当归 10 g，柴胡 10 g）。

三、病情观察

（1）畏寒、发热等全身毒血症状。
（2）尿频、尿急、尿痛等膀胱刺激症状变化。
（3）对抗感染药物治疗的反应。
（4）尿中脓细胞变化及尿培养结果。

四、病历记录

（1）记录有无膀胱刺激症状和体征。
（2）记录发热与膀胱刺激症状的先后关系。
（3）记录发病以来的治疗措施和治疗效果。
（4）记录医患沟通的情况。

五、注意事项

1. 医患沟通
（1）做好有关疾病知识的宣教，指导患者注意个人卫生。
（2）急性肾盂肾炎反复发作，治疗疗程要长，部分患者不易坚持，要交代清楚。
2. 经验指导
（1）急性肾盂肾炎临床症状典型，尿培养阳性，容易诊断。急性肾盂肾炎反复发作，迁延不愈超过 6 个月则为慢性肾盂肾炎。
（2）中段尿培养是诊断的重要依据。
（3）做影像学检查，寻找发病原因，如尿石症、输尿管反流等。
（4）根据药物敏感试验结果选用抗生素，以足量、足疗程为原则。
（5）如有明确病因存在，则需经过手术纠正方可治愈。
（6）在治疗结束时及停药后第 2、第 6 周应分别做尿细菌定量培养，以后最好能每个月复查 1 次，共 1 年，如追踪过程中发现尿路感染复发，应再行治疗。

（丁秋玲）

第二节　慢性肾盂肾炎

慢性肾盂肾炎是指慢性间质性肾炎伴有肾瘢痕形成和反复泌尿道感染，并非由急性肾盂肾炎反复发作演变而来，多发生在尿路解剖或功能上有异常情况者，最为常见的为尿道梗阻、膀胱输尿管反流。尿道无复杂情况者，则极少发生慢性肾盂肾炎。慢性肾盂肾炎的病程经过很隐蔽，尿路感染表现很不明显，平时无症状，少数患者可间歇性发生症状性肾盂肾炎，但更为常见的表现为间歇性无症状细菌尿和（或）间歇性尿频、尿急等下尿路感染症状，和（或）间歇性低热。同时出现慢性间质性肾炎的表现，如尿浓缩功能下降，出现多尿、夜尿，易发生脱水；肾小管重吸收钠功能差而致低钠；可发生低血钾或高血钾及肾小管酸中毒等，肾小管功能损害往往比肾小球功能损害更为突出。

肉眼所见肾表面有程度不等的凹凸不平和瘢痕，两侧大小不等，炎症区域内的肾乳头有瘢痕形成，可致肾盂肾盏变形。光镜下见间质纤维化和瘢痕形成，小管萎缩，有单核细胞浸润，肾小球周围纤维化，这些变化与其他原因引起的慢性间质性肾炎基本相同，只是肾盏、肾盂黏膜可有较明显的炎症或瘢痕改变。在慢性肾盂肾炎晚期，由于肾实质损害严重，可导致固缩肾和肾衰竭。

一、诊断

（一）临床表现

在慢性肾盂肾炎中，临床表现差异很大，其主要标志是真性细菌尿及反复发作的急性尿路感染，临床上分为 5 型。

1. 反复发作型肾盂肾炎

（1）反复发生的尿路刺激征。

（2）常有真性菌尿。

（3）腰痛和肾区叩击痛。

2. 长期低热型肾盂肾炎

反复发生低热。

3. 血尿型肾盂肾炎

以发作性血尿为主。

4. 无症状菌尿型肾盂肾炎

患者可无临床症状，尿培养即有细菌。

5. 高血压型肾盂肾炎

以高血压为主要临床特点。

（二）辅助检查

1. 尿常规

血尿、白细胞尿（5 个/高信视野），可见白细胞、红细胞管型，蛋白尿不常见。

2. 清洁中段尿培养

杆菌细菌数 $> 10^5/mL$，球菌 $> 1\,000/mL$，即可诊断。

3. 涂片找细菌

油镜下找到 1 个细菌可认为阳性。

4. 尿抗体包裹细菌试验

阳性，尿浓缩稀释试验异常。

5. 血常规

可有或无白细胞计数增高，肾功能不全时，可有贫血。

6. 血生化检查

BUN、Scr 升高，血 HCO_3^-、血钠降低，血钾因肾小管调节功能障碍，即可发生低钾血症，也可发生高钾血症，在发生尿毒症时有低血钙、高血磷。

7. 肾功能检查

肾小管功能受损，低比重尿，尿酶及 $\beta_2 - M$ 酶增高，可有肾小管酸中毒及 Fanconi 综合征等表现。

8. B 超检查

双肾大小不一，表面凹凸不平。

9. KUB 或 IVP 检查

肾盂、肾盏变形，外形不光滑，也可缩小。

（三）诊断标准

（1）病史 >1 年，且有反复发作的尿路感染。

（2）有肾脏影像学改变的证据，如双肾大小不等，表面不平，有时可见肾盂、肾盏变形。

（3）有肾小管功能和（或）肾小球持续性损害。

（四）诊断要点

（1）急性肾盂肾炎反复发作病史，病期 >6 个月。

（2）中段尿细胞培养为阳性。

（3）IVU 或 CT 显示双肾大小不等，肾盂、肾盏变形。

（五）鉴别诊断

1. 下尿路感染

主要表现为尿频、尿急、尿痛、排尿不适，尿中白细胞增多。慢性肾盂肾炎在静止期也有类似表现，然而两者的处理和预后有很大的差别。其主要的鉴别方法有以下 5 种：①膀胱冲洗后尿培养，是区分上、下尿路感染最特异的方法；②输尿管导尿法，此方法有损伤而目前少用；③尿沉渣找抗体包裹细菌，因细菌性前列腺炎和白带污染可致假阳性，近来已不用；④^{99m}Tc 放射性核素扫描，扫描阳性，表现为有放射性缺损区时提示有肾盂肾炎；⑤血C 反应蛋白水平升高也往往提示肾盂肾炎。

2. 肾结核

主要表现为尿频、尿急、尿痛和排尿不适的尿路刺激症状，可伴有脓尿、发热等症状。应用一般抗生素治疗往往不能奏效。尿沉渣涂片可找到抗酸杆菌，OT 试验呈阳性反应，红细胞沉降率加快。X 线胸片可发现肺内有结核病灶；排泄性尿路造影可见肾盏杯口虫蚀样破坏。

3. 慢性肾小球肾炎

慢性肾小球肾炎患者并发尿路感染时，也表现尿路刺激症状和全身感染症状。在晚期也表现为水肿、高血压。它与不典型慢性肾盂肾炎的区别在于慢性肾小球肾炎患者的蛋白尿多，且以中分子蛋白为主，白细胞少，IVU 或 CT 显示双肾对称性缩小，外形光整，无肾盂、肾盏变形；而慢性肾盂肾炎患者仅少量蛋白尿，尿中白细胞多，且中段尿细菌培养为阳性，IVU 或 CT 显示双肾大小不等，肾盂、肾盏变形。

4. 尿道综合征

好发于中年女性，主要表现为尿频、尿急、尿痛和排尿不适。但多次中段尿培养均无细菌生长。

二、治疗

（一）治疗原则

（1）急性发作者按急性肾盂肾炎治疗。

（2）反复发作者应通过尿细菌培养并确定菌型，明确此次再发是复发还是重新感染，并根据药物敏感试验结果合理选择有效的抗生素。

（3）治疗目的在于缓解急性症状，防止复发，并减慢肾实质损害。

（二）治疗方案

1. 一般治疗

通常应鼓励患者多饮水，勤排尿，以降低髓质渗透压，提高机体吞噬细胞功能。有发热等全身感染症状者应卧床休息，服用碳酸氢钠 1 g，每日 3 次，可碱化尿液，以减轻膀胱刺激症状，并对氨基糖苷类抗生素、青霉素、红霉素及磺胺等有增强疗效作用，但应注意碱化尿液可使四环素药效下降。有诱发因素者应给予积极治疗，如肾结石、输尿管畸形等。抗感染治疗最好在尿细菌培养及药物敏感试验指导下进行。

2. 急性发作的治疗方案

慢性肾盂肾炎一般均有复杂因素，急性发作的治疗方案是选用敏感的抗菌药物治疗 2 ~ 6 周，如病史已有反复发作者，则可直接给予 6 周强有力的抗菌药物疗程。初始可根据经验使用抗菌药如复方磺胺甲噁唑 2 片，每日 2 次，诺氟沙星 0.2 g，每日 2 次，10 ~ 14 天为 1 个疗程，如疗效佳则不必按药敏试验结果来改用抗菌药，并完成疗程。对于临床症状典型且严重的慢性肾盂肾炎急性发作者，治疗 3 个阶段。

（1）按经验使用抗菌药 24 ~ 48 小时，如氨苄西林 2 g，静脉滴注，每 8 小时 1 次或头孢呋辛 1.5 g，静脉注射，每日 2 次或氧氟沙星 0.3 g，静脉滴注，每日 2 次等。

（2）从第 3 天开始可根据药敏试验结果选用强有力的抗菌药治疗。

（3）从第 7 天开始在患者临床症状稳定和退热 2 天后口服抗菌药，以完成 2 ~ 6 周的疗程。

3. 再发的治疗方案

再发可分为复发和重新感染，其中有 80% 属重新感染。对复发患者需按药敏试验结果选用强有力的抗菌药物治疗 8 周，抗菌药物应用尽可能大的剂量，并选用血浓度和肾组织浓度均高的强有力杀菌类抗生素，如诺氟沙星 0.3 g，每日 2 次，复方磺胺甲噁唑 2 片，每日 2 次。重新感染说明尿路对感染的防御能力差，其治疗方法同首次发作，给予敏感药物 2 周的疗程。

4. 无症状性菌尿的治疗方案

慢性肾盂肾炎，尤其是孕妇、儿童及有复杂因素存在者必须治疗。一般口服给药 2 ~ 6 周，用药方法同前述。由于无症状，尿细菌学检查极为重要，应在治疗开始后 3 ~ 5 天，疗程结束后 5 ~ 9 天及疗程结束后 4 ~ 6 周分别做中段尿细菌培养，以观察疗效。

5. 中药治疗

基本原则是清利通淋，清热解毒，活血化瘀，健脾固肾。

三、病情观察

（1）畏寒、发热等全身毒血症状。

（2）对抗感染药物治疗的反应；尿中脓细胞变化及尿培养结果。

（3）高血压、贫血症状。

（4）根据药敏试验结果，选用敏感的抗生素，观察抗生素的疗效。如患者体温在应用抗生素 3 天后无变化，可考虑更换抗生素。

（5）病程长的患者可伴有双肾功能损伤的表现，要及时对症处理。

四、病历记录

（1）记录辅助检查结果，特别是血常规检查和中段尿培养的结果。

（2）记录药物治疗反应。

五、注意事项

1. 医患沟通

（1）慢性肾盂肾炎治疗疗程要长，部分患者不易坚持，要交代清楚。

（2）如有明确病因存在，则需经过手术纠正方可治愈。

2. 经验指导

（1）急性肾盂肾炎反复发作，迁延不愈超过 6 个月则为慢性肾盂肾炎。

（2）中段尿培养是诊断的重要依据。

（3）经影像学检查，寻找发病原因如尿石症、输尿管反流等。

（4）根据药物敏感试验结果选用抗生素，以足量、足疗程为原则。

（5）如有明确病因存在，则需经过手术纠正方可治愈。

（黄倩倩）

第三节　肾小管性酸中毒

　　肾小管性酸中毒（renal tubular acidosis，RTA）是由于各种病因导致肾脏酸化功能障碍而发生的临床综合征，其病理生理学基础为近端肾小管对碳酸氢根（HCO_3^-）的重吸收障碍或（和）远端肾小管排泌 H^+ 障碍，临床表现为多尿、多饮、肾性佝偻病或骨软化症、肾结石等，实验室检查提示高氯性酸中毒，可伴低钾血症或高钾血症、低钠血症、低钙血症。本组疾病按病因可分为原发性和继发性；按是否发生全身性代谢性酸中毒可分为完全性和不完全性；按主要肾小管受累部位可分为近端 RTA（pRTA）和远端 RTA（dRTA）。目前多按病变部位、病理生理变化和临床表现进行综合分类如下。①Ⅰ型肾小管性酸中毒（又称为远端肾小管性酸中毒）：指远端肾小管泌 H^+ 功能障碍发生的酸中毒。②Ⅱ型肾小管性酸中毒（又称为近端肾小管性酸中毒）：指近端肾小管对 HCO_3^- 重吸收障碍发生的酸中毒。③Ⅲ型肾小管性酸中毒：指远端与近端之间而靠近远端的肾小管功能障碍发生的酸中毒。④Ⅳ型肾小管性酸中毒：指远端肾小管泌 H^+ 和泌 K^+ 功能均发生障碍引起的酸中毒。同时存在有Ⅰ型、Ⅱ型肾小管性酸中毒者称为混合型肾小管性酸中毒。

根据肾小管受损部位的不同，肾小管性酸中毒临床表现各异，故无统一的诊断标准，但患者临床上出现慢性高氯性酸中毒、低钾、低钠、低钙、低磷等电解质紊乱及骨关节病变等情况时，应考虑肾小管性酸中毒的可能。此外，对原因不明的周期性麻痹、肾结石或钙化、佝偻病、骨或关节疼痛、慢性肾盂肾炎、尿崩症以及患者有肝硬化、自身免疫性疾病时，均应警惕是否有肾小管性酸中毒的存在。

本病的治疗原则是早期发现，早期治疗，治疗原发病，减少并发症，改善预后。

一、发作性软瘫（周期性软瘫）的定义及病因

周期性软瘫是一组以反复发作性软瘫为特征的疾病。患者常于半夜、清晨或午睡后急性发病，并可反复发作，软瘫发作时四肢程度不一，弛缓性瘫痪，常始自下肢，近端较重，严重时呼吸肌受累，可有肌肉疼痛，无感觉障碍，多数数小时至 1~2 天恢复，个别可达 1 周左右。累及心肌时可有心动过速、室性期前收缩、血压升高等。发作时患者意识清醒，感觉多无障碍。本病青壮年男性多见，可有家族史，常因受凉、饱餐、疲劳、过度利尿而诱发。大部分患者服用较大剂量钾盐后症状缓解。本病病因包括肾小管性酸中毒、棉酚中毒、甲亢、醛固酮增多症及吉兰—巴雷综合征、癔症等。因此，对于周期性软瘫患者，应询问患者是否有受凉、饱餐、疲劳及服药史，发作时状态，在既往史中，应询问有无甲亢、醛固酮增多症及吉兰—巴雷综合征、癔症等，家族史中有无类似病史，有无特殊的用药史如利尿剂等。当地是否有食用棉籽油的习惯。

二、软瘫体格检查及鉴别

1. 瘫痪部位

根据瘫痪部位的不同可初步提示引起瘫痪的可能原因。一侧偏瘫伴颅脑神经损伤提示中枢神经系统疾病，不伴颅脑神经损伤提示脊髓损伤，四肢对称性瘫痪提示下神经元损伤及肌肉疾病。

2. 瘫痪性质

上运动神经元损伤如脑血管意外、脊髓横断性损伤等，不同于下运动神经元损伤的肌力减弱、肌张力降低、腱反射消失的表现，常伴有肌力减弱、肌张力增高、腱反射亢进（硬瘫）等表现。

3. 瘫痪程度

根据瘫痪的程度可分为完全性和不完全性瘫痪，肌力的记录采用 0~5 级分类法。

三、AG 正常的代谢性酸中毒原因

1. 胃肠道丢失 HCO_3^-

（1）腹泻。

1）胰腺或小肠外引流。

2）输尿管乙状结肠吻合术、空肠短袢。

（2）药物。

1）氯化钙（酸性药）。

2）硫酸镁（腹泻）。

3）考来烯胺（胆酸腹泻）。

2. 肾小管性酸中毒

（1）低钾血症。

1）近端肾小管性酸中毒。

2）远端肾小管性酸中毒。

（2）高钾血症。

1）远端肾小管功能障碍（Ⅳ型 RTA）。

2）盐皮质激素缺乏。

3）盐皮质激素拮抗。

4）肾小管间质疾病。

3. 药物导致高钾血症

（1）保钾利尿剂。

（2）甲氧苄啶。

（3）喷他脒（pentamidine）。

（4）ACEI 和 ARB。

（5）NSAID。

（6）CsA，FK506。

四、肾小管性酸中毒分类（表 7-1）

表 7-1　肾小管性酸中毒分类

项目	近端（Ⅱ型）	远端（Ⅰ型）	远端（Ⅳ型）	远端（HDRTA）
机制	近端小管重吸收 HCO_3^- 下降	集合管泌 H^+ 功能缺陷	集合管泌 H^+ 功能缺陷	集合管泌 H^+ 功能缺陷
FE HCO_3^-	↑	正常	正常	正常
尿 pH	急性 >5.5 慢性 <5.5	<5.5	<5.5	<5.5
血 K^+	↓	↓	↑	↑
尿 Ca^{2+}	↑	↑	正常	正常

注：FE HCO_3^- 为 HCO_3^- 重吸收排泄试验。

五、肾小管性酸中毒辅助检查

1. 近端小管 HCO_3^- 重吸收功能测定

HCO_3^- 重吸收排泄试验（FE HCO_3^-）：正常肾脏滤过的 HCO_3^- 80% 被近端小管重吸收，10% ~15% 由远端小管重吸收，尿中几乎无 HCO_3^- 排出。根据患者酸中毒的情况，静脉滴注或口服碳酸氢钠，使血清 HCO_3^- 维持在 22 mmol/L 时测定血清、尿 HCO_3^- 和肌酐浓度，按公式计算：

$$FE\ HCO_3^- = 尿\ HCO_3^- \times 血清肌酐／血清\ HCO_3^- \times 尿肌酐$$

正常值 FE HCO_3^- <1%，Ⅰ型 RTA 时 <5%，Ⅱ型 RTA 时 >15%。

2. 远端小管尿酸化及泌氢功能测定

（1）尿 pH：尿 pH 反映尿液中游离 H^+ 浓度，仅占远端肾单位分泌氢离子总量的 1%。通常取新鲜晨尿随机测定。当血清 pH <7.35 时，正常尿 pH 应 <5.5，但在血清 HCO_3^- 浓度较低的 pRTA 以及选择性醛固酮缺乏所致的 pRTA 患者尿 pH 也 <5.5。尿 pH 必须联合尿 NH_4^+ 测定方能较完整地分析远端小管酸化功能。

（2）NH_4Cl 负荷试验（酸负荷试验）：用于远端小管泌氢、产氨能力测定。临床上仅用于不完全型远端肾小管性酸中毒。若远端肾小管功能受损，服用氯化铵后尿液则不能酸化，尿 pH 不能低于 5.5。氯化铵服用方法：三日法 0.1 g/（kg·d），连续 3 天，分别收集三日尿；一次法：0.1 g/kg 单次服用，收集服药后 2～8 小时每小时的尿。肝脏疾病或不能耐受时可用 $CaCl_2$ 1 mmol/kg。

（3）尿阴离子间隙（UAG）：是高氯型代谢性酸中毒患者尿液泌 NH_4^+ 功能的间接指标。UAG = 尿（$Na^+ + K^+ - Cl^-$）。正常饮食条件下，尿液中 Ca^{2+}、Mg^{2+} 量非常少，未测定阴离子（磷酸、有机酸、硫酸根）基本恒定。该公式只在持续高氯性、代谢性酸中毒时比较准确。UAG 为负值时常提示胃肠道 HCO_3^- 丢失；UAG 正值则提示远端小管尿液酸化功能异常。

（4）尿—血 PCO_2 差值（U-B PCO_2）：尿 PCO_2 分压反映集合管的泌氢以及维持氢离子梯度的能力。碳酸氢钠静脉负荷，碱化尿液后，远端小管泌氢增加，H^+ 与腔内的 HCO_3^- 反应形成 H_2CO_3，在集合管碳酸脱水形成 CO_2，尿中 CO_2 分压升高，如果尿 pH 和 HCO_3^- 浓度分别高于 7.6 mmol/L 和 80 mmol/L，在正常情况下 U-B PCO_2 应高于 20 mmHg。

（5）尿枸橼酸盐：尿枸橼酸盐的浓度代表滤过的枸橼酸盐中不被近端小管重吸收的部分。在 pRTA 和高钾性 RTA 时尿液枸橼酸分泌正常或升高，但在 dRTA 时（包括不完全性 dRTA）下降。在成人，尿枸橼酸盐排泄的参考值为 1.6～4.5 mmol/24 h。

（6）呋塞米试验：在代谢性酸中毒或酸负荷试验（NH_4Cl、$CaCl_2$）后，尿 pH 及 NH_4^+ 通常升高，而呋塞米也可增强皮质集合管 H^+ 和 K^+ 分泌。呋塞米试验在临床非常实用，但不推荐作为经典 NH_4Cl 试验的替代检查，因为呋塞米试验阳性有时并不能说明存在不可逆的酸化功能障碍。方法：呋塞米 1 mg/kg 静脉注射，120～180 分钟后收集尿液。正常人及醛固酮缺乏患者尿 pH 降至 5.5，而 H^+ 泵障碍或电压障碍者尿 pH 不降。

六、肾小管性酸中毒原因

1. 原发性

临床上通常没有系统性疾病或肾脏疾病的依据，呈家族性及散发性的特点，可以与某些遗传病（如肝豆状核变性、镰形红细胞贫血、马方综合征、碳酸酐酶缺乏症等）合并存在。

2. 药物或中毒

如两性霉素 B、止痛药、环乙烷氨基磺酸、锂、棉酚及粗制棉籽油等。

3. 钙代谢紊乱导致的肾钙化

如特发性尿钙增多症、甲状旁腺功能亢进症、维生素 D 中毒、遗传性果糖不耐受症、海绵肾、Fabry 病等。

4. 自身免疫性疾病

特发性高γ球蛋白血症、系统性红斑狼疮、干燥综合征、桥本甲状腺炎、慢性活动性肝炎及原发性胆汁性肝硬化等。

5. 其他肾脏疾病

如慢性肾盂肾炎、高草酸血症、梗阻性肾病、肾移植排斥等。

Ⅱ型肾小管性酸中毒的病因与Ⅰ型肾小管性酸中毒的病因类似，其原发病变也有散发性和遗传性的特点。继发性病变的病因主要有使用过期的四环素、庆大霉素、链尿佐菌素及铅、汞中毒等，还可以并发于慢性低钙血症、继发性甲状旁腺亢进症、肾淀粉样变性、干燥综合征、多发性骨髓瘤等疾病。

Ⅳ型肾小管性酸中毒主要是继发于以下疾病：Addison病，双肾上腺切除术后，21或3β羟化酶缺乏，遗传性及散发性醛固酮缺乏症，慢性肾小管间质性疾病，肾移植术后，梗阻性肾病，糖尿病肾病，镰形细胞性贫血等。

七、需与肾小管性酸中毒鉴别的 4 种疾病

1. 尿毒症性酸中毒

当 GFR 降至 20 mL/min 以下时，健存肾单位减少，产 NH_4^+ 不足，伴肾小管泌 H^+ 障碍，血 Cl^- 正常，阴离子间隙增宽。而 RTA 肾小管功能正常或轻度下降，血 Cl^- 增高，阴离子间隙正常，血 K^+ 可高或低。

2. 其他原因导致的高氯性代谢性酸中毒

肾外 HCO_3^- 慢性丢失，如使用缓泻剂、输尿管乙状结肠吻合术等情况下，也出现高氯性代谢性酸中毒，肾脏 NH_4^+ 生成和分泌增多，UAG 为负值，而在 RTA，肾脏对代谢性酸中毒作用不当或肾小管泌 H^+ 障碍，UAG 为零或正值。

3. 低钾血症

Ⅰ～Ⅲ型 RTA 可伴低钾血症，尤其Ⅰ型常见，需与其他疾病所致低钾血症鉴别。病史中注意询问有无神经性厌食、慢性腹泻、滥用利尿剂、呕吐等情况。

（1）Batter 综合征：基本病变为对氯化钠的重吸收障碍，临床上表现为发育障碍、肾性尿崩、低钾血症等。但患者为低氯性碱中毒，肾素—血管紧张素（RAS）系统激活而血压正常，病理可见肾小球旁器增生。

（2）皮质醇增多症：表现为低钾血症、高血压、高血糖等，但为代谢性碱中毒，皮质醇增多，可资鉴别。

4. 高钾血症

Ⅳ型 RTA 时应注意与其他引起高钾血症的疾病鉴别。

八、肾小管性酸中毒的治疗

1. 治疗目的

纠正代谢紊乱；改善儿童生长发育；防止肾钙化及慢性肾衰竭进展。

2. 原发病的治疗

病因治疗非常重要，控制系统性红斑狼疮（SLE）、间质性肾炎、慢性肾小球肾炎、糖尿病或多发性骨髓瘤等原发病可改善预后。

3. 对症治疗

（1）碱性药物：纠正代谢性酸中毒是基本治疗。通常使用碳酸氢盐或枸橼酸盐以代偿肾性丢失 HCO_3^- 或平衡由蛋白分解或骨骼生长所产生的酸。dRTA 常伴有尿枸橼酸盐排出增多，故可予以枸橼酸钠—枸橼合剂（shohl solution，1 000 mL 水中加入枸橼酸 140 g，枸橼酸钠 98 g）10～20 mL 口服，每日 3 次或含钾 shohl 合剂（polycitra，K-shohl，1 000 mL 水中加入枸橼酸 140 g，枸橼酸钠 98 g，枸橼酸钾 50～100 g），10～20 mL 口服，每日 3 次。儿童因骨骼生长释放的 H^+ 高于成人，因此婴儿需碱量最大，但随年龄增长下降［枸橼酸盐或碳酸氢盐：婴儿 5～8 mmol/（kg·d）＞儿童 3～4 mmol/（kg·d）＞成人 1～2 mmol/（kg·d）］。也可单独使用枸橼酸钾，儿童推荐剂量为 4 mmol/（kg·d）。由于肾性丢失大量 HCO_3^-，pRTA 碱性药物的需要量较大，达 10～20 mmol/（kg·d），通常将每日碱剂用量分为白天和晚上两次给药。部分 pRTA 成人患者代谢性酸中毒和骨病症状可能不明显，当血 HCO_3^- ＜18 mnol/L 时，可予补碱治疗，但应避免过度纠酸，以免增加细胞外液量，增加尿钙排出。某些高钾型 dRTA 也需碱性药物治疗［1.5～2 mmol/（kg·d）］。若出现肾功能不全，尿枸橼酸盐排出减少，此时以碳酸氢钠为宜。

（2）利尿剂：pRTA 时，噻嗪类利尿剂可增加近端肾小管 HCO_3^- 重吸收，减少碱性药物的需要量，但常可加重低钾血症，需加用保钾利尿剂。高钾型 dRTA，可给予排钾利尿剂增加钾排出如呋塞米 20 mg，每日 2～3 次，除降低血钾，还可降低氟氢可的松治疗引起的细胞外液增多。

（3）钾盐：在开始纠正酸中毒时，特别有严重失钾或低钾危象者，可补充枸橼酸钾或 Albright 合剂（1 000 mL 水中加入枸橼酸钾 100 g，枸橼酸钠 100 g），不宜使用氯化钾，以免加重高氯酸中毒。

（4）盐皮质激素：高钾型 dRTA，低醛固酮血症者，替代剂量的氟氢可的松可有良效，肾小管醛固酮抵抗者应予 0.3～0.5 mg/d。

4. 并发症的治疗

（1）肾结石：重在预防。因尿中排出的枸橼酸钙盐溶解度高，枸橼酸钠—枸橼酸合剂可抑制肾结石形成。对已发生的肾结石，可口服药物排石或进行碎石、外科手术等治疗。

（2）肾性骨病：一般可予以活性维生素 D_3 ［1，25-$(OH)_2D_3$ 或 1-α $(OH)D_3$，0.25～0.5 μg/d］和钙剂治疗，对伴继发性甲状旁腺功能亢进者，需较大剂量。伴骨软化者，还应适当补充磷酸盐制剂。

九、肾小管性酸中毒的预后

原发型 dRTA 是终身疾病，早期诊断，及时治疗预后尚可，恰当的碱剂治疗能恢复儿童正常生长发育，防止肾钙化的进展，否则常不可避免地进展至终末期肾病（ERSD）。pRTA 尤其合并 Fanconi 综合征时，预后取决于原发病。在一些特发性 pRTA 儿童患者，一段时间后肾小管性酸中毒可改善，在 3～5 岁时可停止用药。

十、肾小管性酸中毒诊断及治疗流程（图7-1、图7-2）

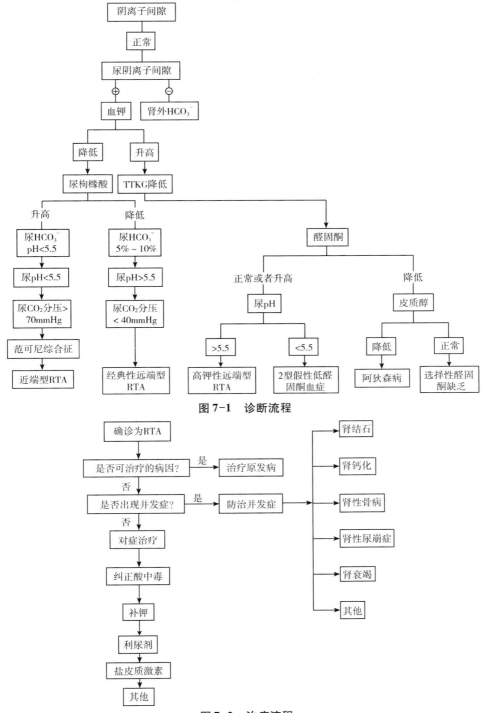

图7-1　诊断流程

图7-2　治疗流程

（陈嘉莹）

第四节　肾动脉狭窄

肾动脉狭窄是指一侧或双侧肾动脉主干或分支狭窄≥50%，可发生在肾动脉起始部位，主干或其主要分支。本病起病较隐匿，进展较快。当肾动脉狭窄严重时可出现顽固性高血压、进行性肾功能损害等症状。由肾动脉狭窄导致的高血压约占高血压患者总数的5%，是继发性高血压的常见原因之一。

动脉粥样硬化、纤维肌性发育不良是引起肾动脉狭窄的常见原因，此外大动脉炎、结节性动脉炎、肾动脉内血栓形成或栓塞、先天性多发性肾动脉瘤、外伤血肿、神经纤维瘤等对肾动脉的压迫也可导致肾动脉狭窄。动脉粥样硬化多见于55岁以上男性，多为双侧肾动脉狭窄。纤维肌性发育不良及大动脉炎多发于年轻女性，以单侧肾动脉狭窄多见。

肾动脉狭窄临床表现为：突然发生的中等或严重高血压，进展迅速，60%患者收缩压高于200 mmHg，舒张压高于120 mmHg；40%～80%患者可出现腹部杂音；大动脉炎多见于年轻女性患者；部分患者有高血压视网膜病变，表现为眼底小动脉狭窄、硬化，起病急骤者可出现视网膜出血，明显视神经乳头水肿；肾脏表现可有血尿、蛋白尿，进行性的肾功能损伤。

实验室检查可见轻度蛋白尿，肾功能正常或不同程度受损，半数以上患者周围血浆肾素活性升高，部分患者可因高肾素、高醛固酮血症出现低血钾。辅助检查可采用肾脏彩超，放射性核素检查，磁共振血管成像，螺旋CT血管成像，肾动脉造影是目前公认的诊断肾动脉狭窄的金标准。

临床上应注意动脉硬化肾动脉狭窄与纤维肌性发育不良导致的肾动脉狭窄的鉴别，此外肾动脉狭窄还应与肾素瘤、原发性醛固酮增多症、Liddle综合征、嗜铬细胞瘤等引起低钾及高血压的疾病相鉴别。

肾动脉狭窄的治疗主要目标是纠正肾动脉狭窄，逆转或延缓肾功能不全进展，控制高血压，防止高血压并发症。对于肾动脉狭窄在50%～80%的患者可给予肾动脉支架置入术，对于肾动脉内膜增生引起的纺锤形狭窄、多个分支狭窄或动脉瘤远端狭窄不宜行介入治疗，应行外科手术，对于肾动脉狭窄<50%的患者可给予药物治疗，如高血压不能控制，必要时也可行介入治疗。常用降压药物包括钙离子拮抗剂，ACEI或ARB类药物（肾功能不全未透析及双侧肾动脉狭窄患者禁用），β受体阻滞剂或利尿剂也可应用，此外对于动脉粥样硬化患者还应给予降脂、抗血小板等对症治疗。

一、高血压的定义及常见原因

18岁以上成年人高血压定义为：在未服用抗高血压药物情况下收缩压≥140 mmHg和（或）舒张压≥90 mmHg。

高血压分为原发性高血压及继发性高血压。原发性高血压即高血压病，45岁以上为高发人群，是一种遗传因素及环境因素相互作用所致的疾病。在诊断为原发性高血压之前应排除继发性高血压，包括肾动脉狭窄引起的肾血管性高血压，肾功能不全引起的肾实质性高血压，以及原发性醛固酮增多症，嗜铬细胞瘤，库欣综合征等内分泌因素引起的高血压。青年高血压应尤其注意继发因素。青年高血压患者问诊时应注意询问高血压发病的急缓，是持续性还是阵发性，最高血压及药物可否控制（一般继发性高血压发病急骤，血压较高，不易控制），有无头痛、头晕，恶心、呕吐及视物模糊（判断有无恶性高血压的表现），此外要明确有无高血压家族史。

二、高血压体格检查要点

长期高血压患者可出现左心室肥厚而表现为心尖区抬举性搏动，心脏浊音界向左下增大，主动脉瓣区第二心音可增强。

腹部血管杂音：一般肾动脉狭窄可在上腹部或脐两侧可闻及血管杂音，为粗糙的收缩期杂音或双期杂音。约 10% 原发性高血压患者也会出现腹部血管杂音。

双上肢或双下肢血压及肢体皮温、动脉搏动：大动脉炎或严重动脉粥样硬化时患者可出现双上肢动脉差增大（收缩压相差 15 mmHg），四肢末端皮温降低，动脉搏动减弱甚至消失，患者可感觉肢体发冷、麻木等。

观察患者面容，体型及皮肤改变：库欣综合征患者因体内糖皮质激素过多会出现满月脸，水牛背，多血质及皮肤紫纹等改变。

三、肾动脉狭窄的临床表现

1. 高血压

原因是肾动脉狭窄导致肾脏缺血，导致肾素分泌增加，RAS 系统激活，使外周血管收缩，醛固酮增多导致水钠潴留。通常表现为突然发生的中等或严重的高血压，进展迅速，一般降压药物治疗效果欠佳。

2. 腹部杂音

部分患者可于上腹部或脐两侧处闻及粗糙收缩期杂音或双期杂音。

3. 原发病表现

动脉粥样硬化患者可能会出现心绞痛、心肌梗死等冠状动脉粥样硬化的表现，大动脉炎多发于青年女性，会表现为上肢收缩压明显高于下肢，肢体缺血引起肢体发冷、麻木、酸痛或间歇性跛行，动脉搏动减弱。

4. 眼底改变

肾动脉狭窄引起严重高血压者可出现眼底的改变。如高血压病史较长，可出现眼底动脉硬化，起病急骤者可有视网膜出血、渗出或视神经乳头水肿。

5. 肾脏改变

可表现为轻度蛋白尿，血尿，一侧肾脏缩小，狭窄侧肾静脉肾素水平明显高于健侧，长时间肾动脉狭窄可导致缺血性肾损害，引起肾功能不全，严重者可达尿毒症期。

6. 其他表现

部分患者还可因醛固酮增多出现低钾血症，肢体瘫痪或心律失常等表现。

四、怀疑肾动脉狭窄患者需做的辅助检查

1. 实验室检查

患者常有轻度蛋白尿，如肾动脉完全闭塞，则 24 小时尿蛋白可大于 0.5 g；肾功能可不同程度受损；半数以上患者血浆肾素活性升高，部分患者可因高肾素及高醛固酮血症而出现

低血钾。

2. 辅助检查

（1）肾脏彩超：可观察双侧肾脏大小，如发现一侧肾脏长径小于正常侧 1.5 cm 以上，则考虑可能为单侧肾动脉狭窄所致；此外通过肾脏彩超可直接显示肾动脉，并可通过测定动脉收缩期血流峰值，阻力指数，上升加速度等指标间接判断有无肾动脉狭窄。

（2）放射性核素检查：普通肾图的准确度较差，开博通肾图或肾动态扫描对肾动脉狭窄诊断有一定的参考价值。开博通肾图如出现 b 段压低，峰时后延，伴有 c 段轻度下降延缓，即为阳性。其阳性率主要与肾动脉狭窄程度有关。对于肾功能严重受损者可出现假阳性。

（3）螺旋 CT 血管成像（SCTA）：是经静脉注入高密度的碘造影剂后连续快速容积扫描，然后将原始扫描图像在计算机内重建出血管影像的一种无创性检查技术。其敏感性及特异性高达 95%，缺点是造影剂用量较大，而肾动脉狭窄患者有潜在肾功能受损，致造影剂肾病的风险较大。因此临床应用偏少。

（4）肾动脉造影：是目前公认的诊断肾动脉狭窄的金标准，不仅能明确肾动脉狭窄的部位及程度，还可以观察肾动脉狭窄远端的充盈程度及侧支循环情况，并同时可进行进入治疗。但因其为有创性检查，故不用于肾动脉狭窄的初筛。动脉粥样硬化导致的肾动脉狭窄多发于双侧肾动脉，纤维肌性发育不良则常见于单侧，且以右侧肾动脉多见，血管呈串珠样改变。肾动脉造影的并发症有：造影剂肾病，粥样斑块脱落、栓塞等。

五、肾动脉狭窄的定义及病因

肾动脉狭窄是指一侧或两侧肾动脉主干或主要分支狭窄≥50%，可发生在肾动脉起始部、主干或主要分支。

肾动脉狭窄最主要的病因是动脉粥样硬化及纤维肌性发育不良，前者更为常见。此外大动脉炎、结节性动脉炎、肾动脉内血栓形成或外伤血肿、神经纤维瘤、嗜铬细胞瘤等压迫肾动脉也可导致肾动脉狭窄。其中动脉粥样硬化导致的肾动脉狭窄多发于 55 岁以上男性，而纤维肌性发育不良则多发于年轻女性。

六、肾动脉狭窄介入手术的适应证及禁忌证

适应证：一侧或双侧肾动脉狭窄，程度≥70%，并伴有以下情况之一者。①难以用药物控制的高血压。②无其他明确原因所致的轻中度肾损害。③非因心肌缺血所致的反复发作的慢性心力衰竭或肺水肿。

禁忌证：①已发生慢性缺血性肾病而需透析者；②肾动脉病变过于弥漫或严重钙化者；③因肢体动脉狭窄而难以施行介入手术者；④合并其他不能治愈的疾病，一般状态较差而生存时间有限者。

七、对比剂肾病及胆固醇结晶栓塞

对比剂肾病（CIN）：即应用对比剂后新发生的、未发现其他原因的肾功能障碍或者原有的肾功能障碍加重（Scr 升高≥25% 或者绝对值升高 44.2 μmol/L）。一般应用对比剂 24 ~ 48 小时发生。

胆固醇结晶栓塞：动脉粥样硬化斑块中的胆固醇结晶崩解、脱落，致使胆固醇结晶栓塞形成，引起全身相应脏器的损害，可累及皮肤、肌肉、腹部脏器及神经系统，肾脏是最容易受累的器官，是老年人缺血性肾病的重要原因。

八、肾动脉狭窄的预后

对于纤维肌性发育不良患者或年龄较轻，不伴有严重的基础疾病，高血压病程较短的患者，行肾动脉支架置入术往往预后良好。

对于老年人，严重动脉粥样硬化，伴有其他靶器官的损伤及严重基础疾病，并出现不可逆性肾损害的患者预后不良。

九、肾动脉狭窄诊断及治疗流程（图7-3）

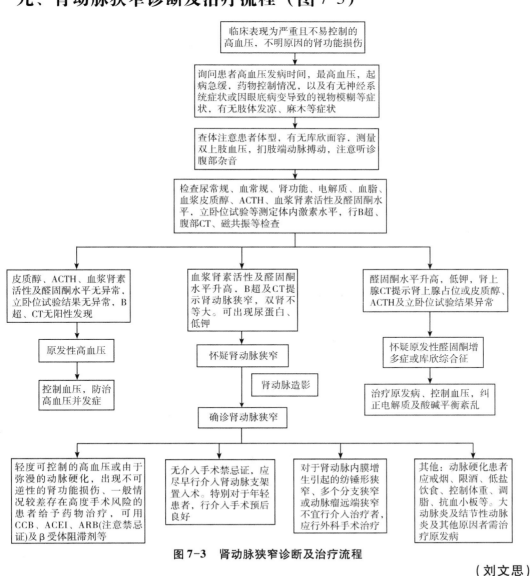

图7-3 肾动脉狭窄诊断及治疗流程

（刘文思）

第五节　高血压肾损害

　　高血压肾损害也称为高血压性小动脉性肾硬化（hypertension arteriolar nephrosclerosis），是导致终末期肾病的重要原因。高血压性小动脉肾硬化主要是指弓形动脉、小叶间动脉、入球小动脉的硬化。根据其临床表现、病理改变及预后可分为良性小动脉性肾硬化（benign arteriolar nephrosclerosis）和恶性小动脉性肾硬化（malignant arteriolar nephrosclerosis），其中良性小动脉性肾硬化较常见。

　　良性小动脉性肾硬化是因长期高血压未能良好控制或老年人血管老化引起。由于肾脏细小动脉（主要指入球小动脉、小叶间动脉、弓形动脉）内膜增厚、管腔狭窄，导致肾脏供血不足，继而发生缺血性肾病，晚期出现肾小球硬化、肾小管萎缩和间质纤维化。本病多见于50岁以上的中老年人，有长期缓慢进展的高血压病史。因肾小管较肾小球对缺血敏感，故早期以夜尿增多、低比重尿及低渗透压尿等远端肾小管浓缩功能受损为主要临床表现。合并缺血性肾小球病变时，尿常规可有少量蛋白、红细胞及管型。晚期可出现肾小球滤过功能下降，并逐渐进展至终末期肾衰竭，同时伴高血压其他靶器官（心、脑等）损害及眼底病变。积极稳妥地控制高血压是治疗良性小动脉性肾硬化的关键，高血压的良好控制可有效降低患者终末期肾衰竭的发生率。

　　恶性小动脉性肾硬化是由于恶性高血压引起肾小动脉弥漫性病变，从而导致肾功能急剧恶化。本病的特征性病理改变为入球小动脉、小叶间动脉和弓形动脉纤维素样坏死，小叶间动脉和弓状动脉内膜和表层平滑肌细胞增生，呈"洋葱皮"样改变，小动脉腔高度狭窄，甚至闭塞。临床表现除了恶性高血压的心、脑病变外，患者出现蛋白尿或原有蛋白尿迅速加重、肉眼血尿或镜下血尿，可伴红细胞管型、颗粒管型和少量蛋白管型，肾功能急剧恶化，常于发病数周至数月进入终末期肾衰竭。恶性高血压是内科危急重症之一，迅速有效地降低血压是保护靶器官功能的关键。一般首选静脉用药迅速控制血压，然后口服降压药维持。治疗过程中应避免血压下降过快，以免心、脑、肾等重要器官供血不足。血压不能控制的恶性高血压患者预后极差，已发生肾衰竭的患者应及时进行透析治疗。

一、血压的分类和高血压的定义

　　目前我国采用正常血压（收缩压＜120 mmHg 和舒张压＜80 mmHg）、正常高值［收缩压120～139 mmHg 和（或）舒张压80～89 mmHg］和高血压［收缩压≥140 mmHg 和（或）舒张压≥90 mmHg］进行血压水平分类。以上分类适用于18岁以上成人。

　　高血压定义为：在未使用降压药物的情况下，非同日3次测量血压，收缩压≥140 mmHg 和（或）舒张压≥90 mmHg。收缩压≥140 mmHg 和舒张压＜90 mmHg 为单纯性收缩期高血压。患者既往有高血压病史，目前正在使用降压药物，血压虽然低于140/90 mmHg，也诊断为高血压。

二、高血压患者出现蛋白尿的临床意义

　　高血压患者可出现相应的靶器官损害，包括心、脑、肾或血管等，其中肾脏是高血压病靶器官损害的主要受累器官。蛋白尿是肾脏损害重要标志，研究表明微量白蛋白尿是心血管

事件的独立预测因素。评价高血压患者蛋白尿以 24 小时尿白蛋白排泄量或晨尿白蛋白/肌酐比值为最佳，随机尿白蛋白/肌酐比值也可接受。

三、夜尿增多的病理生理基础

正常成人每日尿量约为 1 500 mL，白天尿量约占总量的 2/3，夜间尿量占 1/3。当夜间排尿增多超过 500 mL，甚至夜间尿量与白天尿量相近或超过白天尿量，这种情况称为夜尿增多。夜尿增多可视为远端肾小管浓缩功能受损的临床表现，同时伴有低比重尿及低渗透压尿等。

四、良性小动脉性肾硬化的病理改变

光镜：主要为入球动脉等细动脉玻璃样变性，肾小球毛细血管袢皱缩、缺血；系膜区增宽，可有纤维性新月体形成；肾小管弥漫萎缩，直径变小，管腔狭窄或不开放，上皮细胞立方状排列，胞浆清晰，类似内分泌腺样改变；间质纤维化也较常见。

免疫荧光：透明变性的动脉可见非特异性的 IgM、C_3 沉积，有时肾小球、包囊壁甚至肾小管也可见 IgM 和 C_3 沉积。

五、恶性小动脉性肾硬化的临床和病理表现

临床表现：血压常达到或超过 200/130 mmHg，除了恶性高血压的心、脑病变外（如视神经乳头水肿、视网膜出血、充血性心力衰竭、中风），患者出现蛋白尿或原有蛋白尿迅速加重、肉眼血尿或镜下血尿，可伴红细胞管型、颗粒管型和少量蛋白管型。肾功能急剧恶化，血肌酐、尿素氮迅速升高，常于发病数周至数月进入终末期肾衰竭。

病理表现：入球动脉、小叶间动脉及弓状动脉纤维素样坏死，小叶间动脉和弓状动脉高度内膜增厚，增生的基质及细胞呈同心圆排列，使血管切面呈"洋葱皮"样外观，动脉管腔高度狭窄乃至闭塞。肾实质弥漫萎缩，灶性坏死（图 7-4）。

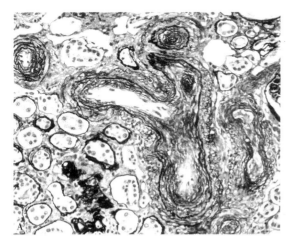
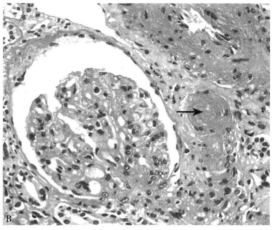

图 7-4

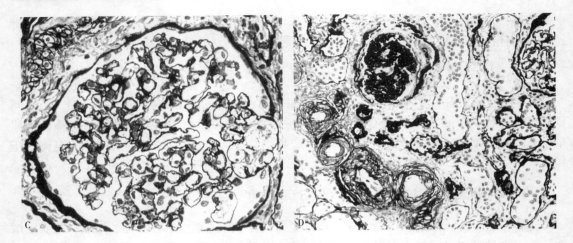

图 7-4　恶性小动脉性肾硬化病理改变特征

A. 小叶间动脉内膜增厚呈葱皮样变；B. 小叶间动脉内膜增厚呈葱皮样变伴血栓形成；C. 肾小球节段内皮肿胀；
D. 肾小球硬化间质弥漫纤维化

六、原发性高血压肾损害与肾实质性高血压的鉴别

一般而言，除了恶性高血压外，原发性高血压很少出现明显蛋白尿，血尿也较少见，肾功能减退首先从肾小管浓缩功能开始，肾小球滤过功能仍可长期保持正常或增强，直到后期血肌酐才逐渐上升；而肾实质性高血压往往在发现血压升高时已经有蛋白尿、血尿和贫血，肾小球滤过率下降；此外，肾实质性高血压的血压水平较高且较难控制。如果条件允许，肾活检病理检查有助于明确诊断，如与局灶节段性肾小球硬化、原发性 IgA 肾病等原发肾小球疾病相鉴别。

七、高血压患者的治疗目标

高血压患者的治疗目标是最大限度地降低心血管并发症发生与死亡的总体危险。需要治疗所有可逆性心血管危险因素、亚临床靶器官损害以及各种并存的临床疾病。

八、高血压患者降压治疗的目标值

一般高血压患者，应将血压（收缩压/舒张压）降至 140/90 mmHg 以下；65 岁及以上的老年人应将收缩压控制在 150 mmHg 以下，如能耐受还可进一步降低；伴有肾脏疾病、糖尿病或病情稳定的冠心病或脑血管病的高血压患者治疗更宜个体化，一般可以将血压降至 130/80 mmHg 以下。伴有严重肾脏疾病或糖尿病或处于急性期的冠心病或脑血管病患者，应按照相关指南进行血压管理。

九、慢性肾脏病高血压患者降压治疗的目标值

1. 非糖尿病慢性肾脏病非透析成人患者降压目标值

（1）尿白蛋白 <30 mg/d，将血压降至 ≤140/90 mmHg。

（2）尿白蛋白为 30～300 mg/d，将血压降至 ≤130/80 mmHg。

（3）尿白蛋白 >300 mg/d，将血压维持在 130/80 mmHg。

2. 糖尿病慢性肾脏病非透析成人患者降压目标值

（1）尿白蛋白 <30 mg/d，将血压降至 ≤140/90 mmHg。

（2）尿白蛋白 >30 mg/d，将血压降至 ≤130/80 mmHg。

十、老年慢性肾脏病高血压患者降压策略

老年慢性肾脏病非透析患者在制订降压治疗方案时要根据其并发病及所接受的治疗，逐渐增加治疗力度，并密切关注与降压治疗相关的潜在不良反应，包括电解质紊乱、急性肾功能恶化和直立性低血压。

十一、慢性肾脏病高血压患者降压药物的选择

（1）非糖尿病非透析患者，建议 ARB 或 ACEI 为首选降压治疗药物。

（2）尿白蛋白 30~300 mg/d 的糖尿病非透析患者，推荐 ARB 或 ACEI 为首选降压治疗药物；尿白蛋白 >300 mg/d 的糖尿病非透析患者，建议 ARB 或 ACEI 为首选降压治疗药物。

十二、健康的生活方式

健康的生活方式，在任何时候、对任何高血压病患者都是有效的治疗方法，可降低血压，控制其他危险因素和临床情况。生活方式干预主要措施包括：减少钠盐摄入，增加钾盐摄入；控制体重；不吸烟；不过量饮酒；适当体育运动；减轻精神压力，保持心理平衡。

十三、高血压患者的心血管风险分层

高血压患者的诊断和治疗不能只根据血压水平，必须对患者进行心血管风险的评估并分层。高血压患者的心血管风险分层，有利于确定启动降压治疗的时机，有利于采用优化的降压治疗方案，有利于确立合适的血压控制目标，有利于实施危险因素的综合管理。目前将高血压患者按血压水平、心血管危险因素、靶器官损害、临床并发症和糖尿病，分为低危、中危、高危和很高危 4 个层次。3 级高血压病伴 1 项及以上危险因素；合并糖尿病；临床心、脑血管病或慢性肾脏疾病等并发症，属于心血管风险很高危患者。

十四、高血压肾损害常用的临床诊断指标

高血压肾脏损害临床上主要根据血清肌酐升高、估算的肾小球滤过率（eGFR）降低或尿白蛋白排泄量（UAE）增加来诊断。估算的肾小球滤过率（eGFR）是一项判断肾脏滤过功能简便而且敏感的指标，可采用"肾脏病膳食改善试验（MDRD）"公式来计算。如 eGFR <60 mL/（min·1.73 m²）或出现微量白蛋白尿（30~300 mg/24 h 或白蛋白/肌酐比 ≥30 mg/g）即可认为出现高血压肾损害。

十五、高血压肾损害诊断及治疗流程（图7-5）

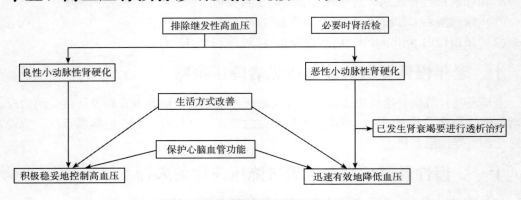

图7-5　高血压肾损害诊断及治疗流程

（金英敏）

第八章

感染科疾病

第一节　肺结核

肺结核（pulmonary tuberculosis）是结核分枝杆菌引起的慢性肺部感染性疾病，占各器官结核病总数的 80%～90%，其中痰中排菌者称为传染性肺结核病。我国结核病疫情虽然显著下降，但目前仍然是世界结核病大国。结核病人数仅次于印度而居世界第二位，结核病死亡人数占全球结核病死总数的 12.5%。据估算我国每年因结核病丧失劳动力损失劳动日 139 亿个，经济损失 35 亿元，严重影响国计民生。

一、概述

（一）流行病学

1. 传染源

肺结核患者的排菌是结核传播主要来源。在巴氏消毒法发明和推广前带菌牛奶也是重要的传染源，现已很少见。对我国牧区仍需警惕牛型结核杆菌人体感染。

2. 传播途径

主要为患者与健康人之间的经空气传播。患者咳嗽排出的结核杆菌悬浮在飞沫核中，当被人吸入后即可引起感染。排菌量愈多，接触时间愈长，危害愈大；而飞沫直径也是重要影响因素；大颗粒多在气道沉积随黏液纤毛运动排出体外，直径 1～5 μm 大小最易在肺泡沉积。情绪激昂的讲话、用力咳嗽，特别是打喷嚏所产生的飞沫直径小，影响大。患者随地吐痰，痰液干燥后结核杆菌随尘埃飞扬，也可造成吸入感染，但非主要传播方式。患者污染物传播机会甚少。其他途径如经消化道感染、经胎盘传染给胎儿、经伤口感染和上呼吸道直接接种均极罕见。

3. 易感人群

生活贫困、居住拥挤、营养不良等是社会经济落后人群结核病高发的原因。婴幼儿、青春后期和成人早期尤其是该年龄期的女性以及老年人结核病发病率较高，可能与宿主免疫功能不全或改变有关。某些疾病如糖尿病、硅沉着病、胃大部切除后、麻疹、百日咳等常易诱发结核病；免疫抑制状态包括免疫抑制性疾病和接受免疫抑制剂治疗者，尤其好发结核病。

（二）分类

1. 原发型肺结核（代号：Ⅰ型）

原发型肺结核为原发结核感染所致的临床病症，包括原发复合征及胸内淋巴结结核。

2. 血行播散型肺结核（代号：Ⅱ型）

此型包括急性血行播散型肺结核（急性粟粒性肺结核）及亚急性、慢性血行播散型肺结核。

3. 继发性肺结核（代号：Ⅲ型）

继发性肺结核是肺结核中的一个主要类型，可出现以增殖病变为主、浸润病变为主、干酪病变为主或以空洞为主等多种病理。

4. 结核性胸膜炎（代号：Ⅳ型）

为临床上已排除其他原因引起的胸膜炎。在结核性胸膜炎发展的不同阶段，有结核性干性胸膜炎、结核性渗出性胸膜炎、结核性脓胸之分。

5. 其他肺外结核（代号：Ⅴ）

其他肺外结核按部位及脏器命名，如骨结核、结核性脑膜炎、肾结核、肠结核等。

二、临床表现

（一）病史及临床表现

尽管轻症肺结核患者可无症状而仅在 X 线检查时发现，即使出现症状也大多缺少特异性，但病史和临床表现仍是诊断的基础。只要仔细询问和认真检查，常能提供重要的诊断线索。凡遇下列情况者应高度警惕结核病的可能性：①反复发作或迁延不愈的咳嗽、咳痰或呼吸道感染经抗感染治疗 3～4 周仍无改善；②痰中带血或咯血；③长期低热或所谓"午后低热"；④体检肩胛间区有湿啰音或局限性哮鸣音；⑤有结核病诱因或好发因素，尤其是糖尿病、免疫抑制性疾病或接受激素、免疫抑制剂治疗者；⑥关节疼痛和皮肤结节性红斑等变态反应性表现；⑦有渗出性胸膜炎、肛瘘、长期淋巴结肿大既往史，以及婴幼儿和儿童有家庭开放性肺结核密切接触史。

（二）各类肺结核表现

1. 原发型肺结核

多见于儿童，发生于首次接触结核杆菌的患者。

（1）症状：病初期多无明显症状或有低热、轻咳或食欲减退；伴有精神不振、盗汗、疲乏无力、饮食减退、体重减轻等现象。也有的起病较急，尤其是婴幼儿，体温可高达39～40℃。儿童可伴有易怒、急躁、睡眠不好，甚至腹泻、消化不良等表现。也可同时出现泡性结膜角膜炎、结节性红斑等对结核杆菌过敏现象。

（2）体征：肺部检查多无明显的阳性体征，病变范围广泛者可叩出浊音，听到呼吸音减低或局限性干、湿啰音。

2. 血行播散型肺结核

（1）急性血行播散型肺结核：又称粟粒性肺结核，发生于抵抗力减弱的患者，如儿童在麻疹、百日咳后，妇女在妊娠期内。

1）症状：起病多急，有高热（稽留热或弛张热）或不规则发热，常持续数周或数月。

多伴有寒战、周身不适、精神不振、疲乏无力及全身衰弱；常有咳嗽、咳少量痰、气短，甚至呼吸困难；部分患者有胃肠道症状，如胃纳不佳、腹胀、腹泻、便秘等。并存脑膜炎者可占 67.7%，常有头痛、头晕、恶心、呕吐、畏光等症状。

2）体征：衰弱、面色苍白（发热时除外）、呼吸急促，可伴有轻度发绀、心率增快，肺部可无明显体征。晚期可闻及啰音。不少患者有肝脾肿大。并发脑膜炎则出现相应的颈强直、Kernig 征及 Babinski 征阳性等体征。某些患者可发现有全身淋巴结肿大。有 20%～47% 患者在脉络膜上发现粟粒结节或结节性脉络膜炎，多与肺粟粒阴影同时出现。

（2）亚急性、慢性血行播散型肺结核：因小量结核杆菌多次侵入血液，因而在肺脏反复发生血行播散型结核结节。

1）症状：症状不如急性显著，有反复阶段性发热、畏寒或者有慢性结核中毒症状，如微汗、失眠、食欲减退、消瘦等。有些患者有咳嗽、胸痛及血痰，但均不严重。

2）体征：随病变范围大小和病程阶段而定。肺上部可叩出浊音，呼吸音粗糙或有湿啰音。病程较久者可有两肺下部肺气肿征。累及胸膜时视被侵犯程度而出现相应的体征。

3. 继发性肺结核

本型包括原疾病分类中的浸润型肺结核和慢性纤维空洞型肺结核，是临床上最常见的一种类型，多见于成人。由于肺内病变的多少不一、大小不等、新旧各异，病情进展的程度可有很大差别，因而症状和体征也可相差悬殊。

（1）症状：发病初期一般无明显症状，病变逐渐进展时可出现疲乏、倦怠、精力减退、食欲不振、消瘦、失眠、微热、盗汗、心悸等结核中毒症状。但大多数患者因这些症状不显著而往往察觉不到。如病变不断恶化，活动性增大，会出现常见的全身和局部症状，如发热、胸痛、咳嗽、咳痰、咯血等。

大叶性干酪性肺炎发病很急，类似急性细菌性肺炎，有高热、恶寒、咳嗽、咳痰、胸痛、呼吸困难、痰中带血等现象，可呈 39～40℃ 的稽留热，一般情况迅速恶化，并可出现发绀。

慢性患者一般有反复出现的结核中毒症状及咳嗽、气短等，慢性经过，病变恶化、好转与静止交替出现。

（2）体征：胸部阳性体征可有胸肌紧张、浊音、呼吸音粗糙或减弱或呈支气管肺泡音，背部尤其肩胛间部有大小不等的湿啰音等。

慢性患者多数表现为慢性病容，营养低下或伴有气短或发绀；胸廓不对称，气管因广泛纤维性变而移向患侧；患侧胸廓凹陷，肋间隙狭窄，呼吸运动受限，胸肌萎缩，病变部位叩出浊音，而其他部位则有肺气肿体征；局部呼吸音降低，可听到支气管呼吸音或空洞性呼吸音，并有干、湿啰音，肺下界可降低，心浊音界缩小；肺动脉瓣第二音可因肺循环压力增高而亢进。有的患者可出现杵状指。

4. 结核性胸膜炎

（1）干性胸膜炎。

1）症状：急性起病时可能有寒战、发热。主要症状是胸痛，早期最为剧烈，性质为刺痛，随着呼吸运动而加剧。疼痛部位多在双腋下部。肺尖部胸膜炎时，因此处胸壁扩张度受限，故疼痛不明显，但有时可有肩部酸痛，如果刺激臂丛则可有上肢痛。干性胸膜炎患者往往因为害怕引发胸痛而不敢深呼吸或咳嗽。为了减少胸痛，多数患者卧于患侧。慢性起病者症状不明显或仅感胸痛。

2）体征：患侧胸壁扩张运动受限，并有压痛。胸部听诊往往有胸膜摩擦音，一般在胸下部前侧面及深吸气时最为明显。

（2）渗出性胸膜炎。

1）症状：发病多急促。开始时有发热、盗汗、胸痛、咳嗽、疲乏、食欲减退、消瘦。出现胸腔积液后胸痛减轻或消失，逐渐出现胸闷、呼吸困难。发热较高，多呈现不规则型，有时为弛张热或稽留热。胸痛在发病初期常较剧烈，似针刺样，深吸气或咳嗽时加剧，多局限于患处，有时可放射至肩部、上腹部或心窝部；在渗出液逐渐增多时则胸痛减轻或消失；在病程后期积液吸收时，胸痛可反复出现，但往往不甚剧烈，多为隐痛，常持续较长时间。咳嗽是由于胸膜受刺激所引起，呈反射性，常为干咳。

2）体征：中等量以上积液时有呼吸运动受限，局部膨隆，肋间饱满，疼痛性胸肌紧张，震颤减退，心尖搏动向对侧移位。患侧叩出浊音，浊音区沿腋后线上升至肩胛下角，在胸骨及脊柱附近走向下行呈一弧形曲线；如积液在右侧，则与肝浊音的界限不清；如位于左侧，则胃泡鼓音区下降。患侧呼吸音及语颤低或消失，有时可听到局部胸膜摩擦音。

三、辅助检查

1. 影像学检查

X线检查是诊断肺结核的必备检查，并对确定病变部位、范围、性质，了解病变演变及选择治疗具有重要价值。原发型肺结核的典型表现为肺内原发灶、淋巴管炎和肺门或纵隔淋巴结肿大组成哑铃状病灶。肺内原发灶可发生于肺野任何部位，但以肺上叶下部或肺下叶上部近胸膜处居多。早期呈渗出性絮状模糊阴影。干酪性病变时则密度增高，但常伴明显的病灶周围炎使边缘极为模糊，严重者可出现急性空洞。淋巴管炎为一条或数条自病灶伸向肺门的条索状阴影，边缘常较模糊。肿大淋巴结多见于同侧肺门或纵隔，偶尔可波及对侧，其边缘或光整（"结节型"）或模糊（"炎症型"），多数淋巴结肿大时可呈分叶状或波浪状边缘。急性血行播散型肺结核在X线胸片上表现为散布于两肺野、分布较均匀、密度和大小相近的粟粒状阴影。这种微小结节透视检查通常不能发现，病程早期（3~4周前）X线摄片有时也难以分辨，常因此而延误诊断。亚急性和慢性血行播散型肺结核粟粒大小和密度不一，多趋于增生型，范围较局限，一般位于两上肺。继发性肺结核的X线表现复杂多变或云絮片状或斑点（片）结节状，干酪性病变密度偏高而不均匀，常有透亮区或空洞形成。慢性继发性肺结核的特征性X线征象是多形态病灶混合存在，好发于肺上叶尖后段和肺下叶尖段。但是X线诊断肺结核并非特异性，而且受读片者水平和经验因素的影响，特别是当病变位于非好发部位或表现不典型，诊断十分困难。

2. 痰结核杆菌检查

是确诊肺结核最特异的方法。涂片抗酸染色镜检快速简便，在我国非结核性杆菌尚属少见，抗酸杆菌阳性肺结核诊断即基本成立。直接厚涂片阳性率优于薄涂片，目前已普遍采用。镜下检出细菌数与每毫升标本含菌数的对应关系大致是：每1 000、100、10、1个视野检出1条菌时，痰标本含菌数分为 10^2、10^3、10^4、10^5；每视野检出10、100条菌时，则高达 10^6 和 10^7。集菌法涂片和应用金胺染色荧光镜检可以提高阳性率，但假阳性有所增加。培养虽较费时，但精确可靠、特异性高。除非已经化疗的患者偶可出现涂片阳性培养阴性，在未治疗的肺结核培养的敏感性和特异性均高于涂片检查，涂片阴性或诊断有疑问时培养尤其重要。培养菌株进一步做药敏试验，可为治疗特别是复治提供重要参考。无痰患者和不会咳痰的低龄儿童可于清晨抽取胃液检查，也推荐导痰法取标本，必要时可采用经纤维支气管镜灌洗和吸取分泌物进行检查。

3. 结核菌素试验（简称结素试验）

结核菌素是结核杆菌的代谢产物，由从液体培养基长出的结核杆菌提炼而成，主要成分为结核蛋白。目前多采用国产结核菌素纯蛋白衍生物（purified protein derivative，PPD）进行检查。其制剂有 50 U/mL（每毫升含 PPD 1 μg）和 20 U/mL（每毫升含 PPD 0.4 μg），两种制剂每 1 U 的效价是一致的。前者供卡介苗接种筛选、质量监测及临床辅助诊断用，后者供流行病学调查皮内注射法（mantoux 法）。将 PPD 5TU（0.1 mL）注入左前臂内侧上中1/3交界处皮内，使局部形成皮丘，48 ~ 96 小时（一般为 72 小时）后观察反应。结果判断以局部硬结直径为依据：< 5 mm 为阴性反应，5 ~ 9 mm 为一般阳性反应，10 ~ 19 mm 为中度阳性反应，≥20 mm 或不足 20 mm 但有水疱或坏死为强阳性反应。根据流行病学的新情况，凡符合下列条件而反应直径 > 5 mm 者为阳性反应：①HIV 感染或有感染危险而尚未证实感染者；②近期与传染性肺结核有密切接触史者；③X 线胸片有陈旧性肺结核病灶者。凡不符合上述条件而具有其他感染结核杆菌危险，其反应直径 > 10 mm 为阳性反应，其中包括：①在亚非拉等结核病高流行区出生者；②静注麻醉药成瘾者；③医疗条件较差的低收入者，包括本土美国人；④长期疗养者（包括矫治院、私人疗养院、精神病院等）；⑤易感结核病的慢性病患者，如硅沉着病、胃切除、空—回肠分流、消瘦、慢性肾衰竭、糖尿病、肿瘤等；⑥高危人群，如卫生保健人员、长期住院患者、监狱犯人和贫民区居民。除上述对象以外，所有人员则以硬结 > 15 mm 为阳性反应。结核菌素试验的主要用途有：①社区结核杆菌感染的流行病学调查或接触者的随访；②监测阳转者，适用于儿童和易感高危对象；③协助诊断。目前所用结核菌素（抗原）并非高度特异，与其他分枝杆菌、诺卡菌和棒状杆菌等有共同的细胞壁抗原。许多因素以非特异性方式影响反应结果而出现阴性，如急性病毒感染或疫苗注射、免疫抑制性疾病或药物、营养不良、结节病、肿瘤、其他难治性感染、老年人迟发性变态反应衰退者。尚有少数患者已证明活动性结核病，并无前述因素影响，但结核菌素反应阴性，即"无反应性"（anergy）。短期（1 ~ 12 个月）内重复结核菌素试验可引起复强效应，即第一次注射抗原后使已经减弱的免疫反应重新唤起（回忆反应），再次注射则引起阳性或强阳性反应。若未感染过，则重复试验不会出现阳性。阳性反应表示感染，在 3 岁以下婴幼儿按活动性结核病论；成人强阳性反应提示活动性结核病可能，应进一步检查；菌阴肺结核诊断除典型临床症状和 X 线征象外，必须辅以结核菌素阳性以佐证。

4. 血清学检查

结核杆菌的抗原十分复杂，体液免疫的意义尚不清楚，抗体不仅量微，而且种属特异性不易确定。目前大量报道的 ELISA 敏感性颇高，但特异性尚不够满意。目前已纯化出多种结核杆菌抗原，如抗原 5（分子量为 38 kDa）、抗原 6（分子量为 30 kDa）、脂质阿拉伯聚糖（LAM）、抗原 A60，用于检测抗体特异性和敏感性均优于粗制抗原（PPI），但它们也非单一特异性抗原决定簇，临床推广应用价值尚待进一步评价。

四、诊断

1. 初治涂（菌）阳肺结核

（1）初诊肺结核患者，从未接受过抗结核治疗。

（2）初诊肺结核患者，接受过抗结核治疗，治疗时间＜1 个月或≥1 个月，但后续抗结核化疗方案不变且未曾中断。

（3）直接痰涂片镜检 2 次阳性（涂阳）或 1 次涂片阳性＋1 次培养阳性（菌阳）或虽 1 次涂片阳性，但经病案讨论会或主管专业医生确认，X 线胸片显示活动性肺结核病变阴影，分类上仍列为涂阳。

符合上述条款（1）＋（3）或（2）＋（3）者为初治涂（菌）阳肺结核。WHO 将涂片阴性但培养阳性者列入涂阴肺结核范围内。

2. 初治涂（菌）阴肺结核

（1）初诊肺结核患者，直接痰涂片镜检 3 次痰菌阴性为涂阴；2 次培养阴性为培阴；1 次涂片阴性＋1 次培养阴性为菌阴。

（2）X 线胸片显示活动性肺结核病变阴影。

（3）有咳嗽、咳痰、血痰或咯血、胸痛、胸闷气短、低热等症状。

（4）5TU 结核菌素（PPD）皮内注射 72 小时，注射局部硬结反应平均直径＞5 mm。

（5）肺部病理标本（手术、纤支镜检、肺穿刺等）经病理学诊断为结核性病变。

（1）～（2）为主要诊断指标，（3）～（5）为诊断参考指标。

3. 复治涂（菌）阳肺结核

（1）复诊肺结核患者，接受过抗结核治疗，治疗时间≥1 个月，完成初治化疗疗程或未完成疗程但痰菌复阳或持续阳性而需要重新调整方案者。

（2）直接痰涂片镜检 2 次痰菌阳性或 1 次涂片阳性＋1 次培养阳性或虽 1 次涂片阳性，但经病案讨论会或主管专业医生确认，X 线胸片显示活动性肺结核病变阴影。

同时具备上述 2 项条款者方可诊断为复治涂（菌）阳肺结核。

4. 耐多药肺结核（慢性传染源）

耐多药肺结核是各种肺结核类型中最为严重的一种类型，其定义如下。

（1）致病菌同时耐异烟肼和利福平。

（2）或致病菌同时耐异烟肼、利福平、吡嗪酰胺、链霉素和乙胺丁醇等 5 种主要抗结核药物中的 3 种或 3 种以上者。

五、鉴别诊断

肺结核临床和 X 线表现可以酷似许多疾病，必须详细搜集临床及辅助检查资料，综合分析，并根据需要不排除侵袭性诊断措施和允许必要的、有限期的动态观察，得出正确诊断。不同类型和 X 线表现的肺结核需要鉴别的疾病不同。

六、治疗

强有力的化疗药物可迅速控制结核病的临床症状。盗汗、发热等症状则无须特殊治疗。在急性粟粒性肺结核和浆膜渗出性结核伴有高热等严重毒性症状时，激素可能有助于改善症状，也可促进渗液吸收，减少粘连。但必须在有充分有效抗结核药物保护下早期应用，疗程1个月左右即应逐步撤停。其他类型结核伴高热而抗结核药物短期难以控制者，可应用小剂量非类固醇类退热剂。大咯血是肺结核患者的重要威胁，作用于血管，促进和增加凝血因子，以及抗纤溶、抗肝素等各类止血药（包括血制品），都被用于治疗咯血，但疗效难以评价，目前仍以垂体后叶素应用较多。药物难以控制而肺结核病变本身具备手术指征、心肺功能胜任者，手术治疗可以显著降低大咯血病死率。对于不能耐受手术和病变不适宜手术的大咯血，非手术干预治疗也有良效。

七、预防

1. 建立防治系统

根据我国结核病疫情，为搞好防治工作，仍须强调建立、健全和稳定各级防结核机构，负责组织和实施治、管、防、查的系统和全程管理，按本地区疫情和流行病学特点，制订防治规划，并开展防结核宣传，教育群众养成良好文明卫生习惯，培训防痨业务技术人员，推动社会力量参与和支持防痨事业。

2. 早期发现和彻底治疗患者

从当地疫情实际出发，对服务性行业、学校、托幼机构及儿童玩具工作人员等定期进行健康检查，每1~2年1次。在疫情已经控制的地区可开展重点线索调查，而主要应该是门诊因症就诊病例的及时发现和诊断，避免漏诊和误诊。查出必治，治必彻底，只有彻底治疗患者，大幅度降低传染源密度，才能有效降低感染率和减少发病。"寓预防于治疗"代表了防治工作的发展方向和重点。及时正确治疗，防止耐药慢性患者的形成和积累，不仅是临床治疗的目标，也是预防工作的中心环节。

3. 接种卡介苗

机体获得性特异性免疫只产生在活菌感染之后。卡介苗（bacillus calmette guerin，BCG）是一种无毒牛型结核杆菌活菌疫苗，接种后机体产生变态反应同时获得免疫力，对结核病有一定的特异性抵抗力。BCG 自 1921 年用于预防结核病以来，迄今对它的作用和价值仍有争论。目前比较普遍的看法是 BCG 尚不足以预防感染，但可以显著降低儿童发病及其严重性，特别是结核性脑膜炎等严重结核病减少，并可减少此后内源性恶化的可能性。WHO 已将 BCG 列入儿童扩大免疫计划。我国结核病感染率和发病率仍高，推行 BCG 接种仍有现实意义，规定新生儿出生时即接种 BCG。对边远低发病地区进入高发区的新生和新兵等，结核菌素阴性者也必须接种 BCG。接种方法普遍采用皮上划痕法，以每毫升含 75 mg 菌苗 1 滴滴在左上臂外侧三角肌中部皮肤上，以针划破表皮，呈"井"字形，长宽各 1~1.5 cm，略有血浆渗出。BCG 接种后 2~3 周，局部出现红肿、破溃，数周内自行结痂痊愈。少数（约1%）有腋或锁骨上淋巴结肿大，可予热敷；偶有破溃，可用 5% INH 或 20% PAS 软膏敷贴。BCG 接种是安全的，但对已患肺结核、急性传染病愈后未满 1 个月或患有慢性疾病的患儿禁忌接种。

4. 化学预防

任何年龄结核菌素新近阳转者第一年发病危险性是 3.3%，5 年内为 5%~15%。业已证明 INH 可以有效预防感染者的发病。在低感染率的发达国家主张推行 INH（异烟肼）化学性预防，对象主要为 35 岁以下结核菌素阳性特别是新近阳转者。方法为 INH 300 mg/d，持续 9 个月，疗程中应注意肝功能监测。HIV 感染者则应用 INH + RFP（利福平）或 PZA（吡嗪酰胺）等联合用药方案。

（李冬月）

第二节　传染性非典型肺炎

一、概述

传染性非典型肺炎是由一种新型冠状病毒引起的重症呼吸道传染病。迄今人类对它还知之甚少，其临床表现缺乏特异性，早期症状和体征与社区获得性肺炎极为相似，但本病传染性强、起病急骤、进展迅速，重症患者很快出现呼吸衰竭和多脏器损害的并发症，给人类健康带来严重威胁。

1. 病原体简介

传染性非典型肺炎病原体是人类既往从未发现的新型冠状病毒，WHO 命名为 Urbani-SARS 冠状病毒（SARS-CoV）。经有根进化树分析，列为冠状病毒第二群的 2b 亚群。

（1）形态结构：SARS-CoV 属冠状病毒科冠状病毒属，有包膜，直径多为 60 ~ 120 nm。包膜上有放射状排列的花瓣样或纤毛状突起，长约 20 nm 或更长，基底窄，形似王冠。

（2）生物学特性：病毒在细胞质内增殖，由 RNA 基因编码的多聚酶进行 RNA 复制和蛋白合成，组装成新病毒并出芽分泌到细胞外。病毒在 37℃ 条件下生长良好，细胞感染病毒 24 小时即可出现病变。室温 24℃ 条件下，病毒在血液中可存活约 15 天，尿液中至少可存活 10 天，痰液和粪便里能存活 5 天以上。病毒对温度敏感，随温度升高抵抗力下降，56℃ 加热 90 分钟、75℃ 加热 30 分钟能够灭活病毒。紫外线照射 60 分钟可杀死病毒。病毒对有机溶剂敏感，乙醚 4℃ 条件下作用 24 小时可完全灭活病毒，75% 乙醇作用 5 分钟可使病毒失去活力，含氯的消毒剂作用 5 分钟可以灭活病毒。

（3）分子生物学特点：SARS-Cov 基因组为单股正链 RNA，约由 3 万个核苷酸组成。基因组从 5′端到 3′端依次为 5′-多聚酶-S-E-M-N-3′。基因组 RNA 约 2/3 为开放阅读框架（ORF）1a/1b，编码 RNA 多聚酶（Rep）。该蛋白直接从基因组 RNA 翻译，形成多蛋白前体，后者进一步被病毒主要蛋白酶 3CLpro 切割，主要负责病毒的转录和复制。病毒包膜为双层脂膜，外膜蛋白包括糖蛋白 S、M 和小衣壳 E 蛋白。S 蛋白负责细胞的黏附、膜融合及诱导中和抗体。E 蛋白对病毒的组装发挥关键作用，M 蛋白对于病毒核心的稳定发挥重要作用。

2. 流行特征

传染性非典型肺炎于 2002 年 11 月始发我国广东省，因其迅速传播引起全球关注，2003 年 3 月 15 日，WHO 根据该病特征命名为严重急性呼吸综合征（severe acute respiratory syndrome，SARS），我国政府于 2003 年 4 月 20 日将其列为法定传染病。

（1）传染源：SARS 患者是本病的主要传染源。传染性随病程而逐渐增强，发病第二周最具传染力。通常认为症状明显的患者传染性较强，退热后传染性迅速下降。并非所有患者都有同等的传染力，老年人及患有中枢神经系统、心脑血管、肝肾疾病或慢性阻塞性肺病及糖尿病和肿瘤等基础疾病者，不但较易感染 SARS-CoV，且感染后更容易成为超级传播者。

已有证据表明，SARS-CoV 广泛存在于蝙蝠、猴、果子狸、蛇等野生动物体内，研究结果证明果子狸等野生动物是 SARS-CoV 的主要载体之一。SARS-CoV 感染以显性感染为主，但存在症状不典型的轻型患者和隐性感染者。

（2）传播途径：①近距离呼吸道飞沫传播，即通过与患者近距离接触，吸入患者咳出的含有病毒颗粒的飞沫，是 SARS 传播最重要的途径；②气溶胶传播，即通过空气污染物气溶胶颗粒这一载体在空气中传播，为可能的传播方式；③通过手接触传播是另一种重要的传播途径。

（3）易感性：人群普遍易感，但儿童感染率较低，原因尚不清楚。症状期患者的密切接触者是 SARS 的高危人群。从事 SARS-CoV 相关实验室操作的工作人员和果子狸等野生动物饲养销售人员也是感染的高危人群。

（4）流行特征：地区分布极广，疫情迅速扩散，可远程传播。主要患者群为 20～60 岁，老年病例病死率较高，冬春季、人口密度高、流动性大、卫生条件差及不良卫生习惯，均有利于疾病的传播。

3. 临床特征

（1）潜伏期：通常限于 2 周之内，一般为 2～10 天。

（2）临床症状：急性起病，自发病之日起，2～3 周内病情都可处于进展状态。主要包括下列 3 类症状。

1）发热及相关症状：常以发热为首发和主要症状，体温一般 > 38℃，常呈持续性高热，可伴有畏寒、肌肉酸痛、关节酸痛、头痛和乏力等。

2）呼吸系统症状：咳嗽不多见，常为干咳，少痰，少数病例出现咽痛。可有胸闷，重者渐出现呼吸加速、气促，甚至呼吸窘迫。常无上呼吸道分泌性症状。

3）其他方面的症状：部分患者出现腹泻、恶心和呕吐等消化道症状。

（3）体征：肺部体征常不明显，部分患者可闻及少许湿性啰音或有肺实变体征；偶有局部叩出浊音、呼吸音减低等少量胸腔积液体征。

4. 临床分期

（1）早期：通常为病初的第 1～7 天。起病急，以发热为首发症状，体温常高于 38℃，半数以上患者伴有头痛、关节肌肉酸痛、乏力等症状，部分病例可有干咳、胸痛、腹泻等症状，但少有上呼吸道分泌性症状，肺部体征多不明显，部分患者可闻及少许湿性啰音。X 线胸片检查肺部阴影在病程第 2～7 天出现改变。

（2）进展期：多为病程第 8～14 天。发热及感染中毒症状持续存在，肺部病变进行性加重，表现为胸闷、气促、呼吸困难，尤其在活动后明显。X 线胸片检查示肺部阴影发展迅速，常为多叶病变。少数患者出现 ARDS 而危及生命。

（3）恢复期：体温逐渐下降，临床症状缓解，肺部病变开始吸收，多数病例经 2 周左右的恢复，但肺部阴影吸收需较长时间。少数重症患者可能在 2～3 个月内遗留限制性通气功能障碍和肺弥散功能下降。

5. 实验室检查

（1）SARS-CoV RNA：出现症状后 5～7 天内采集标本阳性率最高。采用 PCR 方法符合下列 3 项之一的可判断为阳性结果。①至少需要两个不同部位的临床标本检测阳性。②至少间隔 2 天的同一种临床标本检测阳性。③在每一个特定检测中对原临床标本使用两种不同的方法或从原标本新提取 RNA 开始重复 PCR 检测阳性。

（2）SARS-CoV 特异性抗原 N 蛋白：采用 ELISA 方法检测，病程早期就有较高的阳性检出率。

（3）SARS-CoV 特异性抗体：采用 ELISA 或 IFA 方法，急性期血清抗体和恢复期血清抗体发现抗体阳转或抗体滴度升高≥4 倍。

（4）外周血常规：多数病例白细胞计数在正常范围内，部分患者白细胞计数减低。大多数患者淋巴细胞计数绝对值减少，呈逐步减低趋势，并有细胞形态学变化。

（5）T 淋巴细胞亚群：绝大多数病例 $CD3^+$、$CD4^+$、$CD8^+$ 亚群明显减低，以 $CD4^+$ 亚群减低尤为显著；而 $CD4^+/CD8^+$ 正常或降低。

6. 影像学检查

SARS X 线和 CT 基本影像学表现为磨玻璃密度影和肺实变影。

（1）早期：X 线及 CT 表现为肺内小片状影，一般为磨玻璃密度影，少数为肺实变影。病变以单发多见，少数为多发。较大的病灶可达肺段范围，但少见。病变以两肺下野及肺周围部位较多见。

（2）进展期：X 线和 CT 检查示肺内大片状影，病变进展为多发或弥漫性病变，可由一个肺野扩散到多个肺野，由一侧肺发展到双侧肺。病变以磨玻璃密度影多见或可合并实变影。病变部位以两肺下叶多见。大部分患者病变在肺野的内、中、外带混合分布。重症病例 X 线胸片示两侧肺野密度普遍增高，心影轮廓消失，仅在肺尖及肋膈角处有少量透光阴影。

（3）恢复期：病变范围逐渐减小，密度减低，以致消失。肺部病变影吸收过程约需 2 周时间。在炎症吸收过程中，随着片状影的减少，X 线胸片可出现肺纹理增重和条状阴影，在 HRCT 上可表现支气管血管束增粗、小叶间隔和小叶内间质增厚、胸膜下弧线影等。

7. SARS 诊断要点

SARS 诊断应结合流行病学史、临床症状和体征、实验室检查、肺部 X 线影像学变化，配合 SARS 病原学检测，排除其他类似疾病，可作出 SARS 的诊断。

具有临床症状和出现肺部 X 线影像学改变，是诊断 SARS 的基本条件。流行病学资料有明确支持证据和排除其他疾病，是能够作出临床诊断的最重要支持依据。动态观察病情演变、抗菌药物治疗效果和 SARS 特异性病原学检测结果，对于诊断具有重要意义。

（1）医学隔离观察者：指无 SARS 的临床表现，但近 2 周内有曾与 SARS 患者或疑似病例接触者。

（2）疑似病例：缺乏明确的流行病学依据，但具备其他的 SARS 支持证据者或有流行病学依据和临床症状，但尚无肺部 X 线影像学变化者。

（3）临床诊断：有 SARS 流行病学依据、相应临床表现和肺部 X 线影像学改变，并能排除其他疾病诊断者，可作出 SARS 临床诊断。

（4）确定诊断：在临床诊断的基础上，若患者鼻咽部分泌物 SARS-CoV RNA 检测阳性或血清 SARS-CoV 特异性抗原 N 蛋白检测阳性或血清 SARS-CoV 抗体阳转或恢复期抗体滴度升高≥4 倍，则可作出确定诊断。

（5）SARS 鉴别诊断：SARS 的诊断目前主要为临床诊断，在相当程度上属于排除性诊断。在作出 SARS 诊断前，需要排除能够引起类似临床表现的其他疾病。如普通感冒、流行性感冒（流感）、人禽流感、普通细菌性肺炎、肺炎支原体肺炎、肺炎衣原体肺炎、军团菌性肺炎、真菌性肺炎、普通病毒性肺炎和肺结核是需要与 SARS 进行鉴别的重点疾病。其他需要鉴别的疾病还包括艾滋病或其他免疫抑制剂（如器官移植术后等）患者并发的肺部感染、流行性出血热、肺部肿瘤、非感染性间质性肺疾病、肺水肿、肺不张、肺栓塞、肺血管炎、肺嗜酸性粒细胞浸润症等。

二、治疗原则和目标

1. 治疗原则

SARS 致病原已查明，但发病机制仍不清楚，迄今尚缺少针对病因的治疗，目前仍以对症支持治疗和针对并发症的综合治疗为主。

2. 治疗目标

SARS 病变主要在肺部，部分患者可演变为重症 SARS，出现气促、呼吸困难和低氧血症。因此，对 SARS 病例应及时干预，严密监测病情，积极对症支持治疗，缩短病程和改善预后。一旦疑为重症，立即给予氧疗，控制疾病进一步发展，促进患者恢复和防止并发症的发生。

三、常规治疗

1. 一般治疗与病情监测

卧床休息，维持水、电解质平衡，避免用力和剧烈咳嗽。密切观察病情变化，持续监测血氧饱和度，定期复查血常规、血电解质、肝肾功能、心肌酶谱、T 淋巴细胞亚群和 X 线胸片等，早期给予持续鼻导管吸氧。

2. 对症治疗

体温高于 38.5℃ 或全身酸痛明显者可使用解热镇痛药，高热者给予冰敷、酒精擦浴等物理降温措施。有咳嗽或咳痰可给予镇咳、祛痰药。出现心、肝、肾功能损害者应采取相应治疗。腹泻者应注意补液及纠正水、电解质失衡。

3. 使用糖皮质激素

并非全部病例均需选用，其目的是抑制异常的免疫病理反应，减轻严重的全身炎症反应，防止或减轻后期的肺纤维化。其适应证为：①检查有严重的中毒症状，持续高热不退，经对症治疗 5 天以上最高体温仍超过 39℃；②X 线胸片检查示多发或大片阴影，进展迅速，48 小时之内病灶面积增大 >50%，且正位胸片上占双肺总面积的 1/4 以上；③达到急性肺损伤或 ARDS 的诊断标准。

成人推荐剂量：甲泼尼龙 2~4 mg/（kg·d），具体剂量可根据病情及个体差异进行调整。开始使用时宜静脉给药，当临床表现改善或 X 线胸片检查显示肺内阴影有所吸收时，应及时减量。疗程一般不超过 4 周，应同时使用制酸剂和胃黏膜保护剂。

4. 抗病毒治疗

目前尚未发现针对 SARS-CoV 的特异性药物。临床上曾使用蛋白酶抑制剂类药物，如咯匹那韦（lopinavir）及利托那韦（ritonavir），但其疗效尚待验证。

5. 免疫治疗

胸腺素、干扰素或静脉用丙种球蛋白等非特异性免疫增强剂对 SARS 的疗效尚未肯定，不推荐常规使用。

6. 抗菌药物使用

在诊断不明时可选用新喹诺酮类或 β-内酰胺类联合大环内酯类药物试验治疗。有继发细菌或真菌感染时应选用适当的抗菌药物。

7. 心理治疗

对疑似病例，应合理安排收住条件，减少患者担心院内交叉感染的压力；对确诊病例，应加强关心与解释，引导患者加深对本病的自限性和可治愈性的认识。

四、重症 SARS 治疗

1. 重症 SARS 诊断标准

具备下列 3 项之中任何一项均可诊断为重症 SARS。

（1）呼吸困难，成人静息状态下呼吸频率≥30 次/分，伴 X 线胸片检查显示多叶病变或病灶总面积在正位胸片上占双肺总面积 1/3 以上或病情进展，48 小时内病灶面积增大超过 50%，且正位 X 线胸片上占双肺总面积 1/4 以上。

（2）出现低氧血症，氧合指数 <300 mmHg（1 mmHg = 0.133 kPa）。

（3）出现休克或多器官功能障碍综合征（MODS）。

2. 重症 SARS 治疗措施

严密动态观察，加强生命体征监护，及时给予呼吸支持，合理使用糖皮质激素，加强营养支持和器官功能保护，注意水、电解质和酸碱平衡，预防和治疗继发感染，及时处理并发症。

（1）呼吸支持：监测 SpO_2 的变化，给予持续鼻导管吸氧，使 SpO_2 维持在 93% 或以上。若吸氧流量≥5 L/min 而 SpO_2 <93% 或经充分氧疗后，SpO_2 虽能维持在 93% 以上，但呼吸频率仍 >30 次/分，呼吸负荷保持在较高水平，应及时考虑使用无创正压人工通气（NIPPV）。若应用 NIPPV 2 小时仍呼吸困难或氧合功能改善不满意或有危及生命的情况，可考虑改为有创正压人工通气。

（2）糖皮质激素应用：对有急性肺损伤病例应及时使用糖皮质激素，以减轻肺部病灶的炎性渗出和后期的肺纤维化，并改善肺的氧合功能，减轻患者的中毒症状。成人推荐剂量：甲泼尼龙 80~320 mg/d，待病情缓解或 X 线胸片检查显示病变有吸收后逐渐减量至停用，糖皮质激素开始使用时宜静脉给药。

（3）营养支持：早期应鼓励进食易消化的食物。不能正常进食者应及时给予肠内营养和肠外营养。保持热量为 438.9~527.1 kJ（105~126 kJ）/（kg·d），蛋白质为 1.0~1.5 g/（kg·d）；并补充水溶性和脂溶性维生素，保持血浆白蛋白在正常水平。

（4）预防和治疗继发感染：重症病例常有免疫功能低下，需密切监测和及时处理继发感染，必要时可慎重地进行预防性抗感染治疗。

五、SARS 并发症治疗

SARS 的并发症常发生于疾病高峰期之后，常见并发症包括继发感染、肺间质改变、纵隔气肿和骨缺血性坏死等。

1. 继发感染

肺部继发细菌感染是严重的并发症，可使病变影像的范围增大及病程延长。在疾病恢复过程中，继发感染可使肺内片状影像再次增多。少数患者的肺部继发感染也可引起空洞及胸腔积液。治疗措施首先进行病原学检查，检出致病菌，然后选用敏感抗生素。

2. 肺间质改变

少数患者在肺内炎症吸收后较长时间内残存肺间质增生，表现为不规则的斑片状和索条状影。肺间质纤维化表现为密度高的条索状和蜂窝状影像，可引起牵拉性支气管扩张。治疗措施包括在 SARS 急性期及时对症处理和氧合治疗，防止肺部继发感染。随着疾病改善，多数病例遗留的症状可逐渐减轻直至消失，肺功能可逐渐恢复，肺纤维化样病变也可逐渐吸收。

3. 骨缺血性坏死

骨缺血性改变发生于长期大剂量使用糖皮质激素治疗病例，表现为关节疼痛和活动受限等症状，需要作 MRI 影像学检查。骨缺血性坏死多发生在髋关节，也可发生在膝、肩、踝、腕等关节。长骨干骺端和骨干缺血则发生骨梗死。防治的关键在于严格掌握糖皮质激素的使用指征，根据病情及个体差异调整具体剂量，不宜过大剂量或过长疗程，病情缓解或 X 线胸片显示病变有吸收后逐渐减量停用。

六、出院后建议

SARS 患者出院后仍应在专业医院进行随诊。患者出院 2 个月内每 2 周至少应随诊 1 次，出院 2 个月后可视个体情况适当延长随诊时间，必要时应坚持随诊至出院后 1 年。随诊项目应包括：①临床症状及体格检查；②一般实验室检查，如血常规、肝肾功能、心电图、动脉血气分析、T 淋巴细胞亚群（有条件时）等，连续 2 次检查均正常的项目在下一次随诊时可不再复查；③肺功能（包括肺容积、通气功能和弥散功能）；④X 线胸片和高分辨率计算体层摄影（HRCT）（必要时）检查；⑤骨关节 MRI（必要时）；⑥血清 SARS-CoV 特异性抗体 IgG；⑦心理状态评价。

七、预防和预后

1. 预防

SARS 已列为法定乙类传染病并参照甲类传染病进行管理，要加强控制和管理传染源、切断传播途径和保护易感人群的 3 个环节，采取综合性的预防措施。努力做到早发现和早报告疑似病例，早隔离和早治疗临床诊断病例和确诊病例，使其措施落实到位。强调就地隔离、就地治疗，避免远距离传播。

2. 预后

SARS 是新发传染病，迄今尚无特效针对病因的治疗。2003 年暴发流行时，其病死率为 6.6%。但年龄 >50 岁或有心脏、肾脏、肝脏或呼吸系统的严重基础疾病者或患有恶性肿瘤、糖尿病、严重营养不良、脑血管疾病等其他严重疾病者或近期有外科大手术史者；外周血淋巴细胞计数进行性下降者；持续血糖升高者是高危因素，病死率明显增加。

（董一山）

第三节　狂犬病

狂犬病（rabies）是由狂犬病毒（rabies virus）引起的一种人畜共患的侵犯中枢神经系统为主的急性传染病。狂犬病毒通常由病畜通过唾液以咬伤方式传给人。狂躁型因有典型的恐水症状又名恐水症（hydrophobia）。该病是目前病死率最高的传染病，至今无特效药物治疗，一旦发病，病死率达100%。通过注射狂犬疫苗预防狂犬病的发生非常重要。

一、病原学

狂犬病毒属弹状病毒科（Rhabdoviridae）拉沙病毒属（*Lyssavirus*），形似子弹，一端钝圆，另一端扁平，大小约75 nm×180 nm，中心由单股负链RNA和核蛋白（N）构成核糖核蛋白（RNP），其表面有转录酶大蛋白（L）及磷蛋白（P，又称Ns蛋白）共同组成螺旋形对称的核衣壳复合体；外面是脂蛋白包膜，表面嵌有糖蛋白（G）刺突；在核衣壳与包膜之间还有基质蛋白（M）。狂犬病毒基因组由11 928～11 932个核苷酸组成，含5个结构基因，由3′端至5′端依次排列着N、P、M、G和L基因，分别编码糖蛋白、核蛋白、转录酶大蛋白、磷蛋白和基质蛋白5个结构蛋白。糖蛋白（G）是病毒表面棘突的成分，有凝集细胞的能力，能与乙酰胆碱受体结合，决定了狂犬病毒的嗜神经性；能刺激机体产生中和抗体和诱导细胞免疫产生保护性免疫反应；狂犬病毒的致病性与GP的表达水平及诱导细胞凋亡的能力有密切关系。核蛋白（N）构成核酸的衣壳，是病毒颗粒的最主要成分之一，它不仅可保护基因组RNA免受核酸酶降解，也是狂犬病毒重要的抗原成分，是荧光免疫法检测的靶抗原，有助于临床诊断，但不能刺激机体产生中和抗体。磷蛋白即衣壳基质蛋白（matrix protein 1，M1P），也称为Ns蛋白，位于病毒核心壳与包膜之间，与核酸衣壳一起，是狂犬病毒属的特异性抗原。包膜基质蛋白（matrix protein 2，M2P）是构成狂犬病毒包膜的重要成分。除上述5个结构蛋白外还有2个微小蛋白属非结构蛋白。

病毒可接种于鸡胚、鼠脑等，也可在地鼠肾细胞、人二倍体细胞培养中增殖、传代。从患者或患病动物直接分离得到的病毒称为野毒株（wild virus）或街毒株（street strain），致病力强，能侵入脑和唾液腺中并在其神经细胞中繁殖。街毒株在动物脑内传代50代后其毒力减弱，对人和犬失去致病力，不能侵入脑和唾液腺中增殖，但仍保持其免疫原性，可供制备疫苗，因其潜伏期固定在4～6日，称为固定毒株（fixed strain）。巴斯德首创用固定毒株制成减毒活疫苗，预防狂犬病。

在组织细胞内的狂犬病毒，于室温或4℃其传染性可保持1～2周，若置于中性甘油，在室温下可保存数周，在4℃可保存数月。病毒易为紫外线、苯扎溴铵（新洁尔灭）、碘酒、高锰酸钾、乙醇、甲醛等灭活，加热100℃，2分钟可灭活。

二、流行病学

（一）传染源

带狂犬病毒的动物是本病的传染源，我国狂犬病的主要传染源是病犬，占80%～90%，其次为猫、猪、牛、马等家畜。在发达国家及地区由于对流浪狗控制及对家养狗的强制免疫，蝙蝠、浣熊、臭鼬、狼、狐狸等野生动物成为主要传染源。拉丁美洲的吸血蝙蝠及欧美的食虫蝙蝠等可携带病毒而不表现症状，此种蝙蝠可能是病毒在自然界的重要储存宿主。

一般来说，狂犬病患者不是传染源，不形成人与人之间的传染，因其唾液中所含病毒量较少。一些貌似健康的犬或其他动物的唾液中也可带病毒，也能传播狂犬病。

（二）传播途径

病毒主要通过咬伤传播，也可由带病毒犬的唾液经各种伤口和抓伤、舔伤的黏膜和皮肤入侵，少数可在宰杀病犬、剥皮、切割等过程中被感染。蝙蝠群居洞穴中的含病毒气溶胶也可经呼吸道传播。器官移植也可传播狂犬病。

（三）人群易感性

人群普遍易感，兽医与动物饲养员尤其易感。人被病犬咬伤后发病率为15%～20%。被病兽咬伤后是否发病与下列因素有关。①咬伤部位：头、面、颈、手指处被咬伤后发病机会多；②咬伤的严重性：创口深而大者发病率高；③局部处理情况：咬伤后迅速彻底清洗者发病机会较少；④及时、全程、足量注射狂犬疫苗和免疫球蛋白者发病率低；⑤被咬伤者免疫功能低下或免疫缺陷者发病机会多。全年均可发病，但冬季较少，男多于女，以农村青少年居多。

（四）流行特征

该病在100多个国家存在，每年全球有4万～5万人死于狂犬病，其中98%发生在发展中国家。我国属于狂犬病流行比较严重的国家之一，2022年人狂犬病病例报告死亡2 845例，病例报告主要集中在华南、西南地区，超过报告总数的一半，而长江以南地区报告病例超过总数的70%。报告病例数居前5位的省份依次为广西、广东、湖南、贵州、云南，合计占全国的48%。全国总体疫情逐年下降，但个别中低发省份报告病例数在上升，疫情地域分布仍呈现由南向北、由高发向低发地区蔓延的趋势。感染狂犬病多发生在动物狂犬病多发和有大量未被免疫动物的地区。农村及边远山区发病率高于城市。

三、发病机制与病理改变

（一）发病机制

狂犬病毒自皮肤或黏膜破损处入侵人体后，对神经组织有强大的亲和力，致病过程可分3个阶段。①组织内病毒小量增殖期：病毒先在伤口附近的肌细胞小量增殖，在局部可停留3天或更久，然后入侵人体近处的末梢神经。②侵入中枢神经期：病毒以较快的速度沿神经的轴突向中枢神经作向心性扩展，至脊髓的背根神经节大量繁殖，入侵脊髓并很快到达脑部，主要侵犯脑干、小脑等处的神经细胞。③向各器官扩散期：病毒从中枢神经向周围神经扩展，侵入各器官组织，尤以唾液腺、舌部味蕾、嗅神经上皮等处病毒量较多。由于迷走、舌咽及舌下脑神经核受损，致吞咽肌及呼吸肌痉挛，出现恐水、吞咽和呼吸困难等症状。交感神经受累时出现唾液分泌和出汗增多。迷走神经节、交感神经节和心脏神经节受损时，可引起患者心血管功能紊乱或者猝死。

狂犬病毒侵犯神经系统的原因：病毒侵犯的神经细胞的凋亡被抑制，被病毒感染的细胞继续存活，病毒得以不断传递到下一个神经细胞。特异性免疫T细胞虽可进入中枢神经系统但被破坏，使抗病毒免疫不能有效控制病毒，因此病毒不断被传递到新的神经元，并沿脊髓传到中枢神经系统。

（二）病理改变

病理改变主要为急性弥漫性脑脊髓炎，以大脑基底面海马回和脑干部位（中脑、脑桥和延髓）及小脑损害最为明显。外观有充血、水肿、微小出血等。镜下脑实质有非特异的神经细胞变性与炎性细胞浸润。具有特征性的病变是嗜酸性包涵体，称为内基小体（Negri body），为狂犬病毒的集落，最常见于海马以及小脑浦肯野细胞（Purkinje cell）中。该小体位于细胞质内，呈圆形或椭圆形，直径 3 ~ 10 μm，染色后呈樱桃红色，具有诊断意义。

四、临床表现

潜伏期长短不一，大多在 3 个月内发病，潜伏期可长达十年以上，潜伏期长短与年龄、伤口部位、伤口深浅、入侵病毒数量和毒力等因素相关。临床表现分为狂躁型和麻痹型，前者以急性或暴发性致死性脑炎为特征，后者呈脊髓神经及周围神经受损的表现。

狂躁型典型临床经过分为以下 3 期。

1. 前驱期

常有低热、倦怠、头痛、恶心、全身不适，继而恐惧不安，烦躁、失眠，对声、光、风等刺激敏感而有喉头紧缩感。具有诊断意义的早期症状是在愈合的伤口及其神经支配区有烧灼、痒、痛、麻及蚁走等异样感觉，发生于 50% ~ 80% 的病例。本期持续 2 ~ 4 天。

2. 兴奋期

表现为高度兴奋、恐惧不安、恐水、恐风。体温常升高（38 ~ 40℃甚至超过 40℃）。恐水为本病的特征，50% ~ 70% 典型患者虽渴极而不敢饮水，见水、闻流水声、饮水或仅提及饮水时均可引起咽喉肌严重痉挛。外界多种刺激如风、光、声也可引起咽肌痉挛。常因声带痉挛伴声嘶、说话吐词不清，严重发作时可出现全身肌肉阵发性抽搐，因呼吸肌痉挛致呼吸困难和发绀。患者常出现流涎、多汗、心率快、血压增高等交感神经功能亢进表现。因同时有过度流涎和吞咽困难而出现"泡沫嘴"。患者神志多清晰，可出现精神失常、幻视、幻听等。脑干和脑神经功能障碍可出现复视、面瘫和吞咽困难。括约肌功能障碍可出现排尿、排便困难。因累及下丘脑及杏仁核，患者可有性欲增强等改变。本期 1 ~ 3 天。

3. 麻痹期

患者肌肉痉挛逐渐停止，进入全身弛缓性瘫痪，患者由安静进入昏迷状态。最后因呼吸、循环衰竭死亡。该期持续时间较短，一般为 6 ~ 18 小时。

麻痹型（静型）以脊髓或延髓受损为主。该型患者无兴奋期和典型的恐水表现，常见高热、头痛、呕吐、腱反射消失、肢体软弱无力，共济失调和大、小便失禁，呈横断性脊髓炎或上行性麻痹等症状，最终因全身弛缓性瘫痪死亡。

本病全程一般不超过 6 天，一旦出现症状，病情进展迅速，几乎 100% 短期内死亡。

五、并发症

患者病程晚期常出现肺部感染和其他部位感染，呼吸中枢的感染可导致呼吸麻痹而死亡。可出现抗利尿激素异常分泌、气胸、纵隔气肿、心律不齐、心力衰竭、动静脉栓塞、上消化道出血和急性肾衰竭等。

六、辅助检查

1. 血、尿常规及脑脊液检查

外周血白细胞总数轻至中度增多，中性粒细胞一般占 80% 以上。尿常规可发现轻度蛋白尿，偶有透明管型。脑脊液压力稍增高，白细胞数轻度增高，一般不超过 $200 \times 10^6/L$，以淋巴细胞为主，蛋白轻度增高，糖及氯化物正常。

2. 病原学检查

（1）病毒分离：取患者的唾液、脑脊液、皮肤或脑组织进行细胞培养或用乳小白鼠接种法分离病毒。

（2）内基小体检查：动物或死者的脑组织做切片染色，镜检找内基小体，阳性率 70% ~ 80%。

（3）核酸测定：取新鲜唾液和皮肤活检组织行反转录聚合酶链反应（RT-PCR）法测定狂犬病毒 RNA。

3. 免疫学检查

（1）抗原检查：可取患者的脑脊液或唾液直接涂片、角膜印片或咬伤部位皮肤组织或脑组织通过免疫荧光法检测抗原，阳性率可达 98%。此外，还可使用快速狂犬病酶联免疫吸附法检测抗原。

（2）抗体检查：存活一周以上者做血清中和试验或补体结合试验检测抗体、效价上升者有诊断意义。此外，中和抗体还是评价疫苗免疫力的指标。国内多采用酶联免疫吸附试验（ELISA）检测血清中特异性抗体，该抗体仅在疾病晚期出现。WHO 推荐快速荧光灶抑制试验（rapid fluorescent focus inhibition test，RFFIT）检测血清中特异性抗体，特异性和敏感性高，但测试周期长、需要仪器设备多等缺点，不适合流行病学调查。

七、诊断

依据有被狂犬或病兽咬伤或抓伤史，出现典型症状如恐水、怕风、咽喉痉挛或怕光、怕声、多汗、流涎和咬伤处出现麻木、感觉异常等即可作出临床诊断。麻痹型以横断性脊髓炎或上行性麻痹等症状为主要表现。确诊依靠检查病毒抗原，病毒核酸或尸检脑组织中的内基小体。

八、鉴别诊断

本病需与破伤风、病毒性脑膜脑炎、脊髓灰质炎等鉴别。

九、治疗

狂犬病发病以后以对症支持等综合治疗为主。

1. 隔离患者

单室严格隔离患者，防止唾液污染，尽量保持患者安静，减少光、风、声等刺激。

2. 对症治疗

包括加强监护，镇静，解除痉挛，给氧，必要时气管切开，纠正酸中毒，补液，维持水、电解质平衡，纠正心律失常，稳定血压，出现脑水肿时给予脱水剂等。

3. 抗病毒治疗

临床曾应用 α 干扰素、阿糖腺苷、大剂量人抗狂犬病免疫球蛋白治疗，均未获成功。还需进一步研究有效的抗病毒治疗药物。

十、预后

狂犬病是所有传染病中最凶险的病毒性疾病，一旦发病，病死率达 100%。

十一、预防

1. 管理传染源

以犬的管理为主。捕杀野犬，管理和免疫家犬，并实行进出口动物检疫等措施。病死动物应予焚毁或深埋处理。

2. 伤口处理

应用 20% 肥皂水或 0.1% 苯扎溴铵（新洁尔灭）彻底冲洗伤口至少半小时，力求去除狗涎，挤出污血。彻底冲洗后用 2% 碘酒或 75% 酒精涂擦伤口，伤口一般不予缝合或包扎，以便排血引流。如有抗狂犬病免疫球蛋白或免疫血清，则应在伤口底部和周围行局部浸润注射。此外，尚需注意预防破伤风及细菌感染。

3. 预防接种

（1）疫苗接种：疫苗接种可用于暴露后预防，也可用于暴露前预防。我国为狂犬病流行地区，凡被犬咬伤者或被其他可疑动物咬伤、抓伤者或医务人员的皮肤破损处被狂犬病患者唾液沾污时均需作暴露后预防接种。暴露前预防主要用于高危人群，即兽医、山洞探险者，从事狂犬病毒研究人员和动物管理人员。WHO 推荐使用的疫苗有：①人二倍体细胞疫苗，价格昂贵；②原代细胞培养疫苗，包括地鼠肾细胞疫苗、狗肾细胞疫苗和鸡胚细胞疫苗等；③传代细胞系疫苗，包括 Vero 细胞（非洲绿猴肾传代细胞）疫苗和 BHK 细胞（Baby Hamster Kidney cell，幼仓鼠肾细胞）疫苗。

我国批准的有地鼠肾细胞疫苗、鸡胚细胞疫苗和 Vero 细胞疫苗，暴露前预防：接种 3 次，每次 1 mL，肌内注射，于 0 日、7 日、28 日进行；1～3 年加强注射一次。暴露后预防：接种 5 次，每次 2 mL，肌内注射，于 0 日、3 日、7 日、14 日和 28 日完成，如严重咬伤，可全程注射 10 针，于当日至第 6 日每日一针，随后于 10 日、14 日、30 日、90 日各注射一针。部分 Vero 细胞疫苗可应用 2-1-1 免疫程序：于 0 日在左右上臂三角肌肌内各注射一剂（共两剂），幼儿可在左右大腿前外侧区肌内各注射一剂（共两剂），7 日、21 日各注射本疫苗 1 剂，全程免疫共注射 4 剂，儿童用量相同。对下列情形之一的建议首剂狂犬病疫苗剂量加倍给予：①注射疫苗前 1 个月内注射过免疫球蛋白或抗血清者；②先天性或获得性免疫缺陷者；③接受免疫抑制剂（包括抗疟疾药物）治疗的患者；④老年人及患慢性病患者；⑤暴露后 48 小时或更长时间后才注射狂犬病疫苗的人员。

（2）免疫球蛋白注射：常用的制品有人抗狂犬病毒免疫球蛋白（human anti-rabies immunoglobulin，HRIG）和抗狂犬病毒马血清两种，以人抗狂犬病毒免疫球蛋白为佳。抗狂犬病毒马血清使用前应做皮肤过敏试验。

（赵文江）

第九章

常见中医内科疾病

第一节　呕吐

中医呕吐是指胃失和降，气逆于上，胃内容物经食管和口腔吐出的一种病症。有物有声为呕，有物无声为吐，无物无声为干呕，临床上呕与吐常同时发生，难于截然分开，故合称为呕吐。西医呕吐是指胃内容物，甚至胆汁、肠液通过食管反流到口腔，并吐出的反射性动作。

呕吐是临床常见的消化道症状，可发生于多种疾病，涉及各系统，需要认真鉴别。西医呕吐一般分反射性、中枢性、前庭障碍性、神经性四大类。中医呕吐主要包括反射性呕吐中的胃十二指肠疾病（急性胃肠炎或慢性胃炎急性发作等）所导致的呕吐。急性胃肠炎或慢性胃炎是临床常见的消化道疾病，临床可出现呕吐，可兼见胃痛、嗳气、反酸、腹泻等。

一、病因病机

呕吐发生的常见原因有外邪犯胃、饮食停滞、肝气犯胃、痰饮内停、脾胃虚寒、胃阴不足等。胃主受纳腐熟水谷，若风、寒、暑、湿之邪及秽浊之气，侵犯胃腑，以致胃失和降，水谷反而上逆而发生呕吐或由于饮食不节、暴饮暴食、多食生冷、醇酒辛辣、甘肥及不洁食物，皆可伤胃滞脾，每易引起食滞不化，胃气不降，上逆而为呕吐或因恼怒伤肝，肝失条达，横逆犯胃，胃气上逆，忧思伤脾，脾失健运，食停难化，胃失和降，而发生呕吐或因脾运失司，痰饮内停而导致呕吐或因病后胃弱、劳倦过度，耗伤中气，脾虚不能承受水谷，水谷精微不能化生气血，寒浊中阻而致呕吐或因素体胃阴偏虚、久呕不愈或热病之后或因肝郁化火，耗伤胃阴，致胃失濡润，不得润降而引起呕吐。总之，胃失和降，胃气上逆是呕吐的基本病机。临床上可分为虚实两类，实证可因外邪、饮食、肝气、痰饮等邪气犯胃，以致胃气痞塞，升降失调，气逆而呕；虚证可因脾胃虚寒或胃阴不足所致，两者均可导致脾胃运化失常，以致胃失和降，气逆于上而发生呕吐。

1. 外邪犯胃

症状以突然呕吐，伴有恶寒发热、头身疼痛等表证为特点。

2. 饮食停滞

症状以呕吐酸腐、嗳气厌食为特点，兼见得食吐甚，吐后反快，脘腹胀满，大便秽臭或秘结，苔厚腻，脉滑实。

3. 肝气犯胃

症状以呕吐吞酸、嗳气频为主症，兼见胸胁胀痛，舌边红，苔薄腻，脉弦。

4. 痰饮内停

症状以呕吐痰涎或清水，脘闷食少，便溏为特点。

5. 脾胃虚寒

症状以饮食稍有不慎即可呕吐，大便溏薄，时作时止为特点。

6. 胃阴不足

症状以呕吐反复发作，有时为干呕，似饥而不欲食，口燥咽干，舌红少津，脉细数为特点。

二、诊断与鉴别诊断

（一）辨病

1. 症状

急性胃肠炎或慢性胃炎急性发作均可出现呕吐，急性肠胃炎是发生在胃肠黏膜的急性炎症，本病常见于夏秋季，其发生多因饮食不当，暴饮暴食或食入生冷腐馊、秽浊不洁的食品，临床表现主要为恶心、呕吐、腹痛、腹泻、发热等。慢性胃炎急性发作也可出现恶心、呕吐，并可伴有胃痛、嗳气、反酸等症状。

2. 体征

呕吐大多无明显体征，有时可有上腹部轻压痛。

3. 辅助检查

（1）大便常规、大便培养：有助于急性胃肠炎的诊断。

（2）胃镜：有助于反流性食管炎、慢性胃炎、消化性溃疡、胃癌、食管癌等疾病的诊断。

（二）鉴别诊断

1. 反流性食管炎、消化性溃疡、胃癌、食管癌等

也可出现恶心呕吐，多伴有胃痛、烧心、嗳气、反酸、消瘦、食欲不振等症状。做胃镜可鉴别。

2. 脑肿瘤或脑炎

突然发生的喷射性呕吐，伴有头痛、恶心感，这种呕吐因肿瘤生长使颅内压升高引起，且常伴有头痛、视觉障碍等表现。如果在冬春季节出现喷射性呕吐，并伴有高热、剧烈头痛等，可能是患有流行性脑脊髓膜炎（简称流脑），应及时去医院就诊。

3. 肾功能不全

可在多种慢性肾脏疾病的基础上（常见慢性肾小球肾炎、高血压肾病、糖尿病肾病等）出现恶心、呕吐，可伴有颜面及双下肢水肿、蛋白尿、低蛋白血症、高脂血症、消瘦、贫血等症状，化验肾功能肌酐和（或）尿素氮增高，内生肌酐清除率降低等。

4. 肝病

急性病毒性肝炎、酒精性肝炎等均可出现恶心、呕吐，通过询问有无病毒性肝炎病史、饮酒史等可初步鉴别，进一步可做病毒学指标检测等有关检查可确诊。另外，肝硬化也可出

现恶心、呕吐，此类患者多伴有腹腔积液、脾肿大等，做腹部 B 超或腹部 CT 可确诊。

5. 肠梗阻

主要症状是呕吐、腹痛与停止排气排便。做腹部 X 线平片有助于确诊。

6. 急性心梗

多有心绞痛病史，可在劳累或休息状态下出现恶心、呕吐，多伴有大汗淋漓、面色苍白、血压下降等症状，心电图可有特征性表现，化验心肌酶及肌钙蛋白升高。

7. 妊娠呕吐

育龄妇女，停经后晨起出现恶心、呕吐，多伴有困倦思睡、嗜食酸或甜的食物，尿 HCG 试验阳性有助于早孕反应的诊断。

8. 中暑

长时间处于烈日及高温环境中，突然出现面白、恶心、呕吐、胸闷、口渴等症状。可伴有多汗、面色潮红、呼吸及脉搏加快等。

9. 梅尼埃病

病因尚不很明确，多与内耳迷路水肿有关。突然出现眩晕、恶心、呕吐、神志清楚，发作时闭目不敢睁眼，可伴有耳鸣、耳部胀满感等不适。

10. 颈椎病

多由椎动脉型颈椎病引起。椎动脉受刺激或压迫，以致血管狭窄而出现椎—基底动脉供血不足，出现持续性头痛，晨起、头部活动时加重，并伴有眩晕、恶心、呕吐等症状；有时患者可突然感到四肢麻木、软弱无力而跌倒，但神志清楚，多能自己起来。本病做颈椎 X 线摄片可确诊。

11. 其他

泌尿系结石、卵巢囊肿蒂扭转、青光眼、肠系膜上动脉综合征等也可引起呕吐。

三、中医治疗

（一）论治原则

该病以和胃降逆止呕为原则。

（二）分证论治

1. 外邪犯胃证

呕吐，伴有恶寒发热，头身疼痛等表证为特点，兼见胸腹满闷，苔白腻，脉濡缓。

治法：解表祛邪，和胃降逆。

主方：藿香正气散（《太平惠民和剂局方》）加减。

药物：藿香、紫苏、白芷、大腹皮、茯苓、白术、陈皮、厚朴、半夏、桔梗、甘草、生姜、大枣。

2. 饮食停滞证

以呕吐吞酸、嗳气频作为主症，兼见胸胁胀痛，舌边红，苔薄腻，脉弦。

治法：消食导滞，和胃降逆。

主方：保和丸（《丹溪心法》）加减。

药物：山楂、神曲、半夏、茯苓、陈皮、连翘、莱菔子。

3. 肝气犯胃证

以呕吐吞酸、嗳气频作为主症，兼见胸胁胀痛，舌边红，苔薄腻，脉弦。

治法：疏肝理气，和胃降逆。

主方：半夏厚朴汤（《金匮要略》）和左金丸（《丹溪心法》）加减。

药物：半夏、厚朴、茯苓、生姜、苏叶、黄连、吴茱萸。

4. 痰饮内停证

呕吐痰涎或清水，脘闷食少，便溏，头晕心悸，舌苔白腻，脉滑。

治法：温化痰饮，和胃降逆。

主方：苓桂术甘汤（《金匮要略》）合小半夏汤（《金匮要略》）加减。

药物：茯苓、桂枝、白术、甘草、半夏、生姜。

5. 脾胃虚寒证

饮食稍有不慎即可呕吐，大便溏薄，时作时止，可伴有面色不华，肢冷乏力，脘腹痞闷，纳呆，舌淡苔白，脉濡弱。

治法：温中健脾，和胃降逆。

主方：理中丸（《伤寒论》）加减。

药物：党参、干姜、甘草、白术。

6. 胃阴不足证

呕吐反复发作，有时为干呕，似饥而不欲食，口燥咽干，舌红少津，脉细数。

治法：滋养胃阴，和胃降逆。

主方：麦门冬汤（《金匮要略》）加减。

药物：麦门冬、半夏、党参、甘草、粳米、大枣。

（三）中医特色治疗

1. 中成药

（1）外邪犯胃证：藿香正气水 10 mL，每日 3 次；克痢痧胶囊每次 3 粒，每日 3 次。

（2）饮食停滞证：保和丸 1 丸，每日 2 次；达立通颗粒，每次 1 袋，每日 2 次；气滞胃痛颗粒每日 3 次，每次 1 袋。

（3）肝气犯胃证：胆胃康胶囊日服 3 次，每次 2 粒；左金丸 1 丸，每日 2 次；肠胃舒胶囊每次 3 粒，每日 2 次。

（4）痰饮内停证：延胡胃安胶囊每日 3 次，每次 2 粒；克痢痧胶囊每次 2 粒，每日 2 次。

（5）脾胃虚寒证：温胃舒胶囊 2 粒，每日 3 次；理中丸 1 丸，每日 2 次；附子理中丸 1 丸，每日 2 次；黄芪建中丸 1 丸，每日 2 次。

（6）胃阴不足证：养胃舒胶囊 2 粒，每日 3 次或养胃舒颗粒 1 包，每日 2 次；阴虚胃痛冲剂 1 包，每日 2 次。

2. 其他中医综合疗法

（1）针灸治疗呕吐是目前主要的外治法之一，具有经济、方便、安全的优势。外邪犯胃型：常用中脘、足三里、内关、合谷、公孙，用泻法，祛邪解表，和胃降逆。饮食停滞型：常用内关、公孙、足三里、天枢、下脘，用泻法，消食化滞，和胃降逆。肝气犯胃型：常用中脘、足三里、内关、阳陵泉、太冲，用泻法，疏肝和胃降逆。痰饮内停型：常用丰隆、公孙，用泻法，化痰消饮。脾胃虚寒型：常用脾俞、胃俞、中脘、内关、足三里，补法加灸，温中健脾，和胃降逆。胃阴不足型：常用中脘、内关、阴陵泉、胃俞，用补法，滋阴养胃，降逆止呕。

（2）耳针：根据病变部位取胃、贲门、幽门、十二指肠、胆、肝、脾、神门、交感。每次选用 2~4 穴，毫针浅刺；也可埋针或用王不留行籽贴压。

（3）穴位敷贴：取神阙、中脘、内关、足三里等穴。

3. 药膳疗法

（1）姜糖橘皮粥——适宜外邪犯胃证呕吐

原料：生姜 30 g，陈皮 50 g，红糖 20 g，大米 100 g。

做法：将大米洗干净后加水煮成粥，加入生姜 30 g，陈皮 50 g，红糖 20 g，煮 5 分钟即可。

（2）橘皮藕粉粥——适宜痰饮内停证呕吐

原料：橘皮 50 g，藕粉 100 g，白糖 100 g。

做法：橘皮 50 g，文火炖约 30 分钟，藕粉 100 g 冷水冲开后加入，煮开，加白糖调味即可。

（3）萝卜鸡内金汤——适宜饮食停滞证呕吐

原料：鸡内金 30 g，白萝卜 200 g，干姜、橘皮各 50 g，食盐少许。

做法：鸡内金 30 g，慢火煨烂，加入白萝卜 200 g 切块，干姜、橘皮各 50 g 加入，再煮约 20 分钟，加盐，频频喝汤。

（4）百合石斛粥——适宜胃阴不足证呕吐

原料：百合、石斛各 30 g，大米 100 g，冰糖 10 g。

做法：将大米洗干净后加水煮成粥后，将百合、石斛各 50 g，再煮约 20 分钟，加冰糖适量，即可。

（5）姜片煲猪肚——适宜脾胃虚寒证呕吐

原料：猪肚半只，鲜姜片 50 g，食盐少许。

做法：猪肚半只洗干净后切丝，慢火煨汤，煮熟后加鲜姜片 50 g，再煮 10 分钟即可。

（6）佛手陈皮粥——适宜肝气犯胃证呕吐

原料：佛手、陈皮各 30 g，大米 100 g，冰糖 10 g。

做法：将大米洗干净后加水煮成粥后，将佛手、陈皮各 30 g，再煮约 20 分钟，加冰糖适量，即可。

4. 名老中医经验方

（1）暖肝温胃散寒法：适用于肝胃虚寒，浊阴上逆之呕吐。《金匮要略》云："呕而胸满者，茱萸汤主之。"治用吴茱萸汤温中补虚，降逆止呕。方中以辛热入脾胃的吴茱萸为主药，暖肝温胃，下气降逆，辅以生姜温胃止呕，助吴茱萸散寒降逆；证属虚寒，当以温补，以人参为佐，补气健脾，且生津安神，大枣甘缓和中，制萸、姜之燥，又助人参补虚扶正，共奏暖肝温胃、补虚和中之功。

（2）回阳救逆法：适用于阴盛格阳之呕吐。《伤寒论》云："呕而脉弱，小便复利，身有微热，见厥者，难治，四逆汤主之。"治用四逆汤回阳救逆。方中附子生用能迅速温阳逐寒；辛热之干姜温中散寒，助阳通脉；炙甘草益气补中，缓姜、附峻烈之性，有调和药性之功。

（3）益气润燥法：适用于脾胃虚寒胃反之呕吐。《金匮要略》云："胃反呕吐者，大半夏汤主之。"治用大半夏汤和胃降逆，益气润燥。方中重用半夏开解降逆，人参、白蜜补虚润燥。

（4）温中散寒化饮法：适用于中阳不足，寒饮上逆之呕吐。《金匮要略》云："干呕吐逆，吐涎沫，半夏干姜散主之。"治用半夏、干姜散温中散寒，降逆止呕。《金匮要略》云："诸呕吐，谷不得下者，小半夏汤主之。"治用小半夏汤散寒化饮，和胃降逆以止呕，后世医家称此为"止呕祖方"。

（5）通腑泄热法：适用于胃肠实热之呕吐。《金匮要略》云："食已即吐者，大黄甘草汤主之。"因实热壅阻胃肠，腑气不通，胃热上冲，逆而不能容食，故食已即吐。治以通腑泄热，和胃止呕。方中大黄走而不守，泻热破结，荡涤肠胃，甘草和胃安中，载大黄以毕其功，则呕吐自止。

四、西医治疗

（一）治疗原则

（1）消除和避免引起急性胃肠炎或慢性胃炎急性发作的有害因素，如戒除烟酒、避免服用对胃有刺激性的食物及药物。

（2）给予清淡易消化的流质饮食，利于胃的休息和胃肠黏膜的愈合。

（3）对症治疗。呕吐腹泻严重，脱水明显，应及时送往医院静脉输液治疗。

（二）常用方法

1. 药物治疗

（1）多巴胺受体拮抗剂：代表药物为甲氧氯普胺，是一种中枢 D_2 受体拮抗剂和胃动力药物。其机制是作用于延髓催吐化学感受区（CTZ）中的多巴胺受体而提高 CTZ 阈值，从而具有强大的中枢性镇吐作用。甲氧氯普胺常用剂量，10 mg，肌内注射。

（2）抗组胺类药：这类药物的代表是苯海拉明（乘晕宁），其具有抗组织胺 H_1 受体的作用，对中枢神经有较强的抑制作用，还有阿托品样作用，用于恶心、呕吐时的剂量为成人1 次12.5 mg。

（3）抗胆碱能类药：如东莨菪碱、阿托品等。东莨菪碱是预防和治疗晕动病的有效药物。它能拮抗大脑皮质、脑桥中的 M_1 受体和下丘脑、呕吐中枢的 H_1 受体，同时抑制去甲肾上腺素能系统，使前庭对各种刺激的适应性增强。

（4）维生素 B_6：可用于急慢性胃炎、化疗和放疗所引起的呕吐，也可用于妊娠早期的呕吐。

（5）促胃肠动力药：代表药物为枸橼酸莫沙必利片，具有健胃和止吐的功能，其优点为没有精神与神经不良反应，用于治疗经常性胃排空延缓、胃炎伴随发生的消化不良综合征，还可以治疗功能性、器质性、感染性、饮食性或由放疗所引起的恶心或呕吐。

2. 心理调节

保持心情愉悦，有助于呕吐的停止。

五、预防与调护

勿暴饮暴食，宜进食易消化的食物，忌食高脂肪的煎炸及熏炸食品，忌生冷、粗硬、酸辣刺激性食物，慎用或不用易损伤胃黏膜的药物。保持乐观情绪。

六、小结

1. 治愈

治疗后恶心、呕吐症状消失，能正常进食。

2. 显效

恶心、呕吐症状基本消失，饮食有不同程度的改善。

3. 有效

呕吐次数明显减少，仍有恶心，有食欲，能进流食。

4. 无效

症状无改善或加重。

（吴莹莹）

第二节　腹痛

腹痛是指以胃脘以下、耻骨毛际以上部位发生疼痛为主症的病证，是临床上极为常见的一个症状。内科腹痛常见于西医学的急性胃肠炎、肠易激综合征、消化不良、胃肠痉挛、不完全性肠梗阻、腹型过敏性紫癜、急慢性胰腺炎、肠道寄生虫等，以腹痛为主要表现。

一、病因病机

腹痛的常见病因有感受外邪、饮食所伤、情志失调及素体阳虚等，均可导致气机阻滞、脉络痹阻或经脉失养而发生腹痛。其病理性质不外乎寒、热、虚、实四端，寒证是寒邪凝注或积滞于腹中脏腑经脉，气机阻滞而成；热证是由六淫入里化热，湿热交阻，使气机不和，传导失职而发；实证为邪气郁滞，不通则痛；虚证为中脏虚寒，气血不能温养而痛。四者往往相互错杂。总之，本病的基本病机为脏腑气机阻滞，气血运行不畅，经脉痹阻，"不通则痛"或脏腑经脉失养，不荣而痛。

（一）实证

1. 寒邪内阻证

因寒邪凝滞，中阳被遏，脉络痹阻而致腹痛。

2. 湿热壅滞证

因湿热内结，气机壅滞，腑气不通而致腹痛。

3. 饮食积滞证

因食滞内停，运化失司，胃肠不和而致脘腹胀满疼痛。

4. 肝郁气滞证

因肝气郁结，气机不畅，疏泄失司而致腹痛胀闷。

5. 瘀血内停证

因瘀血内停，气机阻滞，脉络不通而致腹痛较剧，痛如针刺。

（二）虚证

中脏虚寒证：因中阳不振，气血不足，失于温养而致腹痛绵绵，喜温喜按。

二、诊断与鉴别诊断

（一）辨病

1. 症状

凡是以胃脘以下、耻骨毛际以上部位的疼痛为主要表现者，即为腹痛。其疼痛性质各异，若病因外感，突然剧痛，伴发症状明显者，属于急性腹痛；病因内伤，起病缓慢，痛势缠绵者，则为慢性腹痛。临床可据此进一步辨病。

腹痛本身的特点如下。

（1）腹痛的部位常提示病变的所在，不过很多内脏性疼痛常常定位含糊，所以压痛的部位要较患者自觉疼痛的部位更为重要。

（2）腹痛的程度在一定的意义上反映了病情的轻重。一般而言，胃肠道穿孔、肝脾破裂、急性胰腺炎、胆绞痛、肾绞痛等疼痛多较剧烈，而溃疡病、肠系膜淋巴结炎等疼痛相对轻缓。

（3）腹痛节律对诊断的提示作用较强，实质性脏器的病变多表现为持续性痛，中空脏器的病变多表现为阵发性痛。而持续性疼痛伴阵发性加剧则多见于炎症与梗阻同时存在的情况，如胆囊炎伴胆道梗阻，肠梗阻后期伴腹膜炎等。

（4）腹痛伴随的症状：伴发热者提示为炎症性病变，伴吐泻者常为食物中毒或胃肠炎，仅伴腹泻者为肠道感染，伴呕吐者可能为胃肠梗阻、胰腺炎，伴黄疸者提示胆道疾病，伴腹胀者可能为肠梗阻，伴休克者多为内脏破裂出血、胃肠道穿孔伴发腹膜炎等。

2. 体征

腹部的体征是检查的重点。首先要查明是全腹压痛还是局部压痛。全腹压痛表示病灶弥漫，如弥漫性腹膜炎。局部压痛往往能提示病变的所在，如麦氏点压痛为阑尾炎的体征。检查时尚需注意有无肌紧张与反跳痛，还需注意检查有无腹块，在腹壁上看到胃型、肠型，是幽门梗阻、肠梗阻的典型体征。听到亢进的肠鸣音提示肠梗阻，而肠鸣音消失则提示肠麻痹。由于腹外脏器的病变也可引起腹痛，故心和肺的检查必不可少。

3. 实验室检查

（1）血、尿、便的常规检查：血白细胞数及中性粒细胞增高提示炎症性病变，脓血便提示肠道感染，血便提示肠梗阻、肠系膜血栓栓塞、出血性肠炎等。

（2）血生化检查：血清淀粉酶增高为胰腺炎，血清胆红素增高提示胆道疾病。

（3）腹腔穿刺液的常规及生化检查：有助于腹腔内出血和感染的诊断。

（4）X线检查：膈下发现游离气体的，胃肠道穿孔几可确定。肠腔积气扩张、肠中多数液平则可诊断肠梗阻。X线钡餐造影或钡灌肠检查可以发现胃十二指肠溃疡、肿瘤等。

（5）超声与CT检查：对肝、胆、胰疾病的诊断与鉴别有重要作用。

（6）内镜检查：用于胃肠道疾病的诊断与鉴别。

（二）类病辨别

引起腹痛的疾病甚多，列举最常见和较有代表性者分述如下。

1. 急性胃肠炎

腹痛以上腹部及脐周部为主，常呈持续性隐痛伴阵发性加剧，常伴恶心、呕吐、腹泻，也可有发热。体检发现上腹部及脐周部有压痛，但无肌紧张与反跳痛。结合发病前有不洁饮食史能鉴别。

2. 急性阑尾炎

起病时先感中上腹持续性隐痛，数小时后转移至右下腹，呈持续隐痛伴阵发加剧。体检可有麦氏点压痛，并可有肌紧张，为阑尾炎的典型体征。结合白细胞总数及中性粒细胞增高可确诊。

3. 急性胰腺炎

多在饱餐或饮酒后突然发作，中上腹持续性剧痛，常伴恶心、呕吐及发热。上腹部深压痛，可有肌紧张及反跳痛。血清淀粉酶升高。腹部 X 线可见小肠充气扩张，CT 检查可见胰腺肿大、周围脂肪层消失。

4. 肠梗阻

疼痛多在脐周，呈阵发性绞痛，伴呕吐与停止排便排气。体检可见肠型，腹部压痛明显，肠鸣音亢进。腹部 X 线若发现肠腔充气，并有多数液平时可确诊。

三、中医治疗

（一）分证论治

1. 寒邪内阻证

腹痛拘急，遇寒痛甚，得温痛减，口淡不渴，形寒肢冷，小便清长，大便清稀或秘结，舌质淡苔白腻，脉沉紧。

治法：散寒温里，理气止痛。

主方：良附丸合正气天香散加减。

药物：高良姜、干姜、紫苏、乌药、香附、陈皮。

2. 湿热壅滞证

腹痛拒按，烦渴引饮，大便秘结或溏泄不爽，潮热汗出，小便短黄，舌质红，苔黄燥或黄腻，脉滑数。

治法：泄热通腑，行气导滞。

主方：大承气汤加减。

药物：大黄、芒硝、枳实、厚朴。

3. 饮食积滞证

脘腹胀满，疼痛拒按，嗳腐吞酸，厌食呕恶，痛而欲泻，泻后痛减或大便秘结，舌苔厚腻，脉滑。

治法：消食导滞，理气止痛。

主方：枳实导滞丸加减。

药物：大黄、枳实、神曲、黄芩、黄连、泽泻、白术、茯苓。

4. 肝郁气滞证

腹痛胀闷，痛无定处，痛引少腹或兼痛窜两胁，时作时止，得嗳气或矢气则舒，遇忧思恼怒则剧，舌质红，苔薄白，脉弦。

治法：疏肝解郁，理气止痛。

主方：柴胡疏肝散加减。

药物：柴胡、枳壳、香附、陈皮、川芎、芍药、甘草。

5. 瘀血内停证

腹痛较剧，痛如针刺，痛处固定，经久不愈，舌质紫黯，脉细涩。

治法：活血化瘀，和络止痛。

主方：少腹逐瘀汤加减。

药物：当归、川芎、赤芍、延胡、蒲黄、五灵脂、肉桂、干姜、小茴香、甘草。

6. 中虚脏寒证

腹痛绵绵，时痛时止，喜温喜按，形寒肢冷，神疲乏力，气短懒言，胃纳不佳，面色无华，大便溏薄，舌质淡，苔薄白，脉沉细。

治法：温中不虚，缓急止痛。

主方：小建中汤加减。

药物：桂枝、生姜、芍药、饴糖、大枣、党参、白术、甘草。

（二）中医特色治疗

1. 中成药

中成药包括气滞胃痛颗粒、枳术宽中胶囊、温胃舒胶囊、肠胃舒胶囊等。

2. 其他中医综合疗法

（1）针灸治疗腹痛是目前主要的外治法之一，体针可取下脘穴、内关穴等。根据证型可适当加减。

（2）穴位贴敷治疗：将穴位贴敷贴贴于中脘穴、下脘穴、神阙穴、关元穴、阿是穴等，可缓解腹痛。

（3）镇痛灸贴敷腹部治疗：用该贴敷贴于神阙穴、下脘穴、关元穴等，可很快缓解各种腹痛。

3. 药膳疗法

急性胃肠炎：藿香白术粥。藿香、白术各 10 g，大米 50 g。将藿香、白术择净，放入药罐中，加入清水适量，先浸泡 5~10 分钟，水煎取汁，而后加入大米，煮为稀粥即成，每日 2~3 剂，连续 3~5 天。可解表和中，理气化湿，适用于急性胃肠炎症见恶寒、发热、头痛，胸痛满闷，腹痛呕吐，肠鸣泄泻，口淡无味等。

四、西医治疗

（1）针对病因治疗，有些如胃肠道穿孔、急性阑尾炎应及时进行手术治疗。

（2）一般治疗。①输液，纠正水、电解质和酸碱平衡的紊乱。②应用广谱抗生素以预防和控制感染。③有胃肠梗阻者应予胃肠减压、禁食。④积极抢救休克。⑤可酌用解痉止痛剂，除非诊断已明确应禁用麻醉止痛剂。⑥其他对症治疗。

五、预防与调护

饮食有节，防止暴饮暴食，宜清淡低脂饮食，避免进食高脂餐、油煎鸡蛋等。平和心态，避免烦躁忧虑，保持乐观情绪。

（李　晶）

第三节　泄泻

泄泻是指大便稀溏，排便次数增多，大便稀薄或完谷不化，甚至泻出如水样便症者。其大便次数增多，每日三五次以致十数次以上，常兼有腹胀、腹痛、肠鸣、纳呆。起病或急或缓。暴泻者多有暴饮暴食或误食不洁之物的病史，迁延日久、时发时止者常由外邪、饮食或情志等因素诱发。与患者脾虚湿盛有关。急性泄泻，经及时治疗绝大多数在短期内可痊愈，少数患者暴泻不止，损气伤津耗液，可成痉、厥、闭、脱等危象。急性泄泻因失治、误治，可迁延日久，由实转虚，转为慢性泄泻。日久脾病及肾，脾肾亏虚，不能腐熟水谷，可成命门火衰之五更泄泻。现代医学诊断的非感染性腹泻、急性胃肠型感冒、功能性肠病出现的泄泻，如肠易激综合征及慢性溃疡性结肠炎缓解期等出现的泄泻均归属于本病范畴。

一、病因病机

中医认为泄泻因素体脾胃虚弱，寒湿困脾或饮食不节或忧思恼怒等，可致脾胃损伤，出现寒湿内盛或湿热内生，蕴结肠腑，而致发作泄泻。其病位在脾、肾、大肠，病初多为寒湿内盛及湿热内蕴，病久及肾，则出现脾肾阳虚、寒热错杂之证。本病不只是结肠局部的病变，还常是一种全身性疾病，与脏腑功能障碍、阴阳平衡失调关系密切。

二、诊断与鉴别诊断

（一）诊断

1. 疾病诊断

（1）中医诊断标准：参照国家技术监督局发布的《中医临床诊疗术语》及国家市场监督管理总局制定的《中药新药临床指导原则》、普通高等"十一五"国家级规划教材田德禄主编的《中医内科学》的辨证标准，结合临床诊疗经验来进行划分，继而进行辨证论治。

（2）西医诊断标准：包括所有非感染性腹泻患者。该病属消化系统常见疾病，以 20～40 岁多发，男女比例大致相当。

1）大便稀薄或如水样，次数增多，可伴腹胀、腹痛等症。

2）急性泄泻起病突然，病程短，可伴有恶寒、发热等症。

3）慢性泄泻起病缓慢，病程较长，反复发作，时轻时重。

4）饮食不当，受寒或情绪变化可诱发。

5）大便常规检查未见红细胞、白细胞，大便培养无致病菌生长。

6）结肠镜检查未见明显异常。

7）重症腹泻有脱水、酸碱平衡失调及电解质紊乱。

2. 证候诊断

（1）寒湿内盛证：主症见大便清稀或如水样，腹痛肠鸣，畏寒恶风食少。舌苔白滑，脉濡缓。

（2）肠道湿热证：主症见腹痛即泻，泻下急迫，粪色黄褐臭秽，肛门灼热，可伴有发热。舌质红，舌苔黄腻。脉濡数或滑数。

（3）食滞胃肠证：主症见大便溏稀或如蛋花样，嗳腐吞酸，恶心欲呕，腹胀肠鸣。舌苔白黄腻，脉弦滑。

（4）肝郁脾虚证：主症见腹痛肠鸣泄泻，每因情志不畅而发，泻后痛缓。舌质红，舌苔薄白，脉弦。

（5）脾胃虚弱证：主症见大便溏薄，夹有不消化食物，稍进油腻则便次增多，伴有神疲乏力。舌淡，舌苔薄白，脉细。

（6）脾肾阳虚证：主症见大便溏薄至水样甚则滑泄不止，畏寒肢冷甚则四肢厥逆。舌淡青，舌苔白滑，脉沉细无力。

（二）鉴别诊断

泄泻与痢疾：两者均为大便次数增多，粪质稀薄的病证。泄泻以大便次数增多，粪质稀溏，甚则如水样或完谷不化为主症，大便不带脓血，也无里急后重或无腹痛。而痢疾以腹痛、里急后重、便下赤白脓血为特征。

三、中医辨证与治疗

根据《消化病特色专科实用手册》，将泄泻分为六型辨证施治。

（一）中医辨证论治

1. 寒湿内盛证

症见大便清稀或如水样，腹痛肠鸣，畏寒恶风食少。舌苔白滑，脉濡缓。

治法：解表散寒，芳香化湿。

处方：藿香正气散或胃苓汤加减。

药物：藿香、大腹皮、白芷、紫苏、茯苓、半夏曲、白术、陈皮、厚朴、桔梗、甘草。

如兼恶寒身痛，发热无汗、脉浮等表证者，可合用荆防败毒散以疏表解肌；若寒邪偏盛则将桂枝改为肉桂加高良姜 10 g 以温化寒湿。可酌加小茴香、乌药以温里止痛。

中成药：温胃舒胶囊、香砂平胃颗粒、克痢痧胶囊、藿香正气胶囊、加味香连丸等。

2. 肠道湿热证

症见腹痛即泻，泻下急迫，粪色黄褐臭秽，肛门灼热，可伴有发热。舌质红，舌苔黄腻，脉濡数或滑数。

治法：清热利湿。

处方：葛根芩连汤加味。

药物：葛根、炒黄芩、黄连、白芷、薏苡仁、茯苓、白术、芦根。

中成药：三九胃泰颗粒、雪胆素胶囊、肠胃舒胶囊等。

3. 食滞胃肠证

症见大便溏稀或如蛋花样，嗳腐吞酸，恶心欲呕，腹胀肠鸣。舌苔白黄腻，脉弦滑。

治法：消食化滞。

处方：选保和丸加减治疗。

药物：陈皮、连翘、茯苓、莱菔子、半夏曲、神曲、焦山楂、甘草。可酌加炒黄连、枳实、槟榔、佩兰。

中成药：克痢痧胶囊、肠胃舒胶囊、延胡胃安胶囊、香砂平胃颗粒等。

4. 肝郁脾虚证

症见腹痛肠鸣泄泻，每因情志不畅而发，泻后痛缓。舌质红，舌苔薄白，脉弦。

治法：抑肝扶脾。

处方：痛泻要方合逍遥散加减。

药物：陈皮、白芷、白术、防风、炒柴胡、杭芍、当归、茯苓、粉葛根、黄连、甘草。

中成药：胆胃康胶囊、延胡胃安胶囊、痛泻宁颗粒及健脾养肝丸。

5. 脾胃虚弱证

症见大便溏薄，夹有不消化食物，稍进油腻则便次增多，伴有神疲乏力。舌淡，舌苔薄白，脉细。

治法：健脾益胃。

处方：参苓白术散加减。

药物：党参、茯苓、白术、炒薏苡仁、陈皮、砂仁、桔梗、怀山药、炒扁豆、葛根、黄连、甘草。

中成药：补脾益肠丸及温胃舒颗粒、固本益肠片、健脾养肝丸、参苓健脾胃颗粒等。

6. 脾肾阳虚证

症见大便溏薄至水样甚则滑泄不止，畏寒肢冷甚则四肢厥逆。舌淡青，舌苔白滑，脉沉细无力。

治法：健脾益胃，温肾散寒。

处方：选四神丸合附子理中汤加减或合真人养脏汤加减。

药物：川附片（先煎 2 小时）、北沙参、当归、白术、五味子、肉豆蔻、杭芍、木香、甘草。

中成药：补脾益肠丸、蛤蚧兴阳丸、温胃舒胶囊、金匮肾气丸等。

（二）其他外治疗法

1. 针灸法

体针治疗多以取足阳明经穴位为主。主穴为中脘、足三里。耳针取小肠、大肠、脾、胃、肾、肝、交感等穴。

2. 使用穴位贴敷贴或腹泻灸贴治疗泄泻

穴位可选神阙穴、关元穴，每日 1 次，14 日为 1 个疗程。

3. 灸架治疗

主穴为足三里，每次 20 分钟，每日 2 次。

4. 中药热奄包

胃脘部，每日 1 次，每次 20 分钟，14 日为 1 个疗程。

5. 拔火罐

一般选用脾俞、肾俞、中脘、关元、天枢等穴位。

6. 推拿

患者先取坐位，用拇指平推下背部两侧足太阳膀胱经循行部位，约 10 分钟；继之掐揉脾俞、胃俞、足三里。再让患者俯卧，用掌按摩腰部两侧，约 5 分钟，最后点揉命门、肾俞、大肠俞、八髎等穴。若恶心、腹胀则按摩上腹部与脐周围，并取上脘、中脘、天枢、气海穴点揉。

四、调护

1. 一般护理

（1）大便的量、色、质、气味及次数，有无传染性。

（2）饮食习惯和生活习惯。

（3）心理社会状况。

（4）辨证：寒湿内盛证、肠道湿热证、肝郁脾虚证、脾胃虚弱证。

2. 护理要点

（1）按中医内科一般护理常规进行。

（2）急性泄泻者，应卧床休息。

（3）具有传染性者，执行消化道隔离。

（4）长期卧床者，应定时翻身，泄泻后清洁肛门。

（5）遵医嘱及时、准确地留取大便标本送验。

3. 细致观察病情并做好护理记录

（1）观察大便的量、色、质、气味及次数，有无里急后重等情况。

（2）观察体温、脉搏、舌苔、口渴、饮水、尿量和皮肤弹性等变化。

（3）泄泻严重、眼窝凹陷、口干舌燥、皮肤干枯无弹性、腹胀无力时，报告医师，并配合处理。

（4）呼吸深长、烦躁不安、精神恍惚、四肢厥冷、尿少或无尿时，报告医师，并配合处理。

4. 给药护理

中药汤剂趁热服用，服后覆被静卧。

5. 饮食护理

（1）饮食以清淡、易消化、无渣及营养丰富的流食或半流食为宜。忌食油腻、生冷、辛辣等刺激性食物。

（2）肠道实热证，饮食宜清淡爽口，忌食生热助湿之品。

（3）食滞胃肠证，暂禁食，待好转后再给予软食。

（4）脾气亏虚证，以清淡饮食为宜，可食健脾食物。

6. 情志护理

（1）慢性泄泻者常有焦虑、恐惧心理，给予安慰，消除疑虑，保持心情愉快。

（2）肝气郁滞者，忌恼怒，保持心情舒畅。

7. 临证（症）施护

（1）寒湿困脾、腹痛者，可做腹部热敷。

（2）肠道湿热、肛门灼热疼痛者，遵医嘱以中药熏洗。

（3）食滞胃肠、腹痛者，遵医嘱给予针刺。

8. 健康教育

（1）注意饮食清洁、有节。

（2）生活规律，劳逸结合，保持心情舒畅。

（3）指导患者遵医嘱正确服药。

五、疗效评价

（一）评价标准

参照1994年中医药管理局发布的《中医病症诊断疗效标准》和国家中医药管理局2010年5月公布的《22个专业95个病种中医诊疗方案》判定。

显效：大便成形，全身症状消失，大便每日1~2次。

有效：大便次数减少，水分减少，全身症状改善。

无效：大便次数及水分未改变，症状加重。

（二）评价方法

中医症状体征治疗前后的变化情况采用《中医四诊资料分级量化表》，实验室指标评价采用检测血常规、大便常规＋潜血变化的方法进行评价。

六、中医诊治的注意事项

（1）由于我国食品安全问题，患者在饮食卫生及食品安全方面的意识及管理有待提高。

（2）功能性肠病导致的泄泻患者常伴见焦虑—抑郁状态，治疗依从性较差，故针对功能性肠病患者常见焦虑—抑郁状态，应加强心理疏导，必要时使用抗焦虑—抑郁药物治疗，如氟哌噻吨美利曲辛片（黛力新）早餐后1片、阿普唑仑每晚1片。

（3）要加强病因诊断方面的研究与更新引进设备，同时必须不断提高医生的诊疗水平。

（李成坤）

第四节 痢疾

痢疾是以大便次数增多、腹痛、里急后重、痢下赤白黏冻或带脓血为主症的病证。是夏秋季节常见的肠道传染病。

本节所讨论的相当于西医学的急慢性细菌性痢疾、阿米巴痢疾、部分溃疡性结肠炎、放射性结肠炎、肠结核、克罗恩病、过敏性结肠炎、肠癌等，出现类似痢疾的临床表现者，可参考本节内容辨治。

《黄帝内经》称本病为"肠澼""赤沃"，对病因、病机、临床特点均有论述。如《素问·六元正纪大论》云："太阳司天之政……四气之争，风湿交争，民病……注下赤白。"《素问·至真要大论》又说："少阴之胜……呕逆烦躁，腹满痛溏泄，传为赤沃。"《素问·太阴阳明论》认为："食饮不节，起居不时者，阴受之……入五脏则䐜满闭塞，下为飧泄，久为肠澼。"《素问·气厥论》说："肾移热于脾，传为虚，肠澼。"《难经》称本病为"小肠泄""大肠泄""大瘕泄"，并认识到"便脓血，腹痛，里急后重"为本病的主要临床症状，如《难经·滞下》云："小肠泄者，溲而便脓血，少腹痛；大肠泄者，食已窘迫，大便色白，肠鸣切痛；大瘕泄者，里急后重，数至圊而不能便。"

汉代张仲景在《伤寒论》中将痢疾与泄泻统称为"下利"，认为邪热内蕴是其发病机制，如《伤寒论·辨厥阴病脉证并治第十二》云："下利，脉数而渴者，今自愈；设不瘥，必清脓血，以有热故也。"创制了葛根芩连汤、白头翁汤、桃花汤等著名方剂，一直为后世袭用。

晋代葛洪《肘后备急方》以"痢"称本病，有"天行毒气，夹热腹痛下痢"之说。《诸病源候论·痢病诸候》有赤白痢、脓血痢、休息痢、蛊注痢等二十一候，进行了详细分类，又以痢色之赤白分寒与热。病因方面则强调岁时寒暑不调、风寒热毒、运动劳役及饮食起居等因素。

孙思邈《备急千金要方·脾脏下》谓："痢有四种，谓冷、热、疳、蛊。冷则白，热则赤，疳则赤白相兼，蛊则纯痢瘀血。"《备急千金要方》还列举了19条治痢大法，用方102首，对当下、当温、救里、攻表等治疗原则及痢疾预后皆有论述。

宋代严用和《济生方·痢疾论治》首次提出"痢疾"之病名，"今之所谓痢疾者，古所谓滞下是也"，一直沿用至今。并在《济生方·大便门》提出治疗痢疾应"推其积滞，逐其邪秽""先导涤肠胃，次正根本，然后辨其风冷暑湿而为治法"。

金元时期，刘完素从火邪和湿热着手，认为："下迫里急后重……火性速而能燥物也，肠胃隔绝，传化失常而为滞下。"又谓："诸痢皆由于热，气不得宣通，湿热甚于肠胃之中。"并且认为邪伤气血在痢疾的发生发展过程中占有重要地位，提出"调气则后重自除，行血则便脓自愈"的治痢大法。李东垣认为"邪滞肠胃，水谷与血另作一派，热自内迫，故见下痢赤白脓血"，主张以凉血地黄汤治疗。朱丹溪提出"赤痢属血，白属气""赤痢乃自小肠来，白痢乃自大肠来"及"血痢不愈者属阳虚者"的见解，治疗采用通因通用的法则谓："（痢疾）初得之时，元气未虚，必推荡之，此通因通用之法，稍久气虚则不可下。壮实初病宜下，虚弱衰老久病宜升之。"又指出噤口痢的病机是大虚大热，用人参、黄连等治疗。《丹溪心法·痢病》阐明痢疾具有流行性、传染性，指出："时疫作痢，一方一家，上下相染相似。"

明清以后，对痢疾的认识更加深入。张景岳认为本病根在脾肾虚弱，如《景岳全书·杂症谟》云："脾肾虚弱之辈，但犯生冷极易作痢。"秦景明《症因脉治·痢疾论》提出痢疾分外感内伤，并立寒湿痢、湿热痢、燥热痢、七情痢、饮食痢、劳役痢。此后后世医家各有补充，戴元礼提出"劳痢"，赵献可提出"疫毒痢"，李梴提出"虚痢"，李用粹提出"虚滑痢"，张璐提出"阴虚痢疾"，陈修园提出"奇恒痢"，丰富了痢疾辨证论治的内容。林珮琴认为痢疾的发病机制是湿热蕴蒸，如《类证治裁·痢症》云："症由胃腑湿蒸热壅，致气血凝结，夹糟粕积滞，进入大小肠，倾刮脂液，化脓血下注。"蒲松园提出治痢四忌"一忌大下""一忌温补""一忌发汗""一忌利小便"，而唯清热一法无忌。李用粹在《证治汇补·痢疾》中则提出"瘀血痢"，主张"治痢当祛瘀"，提出的活血化瘀一法，丰富了治痢之法。

一、病因病机

（一）病因

痢疾的病因有外感湿热、疫毒之邪，内伤饮食生冷或饮食不节两个方面，病机主要是湿热疫毒之邪蕴结肠腑，伤及气血，气滞血瘀，致大肠传导失司，脂络受伤而成痢疾。

1. 外感时邪

外感时邪，一为疫毒之邪，内侵肠腑，发病急骤，形成疫毒痢。二为湿热之邪，蕴蒸肠腑，气机不畅，邪热与气血相互搏结而化为赤白脓血，发生湿热痢。《沈氏尊生书》云："大抵痢之病根，皆由湿蒸热壅，以致气血凝滞渐至肠胃之病。"三为夏月感受暑湿，暑湿伤中，气血壅滞，发为湿热痢。《济生方》云："大肠虚弱而风冷暑湿之邪得以乘间而入，故为痢疾。"《景岳全书·痢疾》说："痢疾之病，多发生于夏秋之交……皆谓炎暑火行，相火司令，酷热之毒蓄积为痢。"

2. 饮食不节

平素嗜食肥甘厚味或饮食不洁，酿生湿热或夏月恣食生冷瓜果，损伤脾胃，中阳受困，湿热或寒湿、食积之邪内蕴，伤及胃肠，肠中气机壅滞，邪蕴而伤及气血，致气滞血瘀，与肠中糟粕相互搏结，化为脓血而成痢疾。

（二）病机

痢疾病位在肠，与脾胃关系密切，涉及于肝，久则及肾。主要病机是邪气（疫毒、湿热、寒湿、食滞等）蕴结于肠腑，腑气壅滞，气滞血阻，邪气与肠腑气血相搏结，夹糟粕积滞肠道，以致脂络受伤，腐败化为脓血而成痢疾。如《证治汇补》云："无积不成痢，痢乃湿、热、食积三者。"

痢疾初起多属实证。疫毒熏灼肠腑，耗伤气血，下痢鲜紫脓血，壮热口渴者，为疫毒痢。疫毒上冲于胃，胃失通降，则发为噤口痢。外感湿热或湿热内生，壅滞腑气，下利赤白，肛门灼热后重者，为湿热痢。寒湿内困，脾失温运，气机阻滞，下痢白多赤少，为寒湿痢。疫毒热盛伤津或湿热内郁，久则耗伤气阴，可发为阴虚痢。下痢日久，失治误治，如收涩太早，闭门留寇，可酿成正虚邪恋，而发为下痢时发时止，日久难愈之休息痢。

二、诊断与鉴别诊断

（一）诊断依据

（1）以大便次数增多，腹痛，里急后重，下痢赤白黏冻或带脓血为主要症状。

（2）暴痢起病突然，病程短，可伴有恶寒发热等；久痢起病缓慢，反复发作，迁延不愈；疫毒痢病情严重而凶险，以儿童多见，起病急骤，在腹痛、腹泻尚未出现之时，即有高热，神志模糊，四肢厥冷，面色青灰，呼吸浅表，神昏惊厥，而痢下呕吐并不严重。

（3）多有饮食不洁史。起病急骤者多发生在夏秋之交，久痢则四季皆可发生。

（二）鉴别诊断

痢疾与泄泻：两者均多发于夏秋季节，病变部位在胃肠，病因也有相同之处，症状都有腹痛，大便次数增多。但痢疾大便次数虽多而量少，排赤白脓血便，腹痛伴里急后重感明显。而泄泻大便溏薄，粪便清稀或如水或完谷不化，而无赤白脓血便，腹痛多伴有肠鸣，少有里急后重感，正如《景岳全书》所说："泻浅而痢深，泻轻而痢重，泻由水谷不分，出于中焦，痢以脂血伤败，病在下焦。"当然，两病在一定条件下，又可相互转化或先泻后痢或先痢而后转泻。一般认为先泻后痢病情加重，先痢后泻病情减轻。

（三）相关检查

急性细菌性痢疾血常规检查可见白细胞和中性粒细胞增多，慢性细菌性痢疾血常规检查可见轻度贫血。大便常规可见大量脓细胞和部分红细胞，并有巨噬细胞，大便培养痢疾杆菌阳性是确诊的关键。肠阿米巴痢疾的新鲜大便可培养出阿米巴滋养体和包囊。必要时可行 X 线钡剂灌肠、结肠镜检查，有助于溃疡性结肠炎、放射性结肠炎、缺血性结肠炎的诊断，也可排除直肠肿瘤等似痢非痢疾病。

三、辨证

（一）辨证思路

1. 辨虚实主次

暴痢发病急，病情重，腹部胀满拒按，里急后重，痛时窘迫，便后症状减轻。久痢发病缓慢，时轻时重，病程长，腹痛绵绵，痛而喜按，便后里急后重不减，坠胀甚者，常为虚中夹实。

2. 辨伤气伤血

邪有伤气伤血不同，它反映病情的轻重、病位的深浅。痢下白多赤少为伤及气分，下痢赤多白少为伤及血分。邪在气分，病情尚轻，气机阻滞，影响传导，治以化湿、行气、导滞，气行则病减；邪在血分，病已深入，伤及血络，迫血妄行，凉血活血病得安宁。

3. 辨寒热轻重

大便排出脓血，色泽鲜红，甚则紫黑，浓稠腥臭，腹痛，里急后重感明显，口渴喜饮，口臭，小便黄或短赤，舌质红苔黄腻，脉滑数者属于热证；大便排出赤白清稀，白多赤少，清淡无臭，腹痛喜按，里急后重感不明显，面白肢冷形寒，舌质淡红，苔白，脉沉细者属于寒证。

4. 辨大便色质

白冻而滑脱不禁为虚寒，痢下赤色或纯血鲜红者，一般属热、属火、属血，病情较重，所谓"血为热迫"。痢下赤白相兼者，为气血俱受邪；其中有赤多白少及赤少白多之别，前者属热，后者属寒；痢下紫黑色，一般属血瘀。若紫黯而稀淡，则为阴虚。痢下色焦黑，浓稠臭秽者，属火；痢下黄色，深而秽臭者，为热或食不化者为积，浅淡而不甚者，为寒；痢下五色相杂，为"湿毒甚盛故也"；脓血黏稠难下者或属热，或属燥，或属阴虚。

5. 辨里急后重及腹痛

凡外邪所致的里急后重，每在便后得减；火热之邪为病，其腹窘迫，肛门灼热；腹痛多伴胀满而拒按。凡虚痢的里急后重，多圊后不减；证属虚寒者，腹微痛而不实不坚或喜揉按或喜暖熨或虽痛而并无努责；气虚气脱者，里急而频见污衣；气陷者，后重而圊后转甚。

（二）类证鉴别

1. 急性痢疾

当辨其湿、热、毒邪之轻重。

脉数口渴，舌红苔黄，口臭尿黄，赤多白少者，以热为盛，当着重清热泻火；排便不畅，黏滞不爽，白多赤少，苔腻者，以湿为重，当着重化湿运脾；热盛者，能耗气动血，化火成毒，并煎熬湿浊、津血而生痰、成瘀，故其证每有兼夹，当详辨之。

2. 慢性痢疾

正虚当辨其气、血、阴、阳，在脾在肾。神疲乏力，纳呆少语，便溏，为脾气亏耗；便下脓血黏稠，虚坐努责，心烦口干，至夜转剧，舌红绛少苔或光红乏津者，为久病耗伤阴血；痢下赤白清稀，无腥臭或为白冻，甚则滑脱不禁，肛门坠胀，便后更甚，形寒畏冷，四肢不温，腰膝酸软者，为脾肾阳虚。

（三）证候

1. 湿热痢

症状：腹痛阵阵，痛而拒按，里急后重，痢下赤白脓血，黏稠如胶冻，腥臭，肛门灼热，小便短赤，舌苔黄腻，脉滑数。

病机分析：湿热之邪侵入肠腑，气血阻滞，传导失常，不通则痛，故腹痛，里急后重；湿热郁滞于大肠，经络受损，气滞血瘀，化为脓血，故下痢赤白脓血；湿热下注，则肛门灼热，小便短赤；苔腻为湿，黄为热，滑为实，数乃热之象。

2. 疫毒痢

症状：起病急骤，大便频频，痢下鲜紫脓血，腹痛剧烈，后重感特著或壮热口渴，头痛烦躁，恶心呕吐，甚者神昏惊厥，舌质红绛，舌苔黄燥，脉滑数或脉微欲绝。

病机分析：疫毒之邪，伤人最速，故发病急骤；疫毒熏灼肠道，耗伤气血，经脉受损，故下痢鲜紫脓血；疫毒之气甚于湿热之邪，故腹痛里急后重较剧；毒盛于里，助热伤津，故壮热烦渴；毒邪上攻清窍则头痛；毒邪内扰心营则烦躁；热毒蒙蔽清窍则神昏；热甚动风则惊厥；舌红绛，苔黄燥，脉滑数为疫毒内热炽盛之征。

3. 寒湿痢

症状：痢下赤白黏冻，白多赤少或为纯白黏冻，伴腹痛拘急，里急后重，口淡乏味，脘腹胀满，头身困重，小便清白，舌质或淡，舌苔白腻，脉濡缓。

病机分析：寒湿之邪侵及肠腑，气血瘀滞，腑气通降不利，故腹痛胀满，里急后重；寒邪所致，故喜温暖；寒湿之邪交阻大肠，经络受损，则下痢白多赤少或纯白冻；寒湿中阻，运化失常，故饮食乏味，胃脘饱闷；脾主四肢，寒湿困脾，则健运失司，故头身困重；舌淡，苔白腻，脉濡缓为寒湿之象。

4. 阴虚痢

症状：痢下赤白，日久不愈，脓血黏稠或下鲜血，脐下灼痛，虚坐努责，食少，心烦口干，至夜转剧，舌红绛少苔或光红乏津，苔腻或花剥，脉细数。

病机分析：素体阴虚，感邪而为痢或者久痢伤阴，遂成阴虚之痢；邪滞肠间，阴血不足，故痢下脓血黏稠；阴亏热灼，故脐下灼痛；营阴不足，故虚坐努责；胃阴亏虚，故食少口干；阴虚火旺，故心烦；舌红绛少苔或光红少津，脉细数为阴血亏耗之征。

5. 虚寒痢

症状：腹部隐痛，缠绵不已，喜按喜温，痢下赤白清稀，无腥臭或为白冻，甚则滑脱不禁，肛门坠胀，便后更甚，形寒畏冷，四肢不温，食少神疲，腰膝酸软，舌淡苔薄白，脉沉细而弱。

病机分析：脾虚中寒，寒湿留滞肠中，故下痢稀薄带有白冻；寒盛正虚，肠中失却温养，故腹部隐痛；脾胃虚弱，故食少神疲，四肢不温；脾胃虚寒，则化源不足，肠中久痢，则津微外流，日久及肾，导致肾阳虚衰，关门不固，故腰酸怕冷，滑脱不禁；舌淡苔白，脉沉细弱均为虚寒之象。

6. 休息痢

症状：下痢时发时止，迁延不愈，常因饮食不当、受凉、劳累而发，发时大便次数增多，夹有赤白黏冻，腹胀食少，倦怠嗜卧，舌质淡苔腻根厚，脉濡软或虚数，按之濡滑或带弦数。

病机分析：下痢日久，正虚邪恋，寒热夹杂，肠腑传导失司，故缠绵难愈，时发时止；湿热留恋不去，病根未除，故感受外邪或饮食不当而诱发，发则腹痛里急，大便夹黏液或见赤色；脾胃虚弱，中阳健运失常，故腹胀纳减，嗜卧倦怠；苔腻不化，脉濡或虚数为湿热未尽、正气虚弱之征。

7. 噤口痢

症状：下痢脓血，胸闷呃逆，口臭纳呆或噤口不食或入口即吐，舌红苔黄腻，脉滑数或下痢频频，恶呕不食，口淡不渴，舌淡脉弱。

病机分析：湿热疫毒，蕴结肠腑，上攻于胃，胃气不得通降，故噤口不食或食入即吐或久病正虚，中气耗损，脾胃衰败，清阳不升，浊阴不降，胃气衰败，逆而不降，故恶呕不食。

四、治疗

（一）治疗思路

《景岳全书》云："凡治痢疾，最当察虚实，辨寒热，此泻痢最大关系。"痢之初起，实证、热证多见，治当清肠化湿解毒，调气行血导滞；如刘河间云："调气则后重自除，行血则便脓自愈。"初起如有夹表证者，则加解表之剂，以解表举陷。忌用收涩止泻之品，以免闭门留寇。疫毒痢则当清热解毒，开窍镇痉。噤口痢治以清热解毒，和胃降逆。久痢正虚邪恋，当调补脾胃，兼以清肠。虚实夹杂者，当标本同治，虚实兼顾。

（二）基本治法

1. 清肠化湿，调和气血法

适应证：湿热蕴结证。

代表方：芍药汤加减。

常用药：黄芩、黄连清热解毒燥湿；白芍、当归、甘草和营行血，以治脓血；木香、槟榔、大黄行气导滞以除后重；金银花清热解毒；肉桂辛温通结。

加减：痢之初起，伴发热恶寒，头身重痛，脉浮数等表证，应用解表法，以荆防败毒散疏表举陷，此即喻嘉言所谓"逆流挽舟"之法。表邪未解，陷入于里，里邪已甚，症见大热汗出，脉象急促，则用葛根芩连汤以解表清里。如表证已解，痢尤未止，可加香连丸以调气清热。痢下赤多白少或纯下赤冻，口渴引饮，热甚于湿，加白头翁、秦皮、黄柏清热解毒，金银花、丹皮、地榆、赤芍清热凉血止痢。若瘀热较重，痢下鲜血者，加生地榆、槐花、荆芥、当归凉血祛风止血。痢下白多赤少，胸脘痞闷明显，舌苔白腻，湿重于热，去当归，加苍术、厚朴、陈皮燥湿行气。若见饮食积滞，痢下不爽，腹胀拒按，嗳腐吞酸，舌苔腻，脉滑，加莱菔子、山楂、神曲消食化滞；食积化热，痢下不爽，加枳实、厚朴、槟榔行气导滞，破积泄热。

2. 清热解毒，凉血止痢法

适应证：疫毒壅盛证。

代表方：白头翁汤合芍药汤加减。前方清热凉血解毒为主；后方增强清热解毒之功，并有调气和血导滞的作用。

常用药：白头翁、黄连、黄柏、秦皮清热化湿，凉血解毒；金银花、地榆、牡丹皮清热凉血；芍药、甘草调营和血；木香、槟榔调气行滞。

加减：热毒秽浊壅塞肠道，腹痛拒按，大便涩滞，臭秽难闻，加大黄、枳实、芒硝通腑泄浊；热毒深入营血，神昏谵语，舌质红，苔黄燥，脉弦数，加犀角地黄汤凉营开窍；热极生风，痉挛抽搐，加羚羊角、石决明、钩藤息风止痉。暴痢脱证，症见面色苍白，汗出肢冷，舌质黯红，苔黑，脉微欲绝者，急服参附汤或独参汤，先回阳救逆，再据证治疗。

3. 温运中阳，理气化湿法

适应证：寒湿阻滞证。

代表方：不换金正气散加减。

常用药：藿香芳香化湿；苍术、半夏、厚朴运脾燥湿；炮姜、桂枝温中散寒；陈皮、大枣、甘草行气散满，健脾温中；木香、枳实理气导滞。

加减：痢下白中兼赤，加当归、白芍调营和血；脾虚纳呆加白术、神曲健脾开胃；寒湿内停，腹痛，痢下不爽，加大黄、槟榔，配炮姜、肉桂温中导滞；中气不足，脉濡软，舌质胖嫩，改用补中益气、宣阳化湿之法，加太子参、白术、茯苓。暑天感寒湿而痢者，可用藿香正气散加减，祛暑散寒，化湿止痢。

4. 养阴和营，清肠止痢法

适应证：阴虚湿滞证。

代表方：黄连阿胶汤合驻车丸加减。前方坚阴清热，后方寒热并用，两方合用有坚阴养血、清热化湿的作用。

常用药：黄连、黄芩、阿胶清热坚阴止痢；白芍、甘草、当归养血和营，缓急止痛；少佐干姜以制芩、连苦寒太过；生地榆凉血而除痢。

加减：虚热灼津而见口渴，尿少，舌干，加沙参、石斛以养阴生津；痢下血多，加牡丹皮、旱莲草凉血止血；湿热未清，口苦，肛门灼热，加白头翁、秦皮清热解毒。

5. 温补脾肾，收涩固脱法

适应证：脾肾阳虚证。

代表方：真人养脏汤合桃花汤加减。前方温中涩肠，后方补虚固脱。两方合用可治疗脾肾虚寒，形寒肢冷，腰酸膝软，滑脱不禁的久痢。

常用药：人参、白术、干姜、肉桂温肾暖脾；粳米、甘草温中补脾；诃子、罂粟壳、肉豆蔻、赤石脂收涩固脱；当归、白芍养血行血；木香行气止痛。

加减：若积滞未尽，应少佐导滞之品，如枳壳、山楂、神曲；久痢脾虚气陷，加升麻、柴胡、党参、黄芪补中益气，升阳举陷。

6. 温中清肠，调气化滞法

适应证：正虚邪恋证。

代表方：连理汤加减。

常用药：人参、白术、茯苓、干姜、甘草温中健脾；黄连清除肠中湿热余邪；枳实、槟榔、木香行气导滞。

加减：脾阳虚极，肠中寒湿不化，遇寒即发，用温脾汤加减；久痢兼见肾阳虚衰，关门不固，加肉桂、熟附子、吴茱萸、五味子、肉豆蔻温肾暖脾，固肠止痢。

7. 泄热和胃，辛苦通降法

适应证：邪浊上攻，胃气衰败证。

代表方：开噤散加减。

常用药：黄连清胃肠湿热而降逆；陈皮、砂仁理气和胃；茯苓渗湿健脾；石菖蒲化浊醒脾；荷叶蒂、葛根、升麻升举脾之清阳；陈仓米、石莲子降气和胃；炒谷麦芽健胃消食；人参、党参、太子参扶正健脾，益气生津。

加减：湿热壅盛加白头翁、秦皮、败酱草清热解毒；痢下鲜血加生地榆、赤芍、当归、荆芥凉血祛风止痢；胸脘痞闷，苔腻白厚，加苍术、厚朴、半夏除湿理气。

（三）复法应用

1. 解表清里，调气和血法

适应证：表邪未解，里热已盛证。症见痢之初起，发热恶寒，头身重痛，里急后重，痢下赤白，肛门灼热，舌苔薄黄腻，脉浮数。

代表方：荆防败毒散合芍药汤加减。前方疏散表邪，使邪气从表而解，适用于痢疾初起兼有表证者；后方清肠祛湿，调气和血，适用于湿热蕴肠证。

常用药：荆芥、防风、羌活、葛根疏散表邪；黄芩、黄连清热解毒燥湿；大黄荡邪祛滞；茯苓、陈皮、苍术、厚朴化湿运脾和胃；枳壳、槟榔理气除湿；白芍、当归调肝和血。

2. 温中补虚，清热燥湿法

适应证：久痢正虚，寒热错杂证。症见久痢不愈，纳少倦怠，形寒畏冷，四肢不温，腹部隐痛，痢下赤白，肛门灼热，舌黯苔黄腻，脉沉细弦。

代表方：乌梅丸加减。

常用药：乌梅大酸，急泻厥阴，平肝柔木；桂枝、附子、细辛、干姜、川椒等辛温诸品，温脾暖肾，通启阳气；黄连、黄柏苦寒，清热坚阴；人参、当归甘温，补气调中。

加减：热去减黄连、黄柏；寒重加吴茱萸以暖肝胃；胃肠气滞加陈皮、大腹皮、木香理气除湿消胀；中焦气虚加白术、山药、茯苓、薏苡仁、莲子肉健脾益气。

（四）其他疗法

1. 单方验方

（1）白蔹散：白蔹地下块根，晒干后研末，装胶囊，每粒装 0.3 g，每次服 5 粒，每日 2 次。治疗湿热痢。

（2）马齿苋 30 g，洗净切段，粳米 60 g 淘净煮粥，入马齿苋。治疗湿热痢。

（3）石榴皮茶：取石榴皮 15 g，洗净切片，加水煎服，每日代茶频饮，可用于治疗休息痢。

2. 常用中成药

（1）香连丸。功能与主治：清湿热，化滞，止痢。用于湿热内滞大肠引起的下痢赤白脓血相杂、腹痛、里急后重。用法与用量：每次 3～6 g，每日 1～2 次。

（2）固本益肠片。功能与主治：健脾温肾，涩肠止泻。治疗脾虚或脾肾阳虚所致的久泻久痢、急慢性腹泻、慢性结肠炎。用法与用量：每次 8 片，每日 3 次。服药期间忌食生冷、辛辣、油腻。湿热痢非本药所宜。

3. 外治法

灌肠法：白头翁、苦参、金银花、黄柏、滑石各 60 g。上药加清水，浓煎成 200 mL，先作清洁灌肠后，再以药液灌肠，每日 1 次，连续 3 天。主治湿热痢、疫毒痢。

（五）临证勾要

1. 病情复杂者治宜兼顾

急性痢疾以实热为主证者，前人有"痢无止法"之说，但对于日久不愈的慢性痢疾或者慢性溃疡性结肠炎表现痢疾为主症，因病情复杂，正气已虚，而余邪又未尽，若单纯补涩则积滞不去，贸然予以消导，又恐伤正气，此时应当治宜兼顾，于补益之中，佐以清肠导下祛积，扶正祛邪，权衡应用，有寒热错杂者，可用乌梅丸加减治疗。对于反复发作，迁延日久之休息痢，还可在辨证基础上加用白头翁、石榴皮或可试用鸦胆子仁 10～15 粒，去壳装胶囊饭后吞服，每日 3 次，7～10 日为 1 个疗程。

2. 注意选用单味药

对于湿热痢疾许多单味药有良效，如马齿苋、败酱草、苦参等，可在辨证的基础上加用上述 1～2 味或者单味药煎服。

3. 以"脏毒"论治，予清肠解毒之品

痢疾以黏液脓血便为主，可以"脏毒"论治，无论急性热痢、寒痢，还是休息痢，也无论慢性溃疡性结肠炎表现痢疾为主症者，病情处于活动期或是缓解期，均加清肠解毒药，如黄连、黄芩、苦参、败酱草、白头翁、秦皮、马齿苋、金银花等。

4. 配合中药灌肠

慢性痢疾反复发作，较难治愈，可以配合灌肠治疗，灌肠中药常见的有清热解毒药：黄连、黄柏、白头翁、大黄、秦皮、苦参、青黛、马齿苋、蒲公英等；收涩敛肌药：白及、乳香、没药等；活血化瘀药：丹参、赤芍、血竭、三七等；收涩止泻药：乌梅、赤石脂、石榴皮、芡实等，可用之浓煎灌肠，适用于溃疡性结肠炎、慢性细菌性痢疾。也可应用成药锡类散灌肠。

5. 重视危象的救治

疫毒痢若发生厥脱，下痢无度，饮食不进，肢冷脉微，当用独参汤或者参附汤急救回阳。若下痢不能进食，称为噤口痢，主要是胃失和降，气机升降失常，实证多由湿热疫毒蕴结而成，症见下痢，胸闷，呕恶不食，口气秽臭，舌质红苔黄腻，脉滑数，治宜辛苦通降，和胃泄热，方用开噤散加减或加玉枢丹，少量冲服或用姜汁炒黄连同煎。频频服用，直至开噤为度。虚者因脾胃气虚或久痢胃虚气逆而致，呕恶不止，食入即吐，舌质淡，脉弱，治宜健脾和胃，方用六君子汤加石菖蒲、姜汁以醒脾开胃。而胃气败所致的噤口痢，实属危象，应积极图治。

五、特色经验

（一）临证经验

1. 治痢以祛邪为要

痢之为病，外邪内犯，湿热内蕴，血败肉腐，病位在肠，应以通之之法，导滞通腑，行气和血，所谓"痢无止法""无积不成痢，痢先当头下"。如兼夹有表证者，宜宣散表邪，鼓邪外出，即喻嘉言"逆流挽舟"之意也。而痢之不论寒证、热证，具当以清肠化湿贯穿始终。热证宜少佐运脾升清之品，如苍术、藿香、葛根、升麻、桔梗、柴胡等；寒证当配以温阳暖脾、理气行血之药，如白术、干姜、肉桂、当归、陈皮、草豆蔻等。

2. 清热当防苦寒，时时顾护胃气

肠中热毒壅滞，常用黄连、黄芩、生地榆、白头翁、秦皮等苦寒之品，但要中病即止，防苦寒败胃。久病不愈者，正气耗损，邪气留恋，则当扶正以祛邪，扶正重在健运脾胃，同时应注意补肺升清、抑肝扶脾、温肾暖脾等调和诸脏，以整体调治。

3. 调气和血贯彻始终

痢疾为肠腑气血同病，患者临床常见腹痛腹胀，即使病之后期也难缓解，多因气滞血瘀所致，故当行气导滞，凉血活血。行气常用陈皮、木香、枳壳、香附、佛手等平和之品，以防损伤正气；和血多以槐花、地榆、三七、郁金、当归、赤芍等凉血止血、活血祛瘀。

4. 收涩需慎重

久泻不愈，伤津耗气，正虚无邪之滑脱，可予固涩止泻，但用之宜慎，不可过剂。若湿邪未尽或夹寒、热、痰、瘀、郁、食等病变，则不可以久泻必虚或急于求成，忙于补涩，以防闭门留寇，导致病情迁延，所谓"炉烟虽熄，灰中有火也"。

（二）验案举例

病案一

王某，男，34岁。诉近5天来腹痛，大便带有赤白黏冻，里急后重，日夜如厕20余次。现症见发热恶寒，心烦急躁，头晕，恶心欲吐，纳差，周身酸楚疼痛，阵阵腹痛，小便黄，大便每日一行，带有少量脓血，舌质红，舌苔黄腻根垢而厚，脉濡滑而按之弦数。大便常规示大量脓细胞、红细胞、白细胞。此为内受湿热阻滞，外感风寒而发，暑湿积滞蕴蓄太盛，必成下痢，仿仲景和解表里法，也合喻嘉言逆流挽舟之法。方用人参败毒散合葛根芩连汤加减。柴胡10 g，白芍15 g，独活9 g，羌活9 g，黄连3 g，葛根15 g，川芎10 g，枳壳10 g，桂枝6 g，甘草5 g，桔梗6 g，茯苓15 g，黄芩10 g。水煎服，3剂。

二诊：腹痛消除，大便次数减少，里急后重减轻，食纳增加，舌苔薄白，脉象滑。原方加苍术10 g，去羌活、独活。

三诊：病愈。茯苓15 g，黄连3 g，枳壳10 g，陈皮10 g，木香9 g，白芍15 g，当归10 g，焦三仙（各）15 g，以善其后。

按：本例为湿热内蕴，壅滞肠道，气机不畅，血运障碍，传导失司，兼夹表证，治疗当清利湿热为主，兼解表邪。故予人参败毒散和葛根芩连汤加减清热止痢，外解表邪，而收奇功。

病案二

杨某，男，66岁。主诉腹痛、脓血便3天。3天前食生冷瓜果后出现腹痛，解黏液脓血便，现症见腹痛，腹痛即坠，坠则欲便，大便夹有赤白黏冻，里急后重，纳差，口淡乏味。查体：面色瘀滞晦黯，腹软，按之压痛，舌质淡红，苔薄白，左脉细涩，右脉缓。大便常规示大量脓细胞。辨证乃脾胃虚寒，复感寒邪。寒则凝滞，损伤阳气，气虚不能摄血，故为下痢。治以温中行气化湿，予附子理中汤加减，药用：附子9g，炮姜5g，党参15g，炒白术10g，陈皮10g，木香9g，升麻6g，黄芪30g，当归10g，甘草6g。服药3剂脓血便减少，6剂诸症皆失。

按：此例患者因食生冷而致寒湿痢，诚如《景岳全书》云："脾肾虚弱之辈，但犯生冷极易作痢。"故采用温脾补肾理气之法，盖脾阳健而能统血，则血痢自止，故用附子、炮姜、白术温运中阳，升麻、黄芪、党参补气升阳，木香、陈皮理气散结，当归调血和营，甘草调和诸药。药证合拍，效如桴鼓。

六、转归与预后

痢疾如得到及时治疗，一般预后良好，古人常以下痢的色、量及患者能食与否等判断，下痢有粪者轻，无粪者重；色如赤豆汁、如鱼脑、如猪肝或下痢纯血或如屋漏水者重；能食者轻，不能食者重。湿热疫毒之气上逆犯胃或下痢日久伤正，胃虚气逆，噤口不食，是为噤口痢，为危重征象。

如下痢见发热不止，口渴心烦，甚则神昏谵语或虽见下痢次数减少，而反见腹胀如鼓者，为热入营血，邪陷心肝之危重证候，若不及时救治，可发生内闭外脱之证。

七、预防与调护

对于具有传染性的细菌性痢疾及阿米巴痢疾，应采取积极有效的防治措施，以控制疾病的流行，搞好水、便的管理，消灭苍蝇等"四害"。在痢疾流行的季节，可适当食用生蒜瓣，也可食用马齿苋，对疾病的防治有一定的作用。

痢疾患者必须禁食，待病情稳定后，仍以清淡饮食为宜，忌食油腻荤腥食物。如《备急千金要方》云："凡痢病患，忌生冷酢滑、猪鸡鱼油、乳酪酥干脯酱粉咸等，所饮诸食，皆须大熟烂为佳，也不得伤饱，此将息之大经也。若将息失所，圣人不救也。"

（戴云亮）

第五节　便秘

便秘是指大便排出困难，粪质干燥坚硬，秘结不通，艰涩不畅，排便次数减少或排便间隔时间延长或虽有便意而排便无力、粪便不干也难以排出的病证。

西医学的功能性便秘、便秘型肠易激综合征、各种原因引起的肠黏膜应激能力减弱或因直肠和肛周疾病、神经性疾病、慢性消耗性疾病、内分泌代谢疾病、结缔组织性疾病、药物作用、精神因素、医源性因素等而出现的便秘，均属本病的范畴，可参照本节内容并结合辨病处理。至于因肠道或肠道邻近脏器的肿瘤压迫或其他腹腔内疾病并发的便秘，主要应针对原发病进行治疗。

《黄帝内经》认为大小便的病变与肾的关系密切。如《素问·金匮真言论》说："北方色黑，入通于肾，开窍于二阴。"《伤寒论》则提出阳结、阴结及脾约之分，如《伤寒论·辨脉法》提出："其脉浮而数，能食，不大便者，此为实，名曰阳结也。其脉沉而迟，不能食，身体重，大便反硬，名曰阴结也。"《金匮要略·五脏风寒积聚病脉证并治》曰："趺阳脉浮而涩，浮则胃气强，涩则小便数，浮涩相搏，大便则坚，其脾为约。麻仁丸主之。"其后又有"风秘""气秘""热秘""寒秘""湿秘"及"热燥""风燥"等说。

宋代《圣济总录·卷第九十七·大便秘涩》指出："大便秘涩，盖非一证，皆荣卫不调，阴阳之气相持也。若风气壅滞，肠胃干涩，是谓风秘；胃蕴客热，口糜体黄，是谓热秘；下焦虚冷，窘迫后重，是谓冷秘或肾虚小水过多，大肠枯竭，渴而多秘者，亡津液也。或胃燥结，时作寒热者，中有宿食也。"将本病的证治分类概括为寒、热、虚、实四个方面。

金元时期，张洁古首倡实秘、虚秘之别，《医学启源·六气方治》说："凡治脏腑之秘，不可一例治疗，有虚秘，有实秘。有胃实而秘者，能饮食，小便赤。有胃虚而秘者，不能饮食，小便清利。"且主张实秘责物，虚秘责气。这种虚实分类法，经后世不断充实和发展，至今仍是临床论治便秘的纲领。《景岳全书·秘结》主张宗仲景把便秘分为阴结、阳结两类，有火的是阳结，无火的是阴结，进一步阐明了两者的病机与治则。

一、病因病机

便秘的发病，多因饮食不节、情志失调、外邪入里、劳倦久病、年老体弱等，导致脏腑功能失调，气血津液紊乱，大肠传导功能失常。

（一）病因

1. 饮食不节

饮酒过多，过食辛辣肥甘厚味，肠胃积热，大便干结或恣食生冷，致阴寒凝滞，胃肠传导失司，造成便秘。

2. 情志失调

忧愁思虑过度或久坐少动，每致气机郁滞，不能宣达，通降失常，传导失职，糟粕内停，不得下行，而致大便秘结。

3. 年老体虚

素体虚弱或病后、产后及年老体虚之人，气血两亏，气虚则大肠传导无力，血虚则津枯肠道失润，甚则致阴阳两虚。阴亏则肠道失荣，以致大便干结，便下困难；阳虚则肠道失于温煦，阴寒内结，便下无力，大便艰涩。

4. 感受外邪

外感寒邪入里，阴寒内盛，凝滞胃肠，失于传导，糟粕不行而成冷秘。热病之后，肠胃燥热，耗伤津液，大肠失润，也可使大便干燥。

（二）病机

基本病理为大肠传导失常，同时与肺、脾、胃、肝、肾等脏腑的功能失调有关。如胃热过盛，津伤液耗，则肠失濡润；脾肺气虚，则大肠传导无力；肝气郁结，气机壅滞或气郁化火伤津，则腑失通利；肾阴不足，则肠道失润；肾阳不足，则阴寒凝滞，津液不通，皆可影响大肠的传导，发为本病。各种原因造成的失血、失液、血虚失养、津液不足也可致便秘。

病理性质可概括为寒、热、虚、实四个方面。燥热内结于肠胃者，属热秘；气机郁滞者，属实秘；气血阴阳亏虚者，为虚秘；阴寒积滞者，为冷秘或寒秘。四者之中，以虚实为纲，热秘、气秘、冷秘属实，阴阳气血不足的便秘属虚。寒、热、虚、实之间，常有相互兼夹或相互转化。如热秘久延不愈，津液渐耗，可致阴津亏虚，肠失濡润，病情由实转虚；气机郁滞，久而化火，则气滞与热结并存；气血不足者，如受饮食所伤或情志刺激，则虚实相兼；阳气虚衰与阴寒凝结可以互为因果，见阴阳俱虚之证。

二、诊断与鉴别诊断

（一）诊断依据

（1）排便间隔时间超过平素习惯 1 天以上或两次排便时间间隔 3 天以上或 1 周排便次数少于 3 次。

（2）大便质干结，排出困难或有排便不尽感或有肛门直肠梗阻和肛门阻塞感。

（3）常伴腹胀、腹痛、口臭、纳差及神疲乏力、头眩心悸等症。

（4）常有饮食不节、情志内伤、劳倦过度等病史。

（二）鉴别诊断

便秘与肠结：肠结多为急症，因大肠通降受阻所致，表现为腹部疼痛拒按，大便完全不通，且无矢气和肠鸣音，严重者可吐出粪便。便秘多为慢性久病，因大肠传导失常所致，表现为腹部胀满，大便干结难行，可有矢气和肠鸣音或有恶心欲吐，食纳减少。

（三）相关检查

对于便秘患者，大便常规、隐血试验应是常规检查内容。直肠指检有助于发现直肠癌、痔、肛裂、炎症、狭窄及外来压迫、肛门括约肌痉挛等。腹部 X 线平片可有助于确定肠梗阻的部位，对假性肠梗阻的诊断尤有价值。全消化道钡餐透视可了解钡剂通过胃肠道的时间、小肠与结肠的功能状态，能区分慢通过性便秘和排出道阻滞性便秘。结肠镜检查是排除大肠器质性病变的常用方法。对于排出道阻滞性便秘，进行直肠排便 X 线摄片可以了解肛门、直肠的结构和功能，排除直肠膨出、肠套叠、直肠脱垂、会阴异常下降等器质性疾病。

三、辨证

（一）辨证思路

便秘应分虚实，实者当辨热秘、气秘和冷秘，虚者当辨气虚、血虚、阴虚和阳虚的不同。热秘症见大便干结，伴腹胀腹痛，口干心烦，面红身热等；气秘症见大便干结或不甚干结，欲便不得出，伴肠鸣矢气，腹中胀痛，嗳气频作等；冷秘症见大便艰涩，伴腹痛拘急，胀满拒按，手足不温等；气虚症见大便并不干硬，虽有便意，但排便困难，用力努挣则汗出短气，并伴便后乏力，神疲懒言等；血虚症可见大便干结，面色无华，头晕目眩，心悸气短等症；阴虚症可见大便干结，如羊屎状，伴头晕耳鸣，心烦少眠，潮热盗汗等；阳虚症可见大便不干，排出困难，伴小便清长，四肢不温，腹中冷痛等。

（二）证候

1. 实秘

（1）热秘。

症状：大便干结，腹胀腹痛，口干口臭，面红心烦或有身热，小便短赤，舌红，苔黄燥，脉滑数。

病机分析：素体阳盛或喜食辛辣燥热，好食肥甘厚味或过饮烈酒，多服温热滋补之品或外感热证，热邪伤肺，肺胃之津不能下达大肠，致使胃肠积热，耗伤津液，肠道干涩，故大便秘结。热盛于内，积热上蒸，故见面红身热，口干烦渴；热移膀胱，故见小便短赤；舌苔黄燥，脉象滑实为热结津伤之象。本证热结日久伤阴或耗伤正气，可合并阴虚、气虚之证。

（2）气秘。

症状：大便干结或不甚干结，欲便不得出或便而不爽，肠鸣矢气，腹中胀痛，嗳气频作，纳食减少，胸胁痞满，舌苔薄腻，脉弦。

病机分析：多因情志不畅，忧愁多虑，气郁不畅，肝失条达，气机阻塞，肝木侮土，胃肠失和所致。气郁化火，腑气不通，浊气不降，大肠气机不畅，传导不利而致便秘。气滞于内，故见胸胁满闷，脘腹胀痛；腑气不降，故见肠鸣矢气，排便不畅；苔白，脉细弦为气滞之象。本证气郁日久化火或耗伤正气或推行乏力，可并见热结、气虚、血瘀之证。

（3）冷秘。

症状：大便艰涩，腹痛拘急，腹满拒按，胁下偏痛，手足不温，呃逆呕吐，舌苔白腻，脉沉迟。

病机分析：多因外感阴寒之邪或内伤久病，阳气耗伤或过服生冷寒凉、伐伤阳气，阴寒内盛所致。寒凝于内，糟粕固于肠间，而失去正常传导功能，故见排便困难，发为冷秘。阴寒内盛，温煦失权，故见小便清长，喜热怕冷，少腹冷痛；舌淡苔白润，脉沉迟为寒凝之象。阳虚为寒凝之根本，故寒凝证多伴阳虚之证。

2. 虚秘

（1）气虚秘。

症状：大便并不干硬，虽有便意，但排便困难，用力努挣则汗出短气，便后乏力，面白神疲，肢倦懒言，舌淡苔白，脉弱。

病机分析：脾主运化，脾气虚弱，运化失职，糟粕内停，大肠传导无力，故虽有便意而临厕努挣；肺气虚弱，固摄无权，故汗出气短；脾气虚弱，化源不足，故见神疲气怯，肢倦懒言；舌淡苔薄白，脉弱为气虚之象。本证若气虚日久，阳气耗伤，可并见阳虚之证。

（2）血虚秘。

症状：大便干结，面色无华，头晕目眩，心悸短气，健忘，口唇色淡，舌淡苔白，脉细。

病机分析：妇女产后或大失血者，阴血丢失，络脉失养，不能下润大肠，肠道干涩，故见大便干结；血虚也可致气虚，气血双虚，大肠推动乏力，以致大肠失去正常的传导功能，无力使大肠糟粕排出，也可致便秘。血虚则面色淡白无华，唇甲淡白，脉细涩；心血不足，故有心悸健忘；肝血不足，故头晕目眩。本证多与气虚、阴虚并存。

（3）阴虚秘。

症状：大便干结，如羊屎状，形体消瘦，头晕耳鸣，两颧红赤，心烦少眠，潮热盗汗，腰膝酸软，舌红少苔，脉细数。

病机分析：年老体弱或久病之后，阴液耗伤，尤其形体干瘦、阴精亏虚者，使全身脏腑失去濡养，其阴精亏虚，肠燥失养，干涩不畅，可致大便干结，状如羊屎。阴液不能上承，则口干少津；阴虚火旺，可见颧红面赤；肾阴不足，故见潮热盗汗，腰膝酸软，眩晕耳鸣；舌红苔少，脉细小数均为阴虚之象。阴虚日久，阴血暗伤，可伴有血虚便秘之证。

（4）阳虚秘。

症状：大便干或不干，排出困难，小便清长，面色㿠白，四肢不温，腹中冷痛或腰膝酸冷，舌淡苔白，脉沉迟。

病机分析：气虚阳虚之体或过食寒凉，损伤脾阳，脾阳不足，运化失职，津液不能正常运化输布，故见大便秘结。脾阳不振，阳气不能达于四末，故见畏寒肢冷。年老体弱，命门火衰，下焦虚寒，故见少腹冷痛或腰脊冷重，面色青淡；肾阳亏损，下焦温煦失权，阴液不得温而不能蒸发，故见小便清长，大便干或不干。本证多伴有寒凝证和气虚证。

四、治疗

（一）治疗思路

便秘的治疗应以通下为主，但绝不可单纯用泻下药，应针对不同的病因采取相应的治法。实秘为邪滞肠胃，壅塞不通所致，故以祛邪为主，给予泄热、温散、通导之法，使邪去便通；虚秘为肠失润养，推动无力而致，故以扶正为先，给予益气温阳、滋阴养血之法，使正盛便通。如《景岳全书·秘结》曰："阳结者邪有余，宜攻宜泻者也；阴结者正不足，宜补宜滋者也。知斯二者即知秘结之纲领矣。"

（二）基本治法

1. 泄热导滞，润肠通便法

适应证：热秘。

代表方：麻子仁丸加减。

常用药：大黄、枳实、厚朴通腑泄热；麻子仁、杏仁、白蜜润肠通便；芍药养阴和营。

加减：津液已伤，加生地、玄参、麦冬滋阴生津；肺热气逆，咳喘便秘，加瓜蒌仁、苏子、黄芩清肺降气以通便；兼郁怒伤肝，易怒目赤，加服更衣丸以清肝通便；燥热不甚或药后大便不爽者，可用青麟丸以通腑缓下，以免再秘；若兼痔疮、便血，可加槐花、地榆清肠止血；热势较盛，痞满燥实坚，可用大承气汤急下存阴。

2. 顺气润肠，导滞通下法

适应证：气秘。

代表方：六磨汤加减。

常用药：木香调气；乌药顺气；沉香降气；大黄、槟榔、枳实破气行滞。

加减：腹部胀痛加厚朴、大腹皮、莱菔子以助理气；便秘腹痛，舌红苔黄，气郁化火，加黄芩、栀子、龙胆草清肝泻火；气逆呕吐加旋覆花、代赭石、郁金、枇杷叶；若七情郁结，忧郁寡言者，加白芍、柴胡、合欢皮疏肝解郁；若跌仆损伤，腹部术后，便秘不通，属气滞血瘀者，可加红花、赤芍、桃仁活血化瘀。

3. 温里散寒，通便止痛法

适应证：冷秘。

代表方：温脾汤合半硫丸加减。前方温中散寒，导滞通便，用于冷积便秘，腹痛喜温喜按者；后方温肾祛寒散结，适用于老年虚冷便秘，怕冷，四肢不温者。

常用药：附子温里散寒；大黄荡涤积滞；党参、干姜、甘草温中益气；当归、肉苁蓉养精血，润肠燥；乌药理气。

加减：便秘腹痛加枳实、厚朴、木香助泻下之力；腹部冷痛，手足不温，加高良姜、小茴香增散寒之功。

4. 益气健脾，润肠通便法

适应证：气虚秘。

代表方：黄芪汤加减。

常用药：黄芪补脾肺之气；麻仁、白蜜润肠通便；陈皮理气。

加减：乏力汗出加白术、党参补中益气；排便困难，腹部坠胀，可合用补中益气汤升提阳气；气息低微，懒言少动，加用生脉散补肺益气；肢倦腰酸，可用大补元煎滋补肾气；脘腹痞满，舌苔白腻，加白扁豆、生薏苡仁健脾祛湿；脘胀纳少加炒麦芽、砂仁和胃导滞。

5. 养血润燥法

适应证：血虚秘。

代表方：润肠丸加减。

常用药：当归、生地滋阴养血；麻仁、桃仁润肠通便；枳壳引气下行。

加减：面白、眩晕甚，加玄参、何首乌、枸杞子养血润肠；手足心热，午后潮热，加知母、胡黄连清虚热；阴血已复，便仍干燥，可用五仁丸润滑肠道。

6. 滋阴通便法

适应证：阴虚秘。

代表方：增液汤加减。

常用药：玄参、麦冬、生地滋阴生津；当归、石斛、沙参滋阴养血，润肠通便。

加减：口干面红，心烦盗汗，加白芍、玉竹助养阴之力；便秘干结如羊屎状，加火麻仁、柏子仁、瓜蒌仁增润肠之效；胃阴不足，口干口渴，可用益胃汤；若肾阴不足，腰膝酸软，可用六味地黄丸；阴亏燥结，热盛伤津，可用增液承气汤增水行舟。

7. 温阳通便法

适应证：阳虚秘。

代表方：济川煎加减。

常用药：肉苁蓉、牛膝温补肾阳；附子、火麻仁润肠通便，温补脾阳；当归养血润肠；升麻、泽泻升清降浊；枳壳宽肠下气。

加减：寒凝气滞，腹胀较甚，加肉桂、木香温中行气止痛；胃气不和，恶心呕吐，加半夏、砂仁和胃降逆。

（三）复法应用

1. 益气养血，滋阴润肠法

适应证：血虚气弱型便秘。症见面色苍白，神疲乏力，头晕，心悸，排便不利，舌淡苔白，脉细弱无力。

代表方：补中益气汤合四物汤加减。前方补益中气，后方养血行滞，两者合用气血双补。

常用药：黄芪、党参补中益气；当归、白芍、熟地黄养血滋阴；白术、茯苓、陈皮健脾助运。

加减：阴虚血燥加玄参、麦冬、生地滋阴生津；便秘干结如羊屎状，加火麻仁、柏子仁、瓜蒌仁润肠通腑。

2. 泄热调肝，行气导滞法

适应证：肝郁化火，气机阻滞之便秘。症见大便干结，坚涩难解，小腹胀痛，口干苦，头胀痛，目眩，烦躁，食少，舌红苔薄黄，脉细弦。

代表方：丹栀逍遥散合六磨汤加减。前方可疏肝清火，健脾养血；后方行气通腑。

常用药：丹皮、栀子清热泻火；柴胡、薄荷疏肝解郁；白芍养血敛阴，柔肝缓急；当归补肝体而助肝阳，使血和而肝和；白术、茯苓、甘草健脾益气；木香、槟榔、枳实破气行滞。

加减：郁热伤阴加生地、麦冬、沙参、玄参滋阴清火；气滞血瘀加桃仁、郁金、丹参、五灵脂化瘀行滞。

（四）其他疗法

1. 单方验方

（1）蔓荆子 60 g，水煎服，每日 3 次。用于习惯性便秘。

（2）白术 30 g，枳实 15 g，水煎服，每日 3 次。用于习惯性便秘。

2. 常用中成药

（1）麻仁润肠丸：功能润肠泄热，行气通便，适用于肠胃积热，胸腹胀满，大便秘结。用法与用量：每次 1~2 丸，每日 2 次。

（2）六味安消胶囊：功能和胃健脾，导滞消积，行血止痛，适用于胃脘胀满，消化不良，热结便秘。用法与用量：每次 1.5~3 g，每日 2~3 次。

（3）枳术丸：功能健脾行气，适用于便秘脾虚气滞证。用法与用量：每次 1 袋，每日 2 次。

（4）苁蓉通便口服液：功能滋阴补肾，润肠通便，适用于中老年人、病后产后等虚性便秘。用法与用量：每次 10~20 mL，每日 1 次。

（五）临证勾要

1. 掌握通便中药分类，临床应用有的放矢

临床具有泻下作用的中药是治疗便秘的主要药物，依据作用的强弱有攻下、润下及峻下的区别。如大黄、芒硝、番泻叶、芦荟为攻下药；火麻仁、郁李仁、蜂蜜、黑芝麻等为润下药；牵牛子、芫花、大戟、甘遂、巴豆、商陆、千金子为峻下药。另外还可配合使用兼有通便作用的药物，如决明子、何首乌、肉苁蓉、柏子仁、桃仁、杏仁、瓜蒌仁、牛蒡子、紫菀、无花果等。

2. 攻下宜中病即止，久用易致脏腑损害

泻下药多作用峻猛或具有毒性，易伤及正气及脾胃，故应中病即止。现代药理学证明长时间使用蒽醌类泻药可导致结肠黑病变和泻剂性结肠。番泻叶及其果实的主要活性成分番泻

叶苷，可被大肠埃希菌和其他肠道细菌分解成大黄酸蒽酮，后者结构上与丹蒽醌相似，有肝毒性。大黄也含大黄酸蒽酮。有报道称在长期服用番泻叶和其他植物性泻药的患者中发生肥大性骨关节病或排便增加使液体大量排出体外，引起离子的丢失，造成代谢紊乱，如低钾血症。

3. 滋阴润肠宜合缓下，舟行仍需增液

"水不足以行舟，而结粪不下者"所引起的阴虚型功能性便秘在临床比较多见，当用养阴增液、润肠通便的方法。基本方为增液汤，常有药物有：生地、麦冬、玄参、玉竹、女贞子、墨旱莲、桑椹等。临证时可配合缓下之品，如决明子、何首乌。因津血同源，血虚则阴虚，故当归为常用的养血润肠通便的药物。对于阴血亏虚便秘，当归常配伍黄芪以益气养血，助推动之力；滋阴之品，常合果仁以滑利润肠，如五仁丸。舟行易，津复难，大便通畅后可去泻下之品，续以滋阴养血以固其本。

4. 补气运脾酌加升提，清升方能浊降

所谓欲降先升，故补气药常和升提药合用，以达升清降浊之功，常用升提药如升麻、柴胡、荷叶、桔梗等。气有推动作用，气虚则推动无力，出现排便不畅而便秘，故《伤寒论》中生用、重用白术，起到益气运脾通便的功效，临床多用于气虚便秘。临证时白术和枳实、黄芪和陈皮为常用药对。

5. 行气兼以导滞，疏理气机最相宜

便秘不通，总源于诸多因素导致的气机不通，大肠失于传导。且便秘不通，又易阻滞气机，导致脏腑的气机失调，故调理气机常贯穿便秘治疗的终始。如麻仁丸用枳实、厚朴，黄芪汤用陈皮，润肠丸、济川煎用枳壳。临床调理气机之主方为六磨汤。另外可视证候之轻重、体质之虚实，斟酌选用不同的调气药物，轻度便秘加用陈皮、枳壳、佛手，中度便秘加用青皮、枳实、厚朴、乌药、柴胡，重度便秘加用槟榔、莱菔子、沉香。针对慢性便秘，行气常合导滞，便行则气机易畅。导滞可选攻下之品，如大黄，但要中病即止，不宜久服。

6. 理脏腑之气机，尤重宣开肺气

肺为主气之枢，宣发肃降，是调节人体脏腑气机升降出入的重要器官。且肺与大肠相表里，肺气的开合影响大肠的传导功能。故调肺气是治疗慢性便秘的重要方法之一。治便秘，开肺气，首选紫菀。紫菀和莱菔子相配，可起到开肺气、启魄门的作用。另外可用于调节肺气、治便秘的药物还有枇杷叶、杏仁、桔梗、苏子。

五、特色经验

（一）临证经验

1. 以补为通

便秘多为本虚标实，虚实夹杂，故治疗当"以补为通"，使补虚而不壅滞，通腑而不伤正，虚实兼顾。临证每多选用白术等健脾补气之品。白术微辛，苦而不烈，其力多于散，有较好的健脾和胃之功，脾健胃和，脾升胃降则运化功能正常。白术小剂量以健脾为主，而通导则需大剂量。故以白术治疗便秘，每剂轻则 30 g，重者可用至 120 g，方能见效，乃取其"补药之体作泻剂，但非重用不为攻"之义。

2. 勿忘理肺

《灵枢·经脉》曰："肺，手太阴之脉，起于中焦，下络大肠，还循胃口，上膈属肺。"

《血证论》云:"肺移热于大肠则便结,肠津不润则便结,肺气不降则便结。"肺为脏腑的华盖,水之上源,主气而布散津液,倘若肺气宣降失常,津液失于敷布,肠腑乏于濡润,即便燥成秘。治疗时遵"上窍开则下窍自通",启上开下,提壶揭盖,可治便秘,常用紫菀、桔梗、苦杏仁等,此为宣肺通腑法。

3. 调畅气机

《灵枢·口问》云:"中气不足,溲便为之变。"泄泻乃脾升不足为主,便秘属胃降不足为甚。清气不升,浊气不降,均系升降失调,枢机不利所致。临床常用升麻、枳实、川厚朴、香附等调理胃肠气机,与紫菀、杏仁等药配合以开肺气通肠腑,使升降有序,出入有道,则糟粕自除。

4. 祛瘀通导

叶天士倡立"初病在气,久病在血"之说,某些患者便秘时间少则数月,多则数十年之久,多属久病入血,久病必瘀。临证酌情加用化瘀之品,如桃仁、莪术、生地黄、当归、酒大黄等,以活血行气,且有"瘀血去,新血生"之意,尤适用于气血亏虚,瘀血内结之便秘。

(二)验案举例

病案一

黄某,女,58 岁。2020 年 6 月 13 日初诊。习惯性便秘多年,有高血压、高脂血症及痔疮,最近自食香蕉等水果及麻仁丸,大便基本每日一行,先干后稀,腹不胀,但失眠严重,一夜仅 2~3 小时,疲劳,食纳尚可,少有头昏,面黄不华,易汗,苔中部淡黄厚腻,质黯紫,有齿印,脉细滑。脾虚气滞,痰浊瘀阻,腑气不畅,心肾失交。处方:潞党参 12 g,生白术 25 g,炒枳实 25 g,黑芝麻 10 g,生首乌 15 g,桑椹子 15 g,法半夏 10 g,槟榔 15 g,山楂肉 15 g,决明子 15 g,酸枣仁 25 g,夜交藤 25 g,熟大黄 6 g,火麻仁 15 g,炒莱菔子 10 g。7 剂。

二诊:自觉服药后有腹胀,隐痛,排便感,但便意难尽,苔黄腻质黯紫,脉细滑。脾虚气滞,腑气不畅。处方:生黄芪 20 g,生白术 25 g,炒枳实 25 g,当归 10 g,全瓜蒌 25 g,黑芝麻 10 g,火麻仁 15 g,生首乌 15 g,决明子 15 g,桑椹子 12 g,山楂肉 15 g,夜交藤 20 g,大腹皮 10 g,炙刺猬皮 12 g。12 剂。

三诊:大便基本日行,有时稍软,痔疮好转,但肛门仍有坠胀感,口中黏腻不舒,寐差,苔中黄腻,脉细。上方加炒莱菔子 10 g,槟榔 15 g,去大腹皮,改夜交藤 25 g。14 剂。

四诊:精神改善,大便日行,无腹胀,食量平平,苔中部黄腻质黯,脉细。初诊方再进,以求巩固。

按:本病病机关键是气虚无力推动,因虚而滞,腑气不通,故予补气行气,润肠通腑。同时兼顾其痰浊血瘀,气血不和,心肾不交,可谓标本兼顾。方中刺猬皮凉血止血,降逆止痛,对阴部诸疾如肠风下血、痔疮等有很好的消散作用。

病案二

汤某,女,22 岁。2020 年 10 月 10 日初诊。便秘多年,频要蹲厕,欲排不畅,干结如栗,口干,有异味,纳食不香,面有痤疮,苔薄质黯,脉细滑。阴虚燥热,腑气失调。处方:生首乌 15 g,火麻仁 15 g,决明子 15 g,郁李仁 12 g,炒枳实 15 g,全瓜蒌 20 g,大生地 15 g，玄参 12 g，大麦冬 10 g，槟榔 12 g，风化硝（冲）3 g。7 剂。

二诊：大便趋向通畅，最后稍烂，一度排气较多，口干唇红，牙龈肿痛，舌苔黄，质黯，脉细弦滑。阴虚燥热，腑气不调。处方：生首乌 15 g，火麻仁 15 g，郁李仁 15 g，大生地 15 g，玄参 12 g，大麦冬 12 g，川石斛 10 g，炒枳实 20 g，全瓜蒌 20 g，槟榔 15 g，番泻叶（后下）15 g。7 剂。

药后大便通畅，牙龈肿痛也消，未再服药，此后因他病来诊，知其多年便秘二诊即告愈。

按：本证属阴虚肠燥，故滋液润肠是关键，兼以行气软坚，方以增液汤加味。

六、转归与预后

单纯性便秘，只需用心调治，则其愈较易，预后较佳。若属他病兼便秘者，则需查病情的新久轻重。若热病之后，余热未清，伤津耗液而大便秘结者，调治得法，热去津复，预后易佳。

便秘的转归还取决于是否合并其他疾病，如噎膈重症，常兼便秘，甚则粪质坚硬如羊矢，预后甚差。此外，老年性便秘和产后便秘，多属虚证。因气血不复，大便难畅，阳气不通，阴寒不散，便秘难除，因而治疗时难求速效。

七、预防与调护

注意合理膳食，以清淡为主，多吃粗纤维多的食物及香蕉、西瓜等水果。按时登厕，养成定时大便的习惯。保持心情舒畅，加强身体锻炼，有利于胃肠功能的改善。

可采用食疗法，如黑芝麻、胡桃肉、松子仁各等份，研细，稍加白蜜冲服，对阴血不足之便秘，颇有功效。外治可采用灌肠法，如中药保留灌肠或清洁灌肠等。

（王　红）

参考文献

［1］葛均波，徐永健，王辰．内科学［M］．9版．北京：人民卫生出版社，2018.

［2］林果为，王吉耀，葛均波．实用内科学［M］．15版．北京：人民卫生出版社，2017.

［3］谢灿茂．内科急症治疗学［M］．6版．上海：上海科学技术出版社，2017.

［4］于皆平，沈志祥，罗和生．实用消化病学［M］．3版．北京：科学出版社．2017.

［5］张健，陈义汉．心脏病学实践2018［M］．北京：人民卫生出版社，2018.

［6］李宪伦，段军，张海涛．临床心血管血流动力学［M］．北京：人民卫生出版社，2018.

［7］陈昊湖，杨云生，唐承薇．消化病学［M］．北京：人民卫生出版社，2019.

［8］张伯礼，吴勉华．中医内科学［M］．北京：中国中医药出版社，2017.

［9］倪伟．内科学［M］．北京：中国中医药出版社，2016.

［10］刘凤奎．急诊症状诊断与处理［M］．北京：人民卫生出版社，2018.

［11］刘大为．实用重症医学［M］．北京：人民卫生出版社，2017.

［12］徐钢．肾脏病诊疗指南［M］．3版．北京：科学出版社，2018.

［13］任国胜．内分泌系统疾病［M］．北京：人民卫生出版社，2018.

［14］陈荣昌．呼吸与危重症医学［M］．北京：人民卫生出版社，2017.

［15］刘伏友，孙林．临床肾脏病学［M］．北京：人民卫生出版社，2019.

［16］邹万忠．肾活检病理学［M］．4版．北京：北京大学医学出版社，2017.

［17］袁发焕．实用肾脏病临床诊疗学［M］．郑州：郑州大学出版社，2016.

［18］谌贻璞，余学清．肾内科学［M］．2版．北京：人民卫生出版社，2017.

［19］左力．慢性肾脏病管理手册［M］．北京：人民卫生出版社，2018.

［20］杭宏东．肾内科学高级医师进阶［M］．北京：中国协和医科大学出版社，2016.

［21］任国胜．内分泌系统疾病［M］．北京：人民卫生出版社，2018.

［22］贺蓓，周新．呼吸系统疾病诊疗基础［M］．北京：中国医药科技出版社，2018.